U0944206

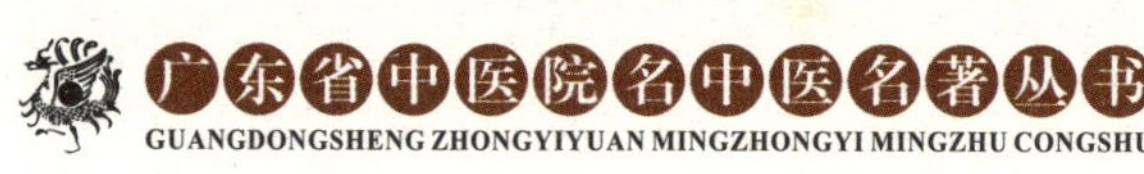

邹 旭 吴焕林 主编

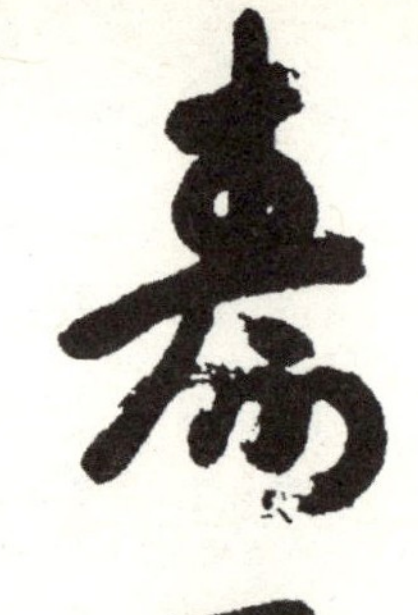

寿而康

邓铁涛谈养生

羊城晚报出版社
·广 州·

图书在版编目（C I P）数据

寿而康：邓铁涛谈养生/邹旭，吴焕林主编. —广州：羊城晚报出版社，2007.12（2012.5 重印）
ISBN 978-7-80651-650-8

Ⅰ. 邓… Ⅱ.①邹…②吴… Ⅲ.①养生（中医）—通俗读物 ②保健—通俗读物 Ⅳ. R212-49 R161-49

中国版本图书馆 CIP 数据核字（2007）第 170613 号

寿而康——邓铁涛谈养生

策划编辑 罗贻乐
责任编辑 乐 瑛 赫子仪 黄捷生 方 敏
责任技编 张广生
装帧设计 江广绵 林丽华
责任校对 胡艺超 雷小留

出版发行 羊城晚报出版社（广州市东风东路 733 号 邮编：510085）
发行部电话：(020)87133824
出 版 人 吴 江
经 销 广东新华发行集团股份有限公司
印 刷 佛山市浩文彩色印刷有限公司（广东省佛山市南海区狮山科技工业园 A 区）
规 格 890 毫米×1240 毫米 1/24 印张 9 字数 230 千
版 次 2007 年 12 月第 1 版 2012 年 5 月第 2 次印刷
书 号 ISBN 978-7-80651-650-8/R · 173
定 价 39.00 元

《寿而康——邓铁涛谈养生》编委会

前言

随着人民生活水平的提高和健康观念的普及,越来越多的人开始意识到日常养生保健的重要性，这是我们每个人都需要做的功课，不容忽视。

身体健康乃是一切之本。如果没有一个健康的身体，即使有再多的财富，也是枉然。健康是不能用钱去购买的，也不能等到步入老年或有病的时候才开始去重视。古人云：“临渴而掘井，斗而铸锥，不亦晚乎！”健康长寿，靠的是日常的锻炼和积累。倡导普及科学的养生保健知识,可以帮助年老体弱者增强体质,帮助病者早日痊愈,对于健康人群,更能起到未病先防、延年益寿的作用。

邓铁涛教授，是广州中医药大学终身教授，博士研究生导师，著名中医学临床家、理论家、教育家，是广东省乃至全国范围内的名老中医。在长达70年的医疗教学科研实践中，邓老融古贯今，运用中医中药养生保健知识，防病治病，积累了丰富的养生经验。邓老将中医的养生保健思想应用于生活中，使得自身阴平阳秘，精神恬淡，起居合宜，而达高寿。

邓老今年已经九十高龄，但初见邓老，无论远观近看，怎么也不像是已经九十高龄的老人。他谈吐思维敏捷、步伐矫健；面色红润，精神矍铄，满头银发下面是一张和蔼可亲、笑容满面的脸；双眼睿智明亮、炯炯有神，讲起话来更是声音洪亮、底气十足。虽年已九十，依然每日笔耕不辍，著书立说，治病救人。

在广州中医药大学所承担的国家重大科研课题——“‘十五’国家科技攻关计划——邓铁涛学术思想及临证经验研究”的课题研究中,课题组研究人员在对邓老宝贵的临床治病经验进行了挖掘和整理的同时,也对邓老宝贵的养生保健知识进行了整理和归类。邓老从医长达70年，所积累的养生保健知识非常丰富，本书的编写，是在对邓老宝贵养生保健经验加以总结和整理的基础上形成的,在此奉献给大家,希望能借此书将邓老宝贵的养生保健知识传与世人。如果读者看后能有所启发，并因此而有所获益，则编者心愿足矣。借此也祝愿各位读者朋友身心健康、生活愉快、健康长寿!

邓老所积累之养生保健经验非常丰富,涉及生活方方面面,本书仅对其进行初步的挖掘和整理。由于编者水平有限，加之时间仓促，书中不足和不尽全之处，在所难免，敬请各位读者不吝指正。

编　者

2007年9月于广州

序 一

王国经

中医药学是我国劳动人民在长期劳动、实践和与疾病斗争中创造的医学科学，是中国文化的瑰宝，是中华文明的结晶，为中华民族的繁衍昌盛做出了不可磨灭的贡献。

党和国家高度重视中医药事业的发展。在刚刚闭幕的党的十七大上，胡锦涛总书记在报告中明确指出，要坚持中西医并重，扶持中医药和民族医药事业发展，为中医药在实现人人享有基本医疗卫生服务目标，提高全民健康水平的伟大实践中发挥更大的作用指明了方向。

中医药预防和保健是中医药工作的一大特色和重要内容。今年一月，吴仪副总理在全国中医药工作会议上强调指出，要专门思考和研究中医学早已有之的“治未病”理念，进一步凸显其防患于未然的重要价值，并认为中医药“在构建社会主义和谐社会和全面建设小康社会的进程中充满着无限生机与活力”，将“治未病”的理念和实践提到了前所未有的高度。

中医历来高度重视并在实践中坚持预防为主的“上工治未病”理念。《黄帝内经》提出的“上工治未病”，历经长期的实践，逐步构成了“未病先防、已病防变、瘥后防复”的理论体系，并形成了独具特色的丰富多样的技术方法，为防病治病、保障人民群众健康发挥了重要作用。但是，长期以来，由于种种原因，人们对中医“治未病”的认识不够，重视不够，运用也不够。当前，随着疾病谱的改变，医学模式由生物模式向生物、心理、社会和环境相结合的模式转变，以及现代医学的理念由治愈疾病向预防疾病和提高健康水平方向作出调整，“治未病”的重要性进一步凸显。今年以来，国家中医药管理局认真落实吴仪副总理关于加强对中医“治未病”研究的指示，充分发挥中医药在预防、保健、养生、康复等方面的重要作用，启动了中医“治未病”试点工作。随着中医“治未病”的开展，中医药的服务对象由以病人为主拓展到病人、亚健康人和健康人，服务范围由医疗为主拓展到医疗、预防、保健、养生、康复等各领域，服务网络由单一的医疗服务体系发展为医疗服务和保健服务两大体系。可以预见，融预防、保健、养生、康复于一体的中医“治未病”保健服务体系将拥有十分广阔的发展前景。

广东省历来重视中医药工作，提出并实施了中医药强省战略，将中医药纳入民生工程全面推动，开创了广东中医药事业发展的新局面。广东省中医院作为全国知名的大型现代化中医医院，认真贯彻落实国家和广东省发展中医药的政策措施，取得了显著成绩。此次为了配合“中医中药中国行”活动的开展，与羊城晚报出版社共同策划了“广东省中医院名中医名著系列丛书”，旨在弘扬中医药文化，普及中医药科学知识，全面深入介绍全国名老中医经验，我认为是很好的创意，对促进中医药服务进乡村、进社区、进家庭都具有重要意义和积极作用。

《寿而康——邓铁涛谈养生》作为该系列丛书的重要作品，以92岁高龄的全国名老中医邓铁涛教授的养生保健长寿经验为主要内容，囊括了邓老“养生二十四法”、“养生观”以及“治病小窍门”三部分内容，系统介绍了邓老养生保健的切身体验，生动揭示了长寿与健康的辩证关系，充分展现了中医“治未病”的科学内涵。该书既有理论知识，又有具体方法，语言生动，图文并茂，通俗易懂，是一本实用性很强的科普图书。邓老在长达70年的临床、教学和科研实践中，融古通今，身体力行地运用中医药养生保健知识进行防病治病，不仅树立了“寿而康”的榜样，而且毫无保留地把个人经验和体会转化成让人们都能受益的文字，令人敬佩，是我们中医药工作者学习的楷模。

我相信，该书及系列丛书的出版，一定能够为人们进一步了解中医、认识中医、感受中医、喜爱中医起到良好的作用。我也期待着在贯彻落实党的十七大精神以及党中央、国务院对中医药工作的重要指示的进程中，能涌现出更多优秀的中医药科普宣传精品，为传承中医药优秀文化、提高全民健康水平做出应有的贡献。

（本文作者系国家卫生部副部长、国家中医药管理局局长）

序 二

长生不老，是古老的话题。虽然自秦始皇求长生不老之药至今几千年，还没有人能逃避生老病死的自然规律。但翻开中华五千年历史，能健康长寿的人物确实不少。这不能不归功于中医药学术。中医之经典著作《黄帝内经·素问》的第一章《上古天真论篇第一》首先讨论的就是“养生”的问题。长生是不可能的，如果注意“养生”可以使弱者壮，“度百岁乃去”而尽终其天年，是能做得到的。《黄帝内经》之后两千多年，中医药学这方面的论述甚多，中医养生之道已有几千年的历史，是中华民族的宝贵文化遗产，值得宣扬与发展。“上工治未病”，“养生重于治病”，是解决看病难、看病贵的法宝。

中医养生包含了“防病重于治病”、“预防为主”的健康理念。早在两千多年前，中医经典《黄帝内经·素问》即提到了“治未病”的重要思想，将得了病才医治的行为比喻为如同口渴了才凿井、打斗时才铸武器一般，为时晚矣！因此，若想健康长寿，掌握防病的知识并力行之，是必不可少的一环。

同时，养生亦是非常个体的行为，不但男性与女性、老年人与中年人、体壮与体弱之人各不相同，而且同一人在春夏秋冬不同的季节，其养生的要点亦有不同的讲究。从针对病到针对人，这是中医天人合一、个体化诊疗思想的体现。

我幼承家学，后接受中医院校教育，粗通医术，在临证教学之余不免将之施诸自身，在长期的防病、治病过程中摸索总结出一点心得经验。邹旭、焕林两位徒弟不辞劳苦，录音并整理我口述的经验，集结成书，得以与广大读者分享，若能使各位同好从中有所得，并身体力行之而同登健康长寿之域，则社会效益不可数计矣，故为之序。

邓铁涛教授简介

邓铁涛，广东省开平县人。1916年10月出生于一个中医家庭。广州中医药大学终身教授，现代著名中医学家，中医内科学专业博士研究生导师。

建国后历任广东中医药专科学校、广东省中医进修学校教务主任，广州中医学院教务处副处长、副院长，中华人民共和国卫生部第一届药品评审委员会委员，中华医史学会委员，广东省第四、五届政协委员，广东省及广州市科委顾问等职。1962年和1978年两度被广东省政府授予“广东省名老中医”称号。现任中国中医药学会理事会顾问，中国中医药学会中医理论整理委员会副主任委员，中国中西医结合研究会名誉理事，中华医学会广东分会医史学会主任委员，广州中医药大学学位评定委员会委员，国家中医药管理局中医药工作专家咨询委员会委员,国家科技部973计划中医基础理论研究专项首席科学家等职。

邓铁涛从事中医医疗、教学与科研工作60多年，对重症肌无力、冠心病、高血压、慢性心衰、中风、慢性胃炎、慢性肝炎、肝硬化、慢性泌尿系统感染、慢性肾功能衰竭、糖尿病、红斑狼疮、硬皮病及危重病的抢救等，积累了丰富的诊疗经验。1985年研制成功的中成药“五灵止痛散”获广州市科技成果四等奖，技术转让费5万元全部贡献给中国中医药学会振兴中医基金会。1991年，邓铁涛教授主持的课题《脾虚型重症肌无力临床研究及实验研究》，获得国家中医药管理局科技进步一等奖，1992年获国家科技进步二等奖，这是新中国成立以来我国中医药学界不易获得的奖励级别。近年来邓老以80多岁高龄，仍不断探索临床新领域，与广东省中医院心脏中心合作，开展围心脏手术期的中医药治疗研究，大大提高了心脏病人对手术的适应能力，促进术后的康复。2003年在“非典”横行期间，敢于直面这一新病种，以温病理论指导临床治疗，取得了良好的临床疗效。

邓铁涛教授学验俱丰，对中医理论有较高造诣，先后对五脏相关学说、伤寒与温病之关系、中医诊法与辨证、中医教育思想、中药新药开发、医史文献研究、岭南地域医学研究等，提出了很多有价值的学术论点，对现代中医理论的发展产生积极的影响。他提出的“五脏相关学说”，凝聚了对中医理论继承与发展的高度认识。他认为，中医五行学说在历史上起过积极作用，五行学说的核心是五脏相关，但是中医脏腑学说的发展，又在许多方面超越了五行学说，因此他提出，现代应以“五脏相关学说”取代“五行学说”，实现中医基础理论的换妆与质变。邓铁涛教授亦一直以五脏相关学说指导其临床，取得了显著成效。

邓铁涛教授的重要著作及获奖项目有：主编《中国医学通史·近代卷》，人民卫生出版社2000年出版；参与主编《中医大辞典》，人民卫生出版社1995年出版，1997年获国家中医药管理局基础研究二等奖；主编《邓铁涛医集》，人民卫生出版社1995年出版；主编《中医名言录》，获1991年广东省中医药管理局科技进步二等奖。其他重要著作还有《耕耘集》、《实用中医诊断学》、《邓铁涛医话集》、《邓铁涛临床经验辑要》、《学说探讨与临证》、《中医近代史》等专著共20多部。邓铁涛教授在国内外刊物发表的论文、医话、医案等超过100多篇。

邓铁涛教授更是一个出色的中医教育家，他培育英才，桃李满天下。1993年被广东省政府授予“南粤杰出教师特等奖”。邓铁涛教授也是“全国名老中医专家学术经验继承工作”选定的第一批导师。多年来共培养硕士生27人、博士生10人、学术继承人2人、名老中医带徒13人。邓铁涛教授在广州中医药大学还设立了“邓铁涛奖学金”，奖励各级优秀学生，扶掖后学。

邓铁涛教授将个人的命运与我国中医事业命运紧密相连，他年过古稀，依然承担医疗教学科研工作。更重要的是，他时刻关注着中医药事业的发展，曾连续发表有关医政论文《中医学之前途》、《试论中医学之发展》、《新技术革命与中医》、《中医发展的现状与问题》等，提出系列方针大计，反映了全国广大中医工作者的愿望和呼声。1984年邓铁涛以普通“中共党员中医”的名义，上书中央领导同志，反映中医发展存在的问题，建议中央采取果断的措施使之早日复兴。信件得到高度重视，胡耀邦同志作了“认真解决好中医问题”的批示，中央政治局将此信和领导批示一起作为中央政治局参阅文件印发。从中不难看出中央对中医工作的重视及这封信的作用。其后在许多中医政策的制定和执行方面，邓铁涛教授也多次代表广大中医工作者向党中央提出建议，起到了积极的作用。

邓铁涛教授在国内外中医学界具有崇高的威望，为了中医药更好地走向世界，他多次在国内外讲学、交流，先后到过日本、美国、新加坡、马来西亚、法国、澳大利亚、中国香港等地，并为新加坡中医学院培养了三名医史专业硕士研究生。他的多篇论文如《冠心病的辨证论治》、《温病学说的发展史》等先后被日本医学杂志翻译转载，1999年邓铁涛主编的《实用中医诊断学》英译本在英国出版。

邓铁涛教授自述功成在晚年。他从一名普通的中医生，一步一个脚印，跨越近代、现代两个社会长达半个多世纪的历程，终于成为我国著名的中医学临床家、中医学理论家、中国医史学家和中医学教育家。

目 录 | Contents

第一章　邓老养生二十四法

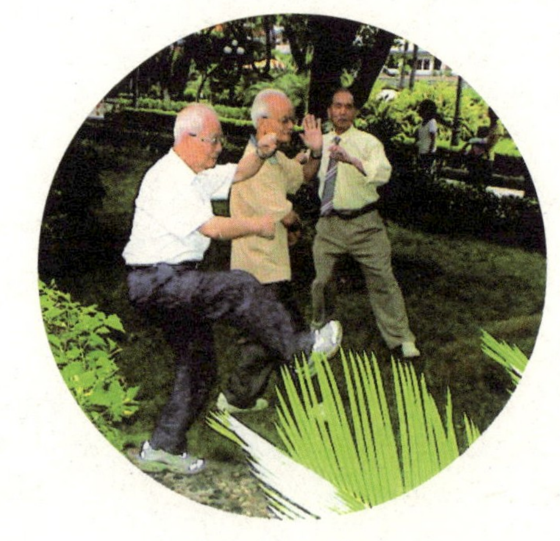

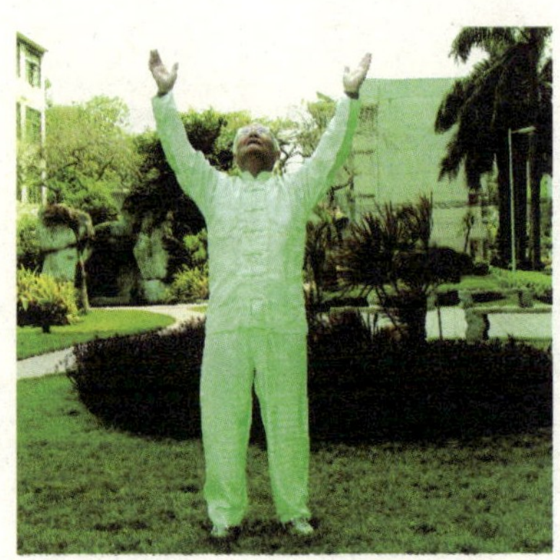

目 录 | Contents

第二章　邓老养生观

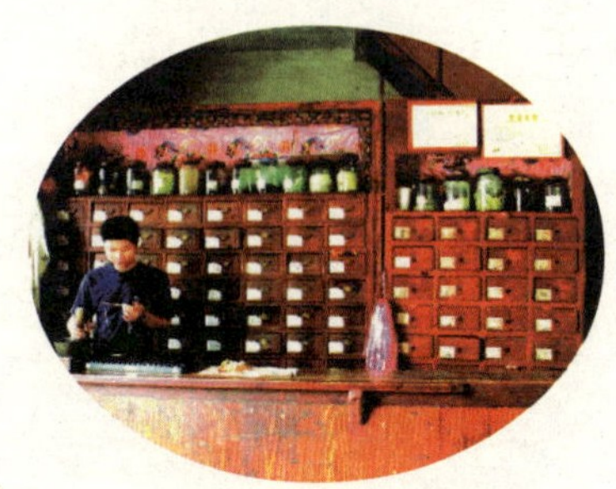

第三章　邓老治病小窍门

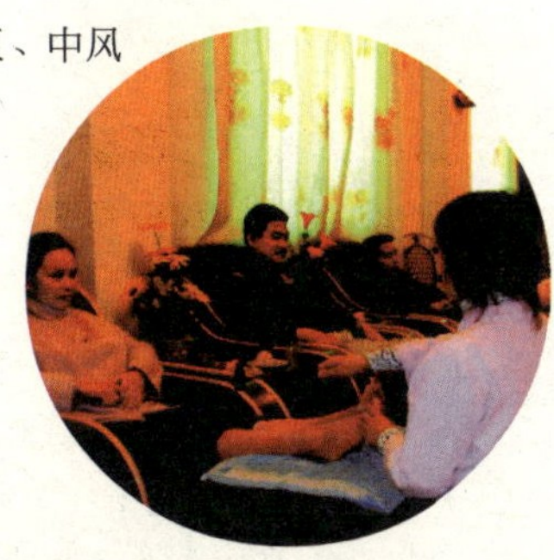

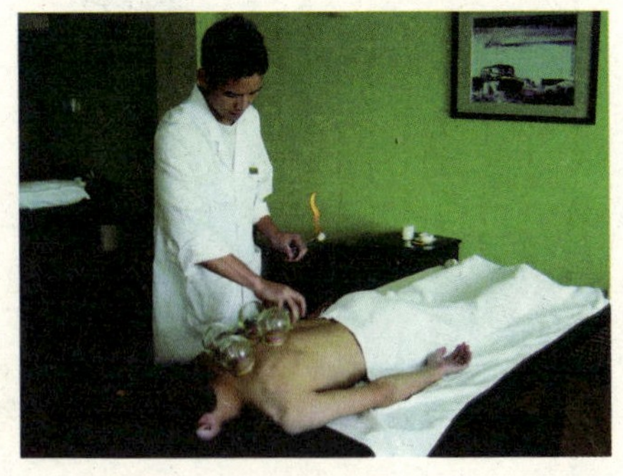

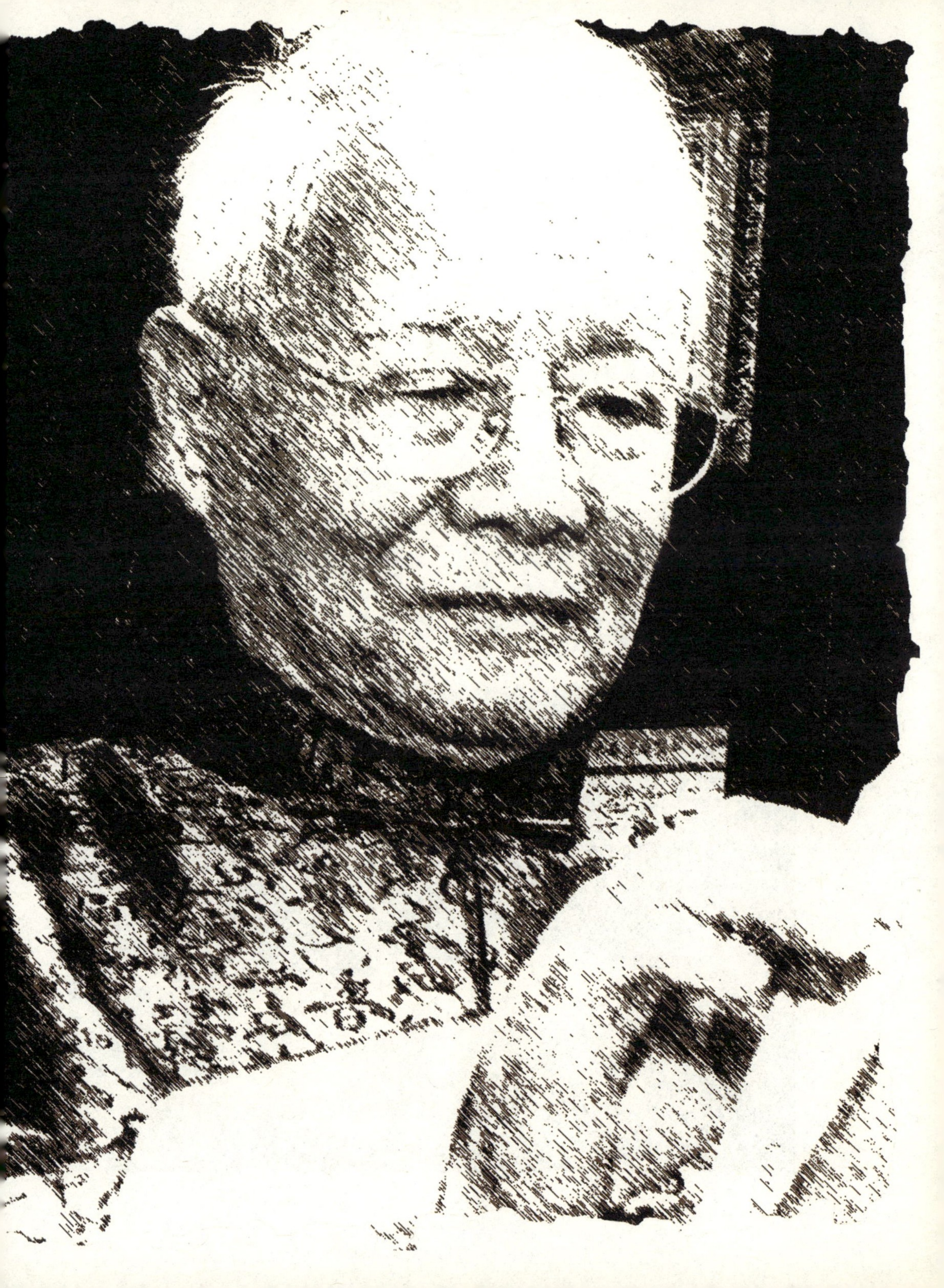

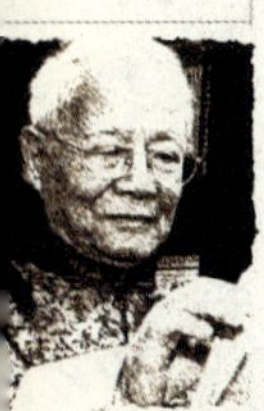

第一章　邓老养生二十四法

渴望健康长寿，历来是人们的美好愿望，从古之王侯将相、帝王贵族，到今之黎民百姓、普通大众，每个人都希望自己能获得健康长寿，这是人类对于生命的美好向往和追求。然而由于各种自然条件的限制，人类的寿命终有尽时；而且在短暂的生命过程中，还要经受各种疾病的困扰。因此，要想达到健康长寿，需要掌握必要的养生方法，以减少各种不利因素对自然生命过程的损害，提高生命质量。

身为万物之灵的人类，在长期与恶劣自然环境和各种疾病作斗争的过程中，逐渐积累起各种保健防病的方法，这些方法，我们称之为医学。中医养生保健是中医文化宝库中的一部分，颇受历代中医大家的重视。

我国现存最早的医学著作《黄帝内经 · 素问 · 上古天真论》一篇中记载了这样的文字：“上古之人，其知道者，法于阴阳，和于术数，食饮有节，起居有

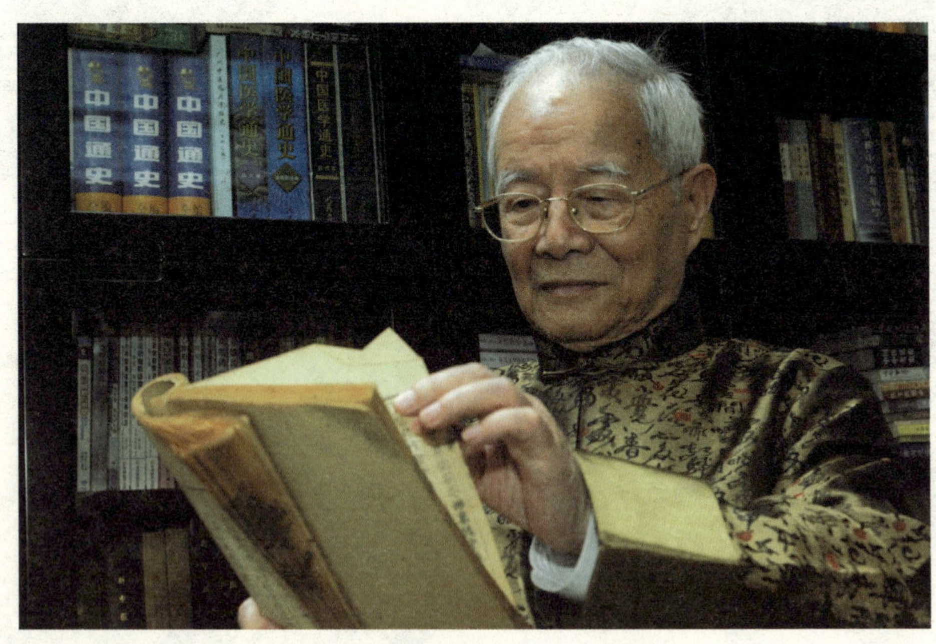

常，不妄作劳，故能形与神俱，而尽终其天年，度百岁乃去。今时之人不然也，以酒为浆，以妄为常，醉以入房，以欲竭其精，以耗散其真，不知持满，不时御神，务快其心，逆于生乐，起居无节，故半百而衰也。”这里的“道”，是指养生保健的道理和方法；这段话的意思是说，了解掌握了必要的养生保健方法，并据此来安排自己的生活，就可以“度百岁乃去”，活过100岁；如果任性妄为、不思节制、起居毫无节律，就会“半百而衰”，50岁就衰老了。这段话，是古代文献中有关养生论述的精华，也是被后世大多数医家奉为经典的养生保健观。

“自古名医多长寿”，历代中医大家，通过吸收古人经验，结合自身体会，积累了宝贵的养生经验，借鉴他们的经验，可以帮助我们寻找到适合自己的养生保健方法。

邓铁涛教授学贯古今，博览群书，将祖国医学养生保健知识的精华融会于日常生活点滴中，而获长寿。邓老的日常生活看似朴实无奇，却蕴含着丰富的养生保健知识。

如何进行养生保健？邓老说：**“养生保健并不是一门很高深的学问，它就存在于我们日常生活的点滴中，只要足够留心，就可以做到。首先，健康科学的生活方式是养生保健的基础，应该给予足够的重视；在此基础上，配合一些养生保健小方法，就会获得很好的保健功效。我每天的生活安排得有规律，起床、练气功、吃饭、打拳、诊病、读书、看报、睡眠等，都有一定的次序，很少打乱。”**这种朴实、有序的生活方式，给邓老的健康带来很大的好处。

我们现将邓老的一些日常养生保健小方法进行了整理和归类，奉献给大家，希望能为读者提供一些帮助。

一、起居作息有规律

1. 邓老一日作息安排

下面是邓老的每日起居安排，只要在家中，基本上都是按此进行，很少打乱。

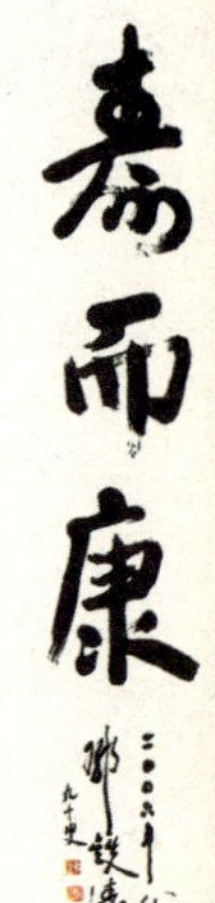

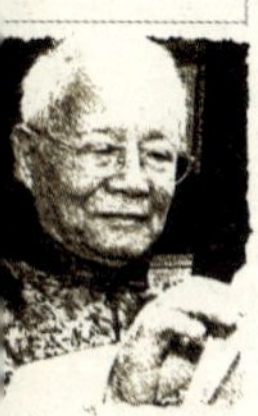

早晨起床

床上静坐、呼吸吐纳

自我保健按摩（从头开始，渐及全身）

饮茶

打八段锦

早餐

早餐后做气功

读书、看报、写文章等

中午绕楼散步10圈

午餐

午餐后看会儿报纸

午睡（13：00～14：30）

读书、看报、写文章等

打太极拳

晚餐

看会儿电视

21：00洗澡（冷热水交替）

做30分钟气功、然后看书读报

23：00之前准时就寝

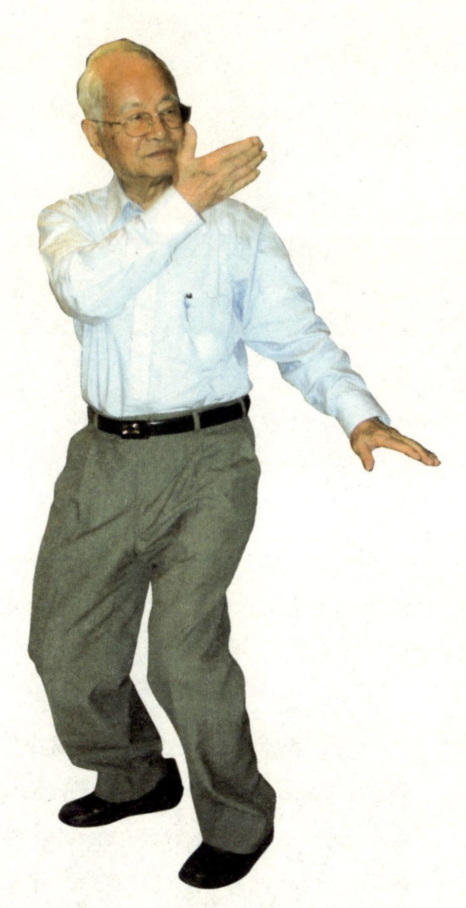

2. 邓老对起居作息规律的认识

邓老认为，科学健康的作息节律很重要，应该成为日常养生保健的基础工作；合理恰当地安排好每天的工作、学习、活动和休息，可以使我们保持旺盛的精力，维护身心的和谐与健康。缺少规律的生活方式则不利于健康。古书《管子》有云："起居不时……则形累而寿命损。"长期生活起居缺乏规律，或虽有"规律"但却是不健康的"坏规律"，比如经常"开夜车"、不吃早餐、饭后倒头便睡、不爱运动等，这些不健康的生活习惯都会打乱人体内环境的平衡，引起气血失和、阴阳失调，长时间如此就会对健康造成不利的影响。

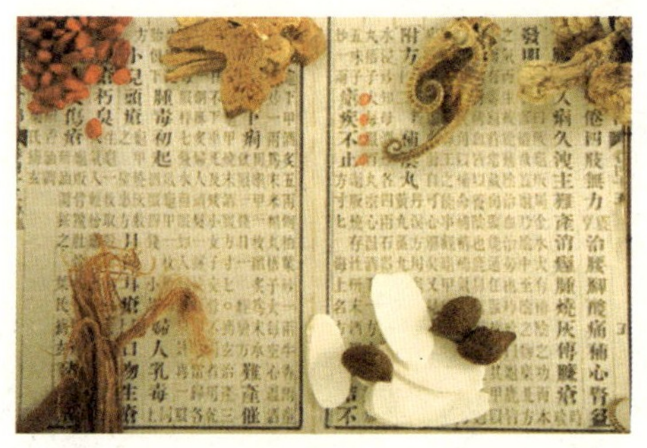
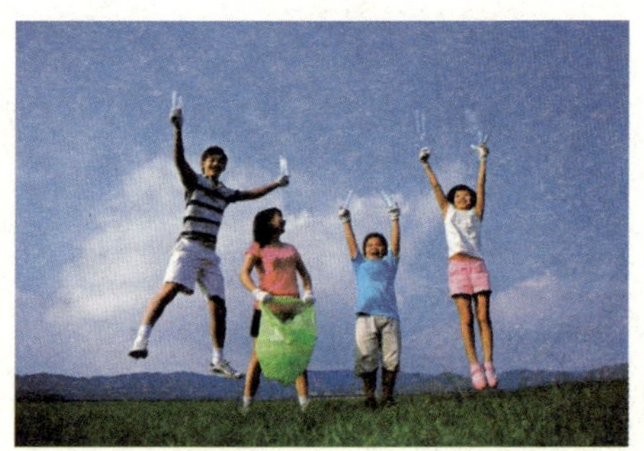

人类的作息是有一定规律的，远古时的人类为顺应自然形成了“日出而作，日落而息”的生活模式，后又经过数千年的繁衍发展，生活模式已经基本固定，一日三餐、昼出夜寝。我们的身体也适应了这种作息节律，一旦打乱，容易对身心造成不好的影响。

举个简单的例子：大家都知道，我们每天需要从食物中摄取足够的营养物质为日常的各种生命活动提供能量；营养物质的消化和吸收，需要通过人体的消化器官胃和小肠等来完成。如果我们每天都安排在固定的时间段进食，时间一长，形成了节律，人体的消化器官就会对这种节律产生反应，到了进餐时间，消化器官就会做好准备工作，开始分泌消化液。人于此时进食，食物中的营养物质很快就会被消化和吸收；此过程完成后，消化系统就会进入暂时休息的状态。这种进食的规律性与消化器官的节律性工作是相互适应、相互协调的过程，两者配合得好，就可以使我们的消化系统保持良好的工作状态，有利于我们从食物中获取足够的营养物质；而一旦打乱了这种节律，消化系统正常的“工作安排”就会发生紊乱，甚至会“罢工”，不仅不利于从食物中获取营养物质，还会对我们的身体产生不利的影响，出现诸如食欲不振、胃痛、胃胀、腹痛、腹胀、腹泻、便秘等各种消化系统症状。

除了饮食的例子之外，养成良好的睡眠节律和习惯，对人体也是很重要的。科学、规律的作息安排，有利于保证高质量的睡眠，提高生活和工作的质量。一个人如果经常按时就寝、按时起床，保证充足、良好的睡眠，就会感觉身心轻

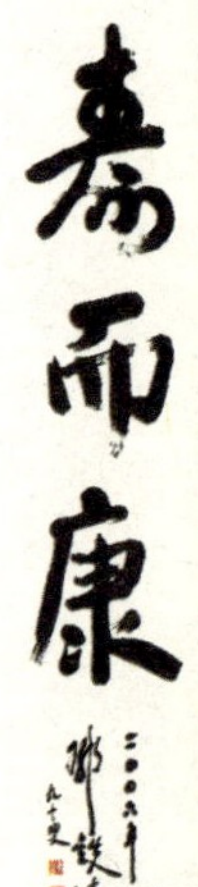

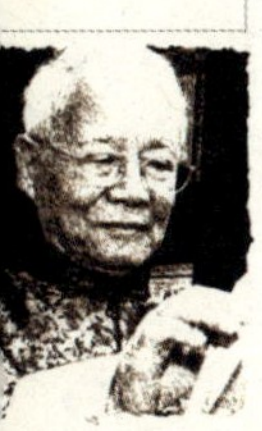

松、精神抖擞。然而近年来，尤其在人口众多的大城市，由于学习或工作的原因，许多现代人不得不选择在夜间工作，即“开夜车”，这对健康是很不利的。“开夜车”违反了人体正常的生理规律，“日出而作，日落而息”是人类长期以来形成的生活习性，与自然界的昼夜更替、阴阳转化是相适应的，“开夜车”会打乱这种节律，影响睡眠质量，不利于精神和体力的恢复；不仅影响第二天的工作和生活，也会对健康不利，容易引起失眠、神经衰弱、内分泌紊乱等疾病。

也许你也有过这样类似的经历：趁着夜深人静赶工作，忙到凌晨两三点钟之后才睡，一觉睡到次日中午，本以为已经补够睡眠了（算下来差不多有10个小时了），但是起床后却发现自己像根本没休息过一样，头脑昏沉、精神恍惚，工作和学习效率极度下降；不仅当天的学习和生活受到影响，接下来几晚的睡眠也会受到牵连，到了正常的睡眠时间却睡不着觉，第二天起床后仍然无精打采。这样经过几天的时日后才能慢慢调整过来，这就是违反了人体正常生理睡眠节律的后果。偶尔几次还不要紧，影响不会太大，可是如果长时间这样的话，就会打乱人体各器官正常的节律且有损功能，进而影响健康。所以，经常熬夜的人们要注意了，尤其一些年轻的朋友们，正处于学习和长身体的黄金阶段，千万不要由于不良的生活习惯而影响了身心的和谐健康，这是很划不来的。

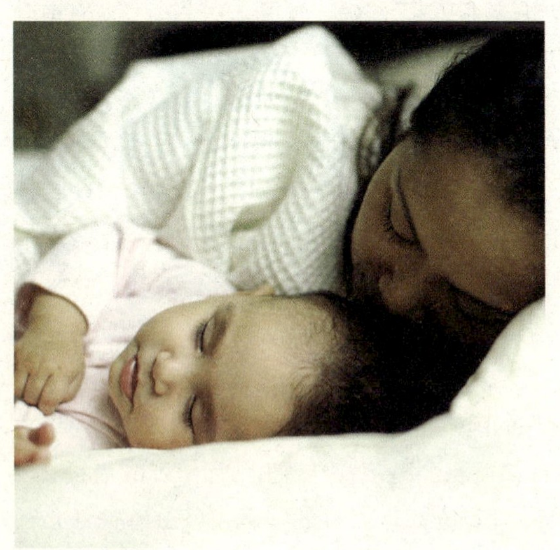

中医认为，“夜卧则血归于肝”，经常熬夜容易耗损人体的阴津，导致阴阳失和，这也是为什么熬夜之后容易“上火”的原因。一夜未睡之后，次日脸上就多出了几个痘痘，嗓子也变得干痛起来，一些爱好足球的球迷朋友们，你们是不是也有过这样的体会呢？

除了饮食和睡眠，日常生活中的其他方面，诸如运动、工作、娱乐等等，安排的合理与否，对

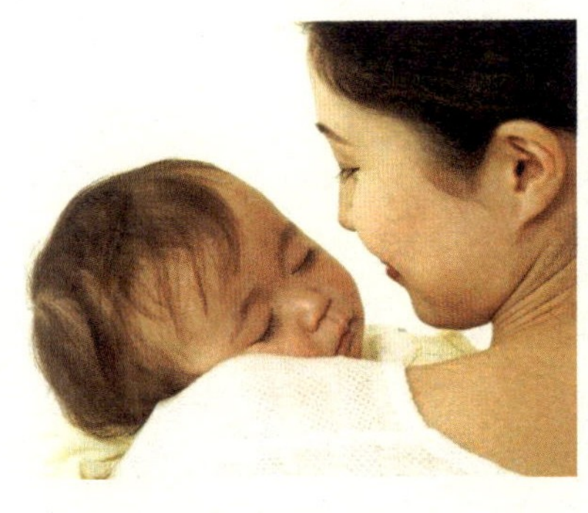

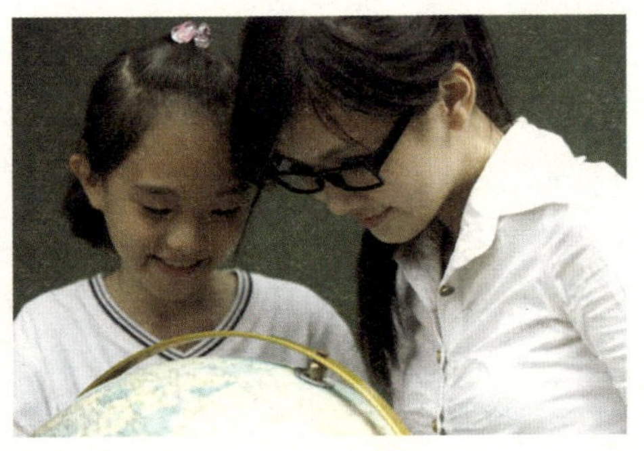

人体也都会有或大或小的影响，都需要引起我们的重视。

邓老建议，安排好每天的学习、工作、运动、饮食、起居等日常活动，形成规律，让生活变得健康、有规律起来，坚持一段时间，你就会有不一样的发现。

二、保证充足的睡眠

关于睡眠，上面已经简单提到了一些，下面再具体谈一谈。

邓老每天的睡眠安排得很有规律，一般按时就寝，按时起床，除保证夜间充足、高质量的睡眠外，白天还有一定的午睡时间。几乎每个见到邓老的人都说他精神好，这跟邓老的良好的睡眠习惯是分不开的。

良好、充足的睡眠对人体很重要，是消除疲劳、恢复体力与脑力的必要生理活动。人体经过白天的劳作，到了晚上已经很疲乏了，充足的睡眠，可以使体内的各器官得到充分的休息和恢复，有利于消除疲劳、恢复体力、增强身体的抵抗力，对于养生保健非常重要。睡眠不足则会削弱机体的抵抗力，损害身心健康，影响人的记忆力、智力，加速生命衰老。

保证充足的睡眠，对于每个人来讲都很重要，对于老年人尤其重要。古书《老老恒言》中指出：少寐乃老年人大患；能眠者，能食，能长生。老年人，由于身体各项生理机能的退化，容易感觉疲劳；累时就应尽快休息，有利于补充体力和精力。古往今来的长寿老人多是拥有良好睡眠的人，民间也有俚语："不觅

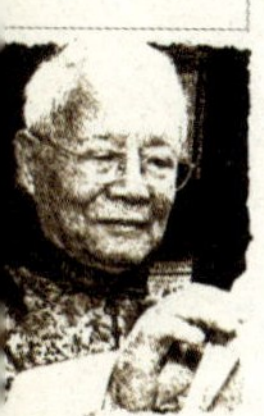

仙方觅睡方"，睡眠充足才有希望登上长寿之山。

随着现代人生活节奏的加快、应酬活动的增多，古人"日出而作，日落而息"的作息方式在现代社会中早以难觅踪迹。人们普遍缺乏良好的睡眠，睡眠时间推迟、睡眠质量下降已经成为很普遍的现象。

有观察发现，多数存在睡眠障碍的人都有面色黄暗，精神不振，智力与记忆力下降，抵抗力差，衰老较快的表现；而且，存在睡眠障碍的人群，每天的衰老速度是正常人的2～3倍；睡眠不充足对女性的影响更大，较之男性更容易引起早衰；长时期每日睡眠时间少于7小时的女性，一般都会提早出现脱发、皮肤无光泽，肌肉松弛，脊背弯曲，小肚子下垂，以及神经衰弱、容易动怒、神经质等问题，可见睡眠对女性的重要性。如果你也感觉自己有同样的问题存在，那么就要寻找一下自己有没有睡眠障碍：例如每天的睡眠时间够不够，睡眠时间段安排得合不合理，睡眠质量高不高等等，如果有问题，就要尽快想办法去调整了。

人们常说"睡美人"，就是说美丽是睡出来的，再好的药物与化妆品也比不上充足的睡眠。研究发现，人体夜晚最佳睡眠时间是晚上10点至凌晨3点，这段时间被称为睡"美容觉"的时间，也是睡眠的"黄金时间"，把握好休息的最佳时间，对于美丽和健康都很重要。如果你是一位爱美的女性，为了自己的健康和美丽，从今天起就要多注意自己的睡眠情况了。

睡眠不足不仅会引起成人早衰，长期缺乏睡眠，对于发育中的儿童和青少年影响更大。这是因为，儿童、青少年的生长发育和智力发展与睡眠之间关系密切，科学研究发现：脑的发育、脑功能的恢复，记忆力的增强和巩固，生长激素的分泌等过程主要都是在夜间睡眠中进行的。长期睡眠不足，会影响到脑的发育、脑功能的恢复和生长激素的分泌，从而影响到青少年的身体和智力发育，造成学习成绩下降，智力发育、生长发育减慢等问题，因此，儿童及青少年更需要保证每天充足的睡眠。

虽然提倡睡眠要充足，但睡眠时间却不是越长越好，睡眠过多对人体也是有害的。中医认为"久卧则伤气"、"凡睡至适可而止，则神宁气足，大为有益，多睡则身体软弱，志气昏坠"，意思是说，适可而止的睡眠，可使人精力充足、神志安宁，而过多的睡眠则会令人身体乏力、精力不济、缺少生机。

那么，每天多长时间的睡眠才是合适的呢？合适睡眠时间的划分，因年龄不同而各有差异：一般来讲，成人每天的睡眠时间以7～8小时为宜，儿童需要更长些，以9～10小时为宜，60岁以上的老人，每日睡眠时间可适当缩短，但最好不要少于6小时，而随年龄继续增大，睡眠时间又相应延长，这只是一个泛泛的标准，具体的界定，以各人休息后感觉精力充沛、轻松舒适为度。此外，老年人由于身体的特殊性，睡眠时间的安排不应拘泥于晚上，只要感觉到疲劳、有睡意，就应该休息一会儿。

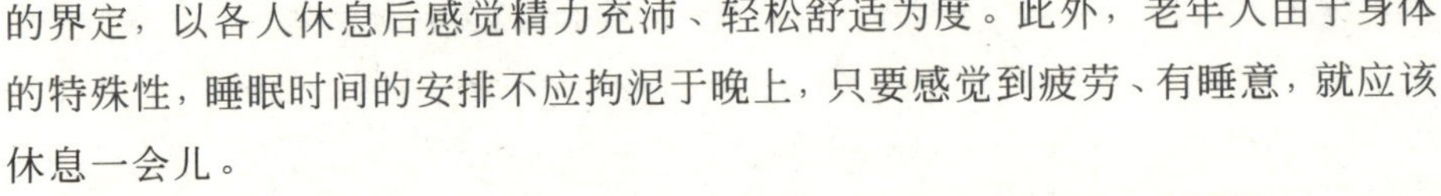

要保证良好的睡眠，还需要其他方面的配合，如保证周围环境的安静、采取合理的睡姿、选择舒适的卧具等等，这些都是睡眠科学的一部分。

另外，说起睡眠，就不能不提及午睡，合理的午睡对人体也很重要。邓老很重视每日的午睡，午餐后要看会儿报纸，稍事休息，然后就午睡一会儿，时间一般在1～1.5小时。适当的午睡可弥补上午学习和工作所消耗的精力，为下午的工作和学习做好准备，对于保持精力充沛、提高工作效率很有帮助。

午餐后适当午睡，是有科学根据的，人体的睡眠除了晚间存在睡眠高峰以外，中午1点左右也是一个睡眠的高峰。人体经过一个上午的工作，体力消耗大，到中午时已经感觉疲劳，加上进食午餐，大量食物堆积在消化道里，短时间内大量血液集中在消化道供应食物的消化，大脑的供血就会相对不足，此时就容易出现困倦、想睡觉的现象；尤其在夏季，由于白天气候炎热，出汗多，血管扩张，大量的血液集中在体表，从而使脑内供血减少，更容易出现精神不振、昏昏欲睡的情况，这些都是正常的现象，是机体正常的反应，我们应当遵循身体的这种反应和变化，适当地午睡一会儿，待体力和精力都得到适度的恢复后再继续工作。

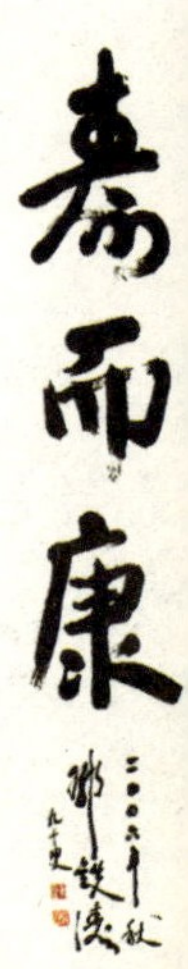

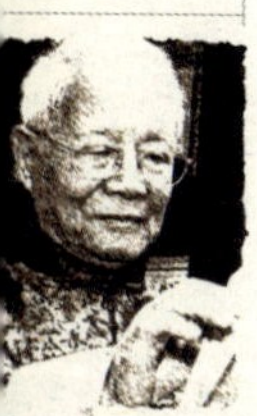

西方人冠心病的发病率远高于我国，除去饮食的因素外，有研究表明，普遍缺乏午睡也是很重要的一个原因，尤其中老年人，睡好午觉，可以在一定程度上降低心脑血管疾病的发病率，对于养生保健很有帮助。

午睡也要讲究科学，也有一些注意事项：

（1）午餐后不要立即午睡，最好休息半小时后再睡；否则容易延长胃的排空时间，影响脾胃消化功能。

（2）午睡时间以1小时左右为宜，老年人，可以适当延长，但也不宜太长。午睡时间太短达不到休息的目的，太长的话则容易使人体进入深睡状态，醒来后反觉精神不好，而且多于1小时的午睡，还容易影响到晚间的睡眠。

（3）不要坐着午睡和伏案午睡，也不要以臂代枕，不正确的睡眠姿势，不仅不能消除疲劳，还会影响大脑的供血和供氧，出现眼球受压，前臂缺血缺氧麻木等症状，不利于健康。

（4）起床时不要过猛，以防脑部因突然供血不足而晕倒，最好在床上先停留数分钟，稍事活动，再慢慢起床。

（5）另外，老年人不宜独居，睡眠中，最好能有人在旁照料，以便及时发现和处理不良睡眠情况，如呼吸暂停、异常打鼾、呼之不醒等，以减少睡眠猝死现象的发生。

其中的后两条注意事项，也适用于夜晚的睡眠。

三、晨起后静坐吐纳

邓老每天早晨睡醒后，一般不很快下地活动，而是先盘腿静坐于床上，闭目，心无杂念，意念集中，缓慢做50个深呼吸，然后再慢慢起床，开始一天的活动。

邓老认为，晨起后的静坐、呼吸吐纳，可以吐故纳新，吐出脏腑浊气，吸入天地清气，有利于人体内外的气体交换；另外，静坐练习还有助于人体意念的集中和精力的恢复，可以帮助大脑尽快从睡眠状态恢复过来，为白天的工作和学习做准备。

下面对邓老每日进行的静坐吐纳的方法做一简要介绍：

1. 准备工作

静坐时，要注意保持居室内空气的流通，尤其对于习惯夜间睡眠关窗的人群。经过了一夜的睡眠，人体会排出很多废气，早晨时，卧室内多缺乏新鲜空气，因此，起床后需要适当地开窗通风，保持居室内空气的清新流通，再开始练习。

静坐要避开风口处，以免吹风着凉；静坐前要先排除二便，放松腰带，做好准备活动，以利于精神放松；另外，晨起静坐，要尽量避免外界的干扰，告诉家人予以配合，以免分神，影响练习效果。

2. 坐姿要求

一般人宜采取盘坐式，即双腿交叉盘坐，稳坐于板床上，一般以木板床为宜。

静坐时，上身要自然放松，头位正直，自然闭目，含胸拔背，两手置于腹前相互轻握，也可将双手自然垂放于两腿上，总之以人体感觉舒适为度，上半身稍向前倾，舌尖轻抵上腭，自然闭口；坐正后，全身放松。

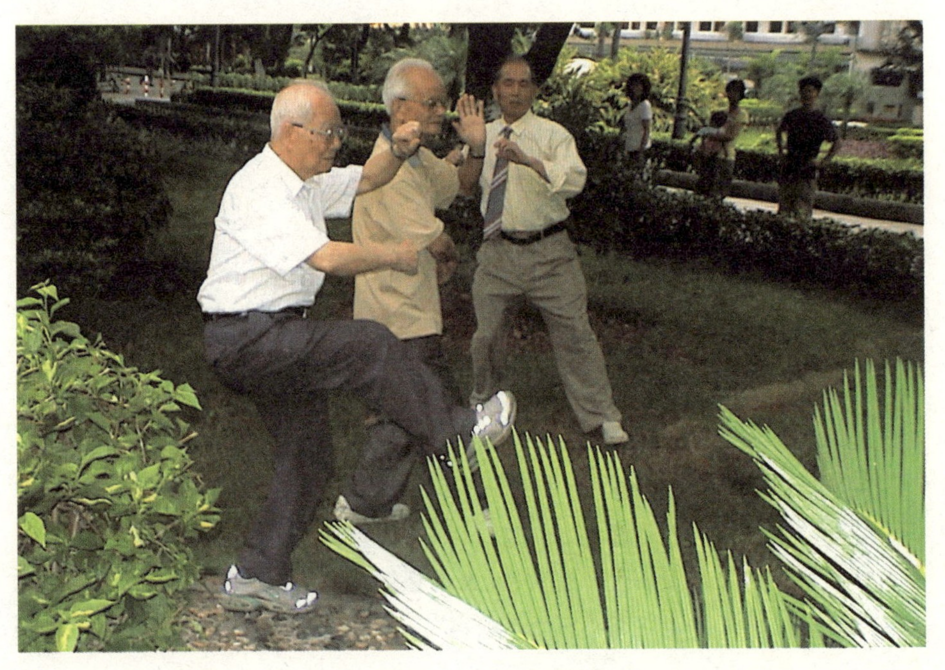

寿而康

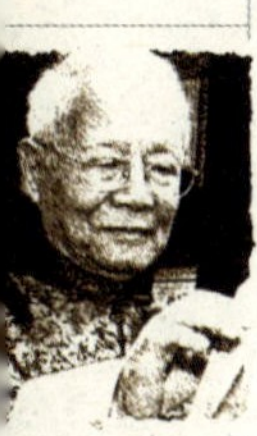

3. 呼吸方法

呼吸，也即吐纳，正确的呼吸方法，可以帮助人体吐浊纳清，排除体内浊气，促进体内外气体的交换和物质的代谢。

一般练习者，可以采取自然呼吸的频率，即不加意念，听任平素的呼吸习惯；一般初学练功者多可采用此法。

此外，还有腹式呼吸法，即用腹部的力量进行呼吸，其中又分为正呼吸法和反呼吸法，正呼吸是指在意念的引导下，加强呼吸的腹式运动：吸气时腹部隆起、膈肌下降，呼气时腹部内收、膈肌上移，同时做到意守神阙（肚脐）；反呼吸是指在意念的引导下，呼吸时进行逆腹式运动：吸气时腹部内收、膈肌上移，呼气时腹部隆起、膈肌下降。

开始呼吸练功之前，先张口呼气，使体内的浊气随呼气尽量呼出，然后以鼻用力吸气，如此反复三次，然后开始做缓慢、深长的呼吸，呼吸时要尽力使自己放松，精神内守、心无所牵。

4. 凝神

晨起的静坐，除了进行呼吸吐纳，还要求练功者要凝神。在坐正、放松、呼吸调匀后，便开始有意识的使自己精神集中，即凝神。争取做到精神安宁，心无杂念。

为有助于达到效果，凝神时可以把意念停留在身体的某一部位上，如脐下丹田处，来帮助放松入静。

概括一下，晨起静坐的方法步骤是，首先摆正姿势，再调整好呼吸，最后调整意念，凝神静守，排除杂念，放松入静，缓慢呼吸吐纳，至少做够50个呼吸。

晨起静坐的方法可使人全身放松、神志安宁，有助于调整人体各脏腑的功能，起到防病健身的作用。

四、自我保健按摩

进行完静坐吐纳后，邓老便开始全身的保健按摩了。这是他很喜欢的一种保健方法，称之为“保健功”、“床上八段锦”，方法是对头颈、躯干、四肢等部位

进行缓和柔韧的自我按摩。此方法有助于舒通气血、调畅气机，有着很好的保健作用。

下面就将邓老的这套自我保健按摩功的操作方法做一简单介绍：

1. 头部的按摩保健

邓老的全身保健按摩，是先从头开始的。邓老称其为“敲脑袋”。

敲脑袋

方法：以双手十指指尖指腹的部位，力度均匀、柔和地敲击全头部，反复数十至百次。

作用：“敲脑袋”的方法，可以帮助改善头皮及毛囊部的供血，对于易脱发人群，在一定程度上可以起到防脱发的作用。人体头部有许多重要的保健穴位，如百会、四神聪等，对这些穴位的敲击刺激，可以疏经活络，帮助头部的气血流通，起到提神醒脑、减缓疲劳的作用，长期坚持，还有着延缓大脑衰老的作用。

注意：敲击时用双手十指指尖的指腹部位接触头皮，用力要柔和，以人体感觉舒适为度，不宜太大力或太小力；力量太大力容易损伤头皮，力量太小则效果不好；敲击时要以手腕部用力为主，借助于手指弹起的力量，上肢无须太用力。

摩面

方法：敲击完头部后，便开始摩面（又称干洗脸、浴面）。方法是将两手掌

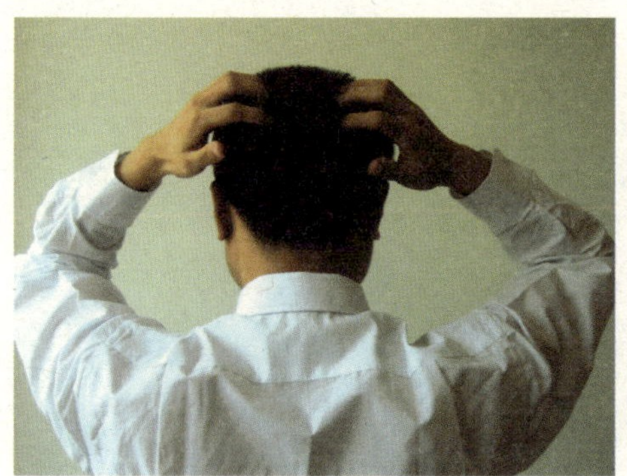

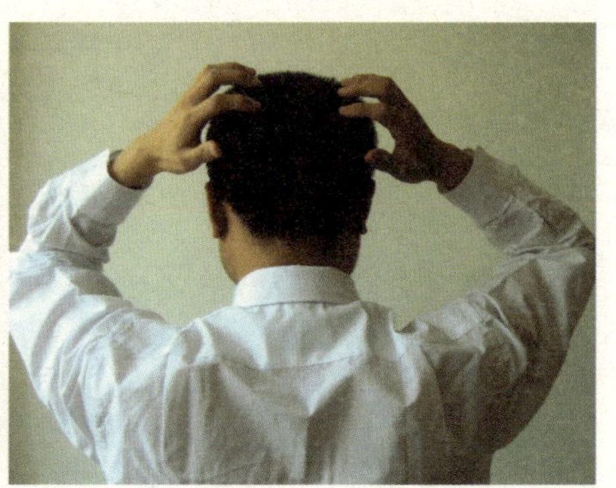

敲脑袋

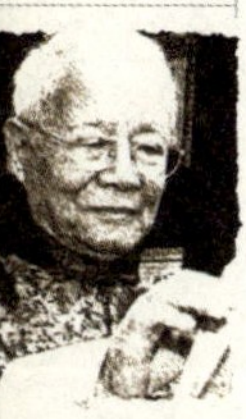

心相互搓热后，按自下而上、由里向外的方向打圈，反复摩擦面颊、鼻梁、额角等部位，如此这般抚摩搓擦，如浴面状，反复数十次。

作用：摩面动作，可以改善面部皮肤和肌肉的供血，延缓面部皮肤的衰老。

注意：摩面时注意不要用力向下牵拉皮肤，否则容易产生皱纹。

摩目

方法：动作开始时，先轻闭双目，沿一个方向转动眼珠，再反方向转动。然后两手搓热，将掌心置于眼睑上，由内向外、由下而上作轻柔环形摩动。两拇指分别按揉眼周的睛阳（眼角内侧）、四白（眼眶下方凹陷处）、太阳（眼角外侧后方凹陷处）等穴，同时两手食指轻刮眼眶四周，反复多次。

作用：摩目动作，可以改善眼周的血液循环，起到明目、防治目疾的作用。

注意：由于眼部四周皮肤较娇嫩，做摩目动作时，用力要柔缓、均匀、有节奏，切勿大力，否则容易损伤眼周皮肤。

揉鼻

方法：以双手四指反复揉搓鼻翼两侧至目下的部位，以拇指分别在鼻翼两侧的迎香穴上按揉；然后两手分别揉捏鼻翼、鼻根周围及两鼻孔下缘，反复多次。

作用：揉鼻动作，可以改善鼻腔部的供血，增强鼻黏膜的功能，对于慢性鼻

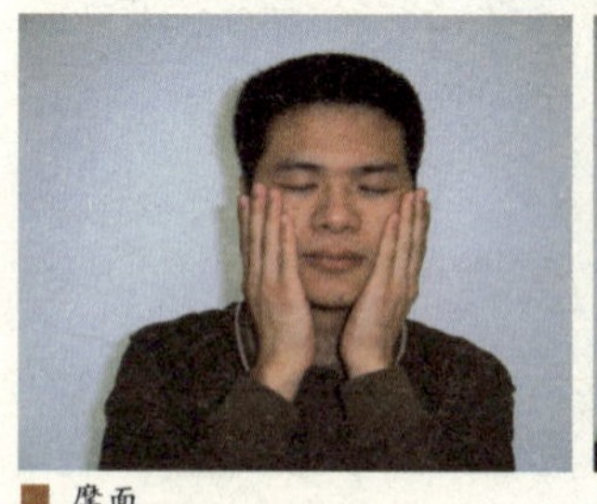

摩面

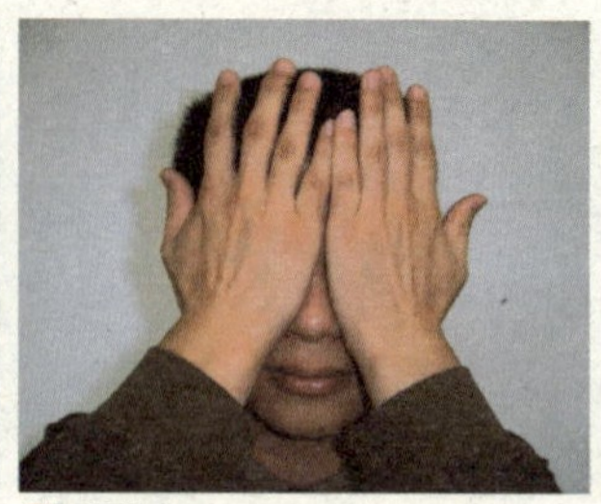

摩目

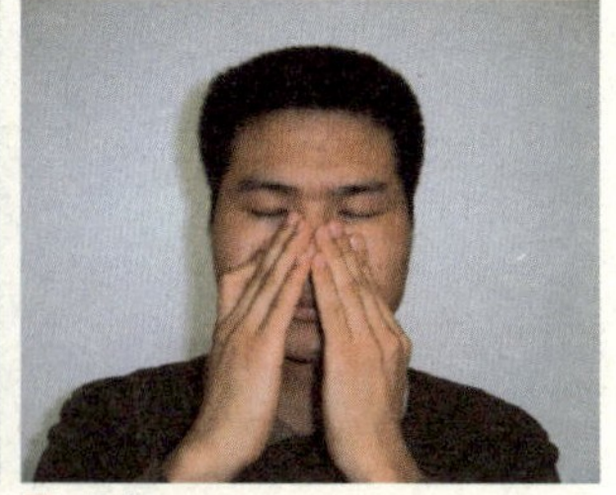

揉鼻

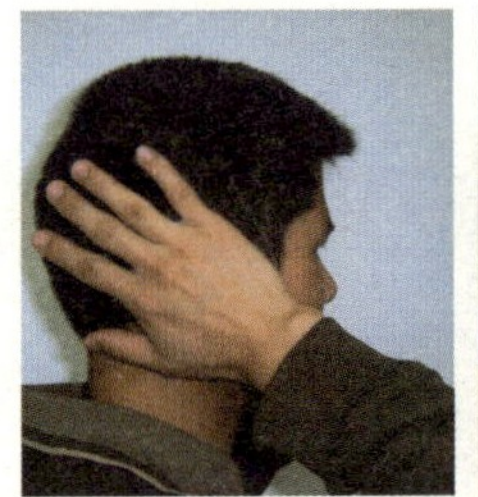
■ 耳部按摩（手掌）

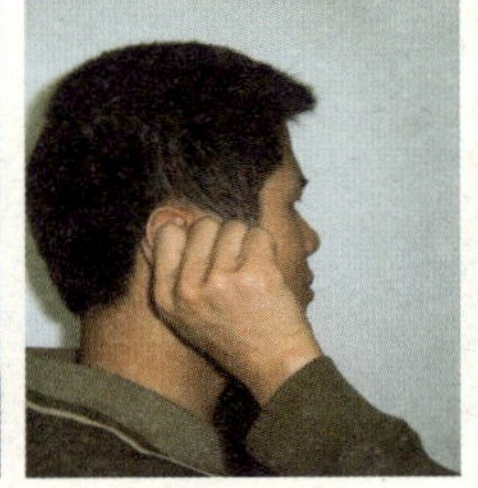
■ 耳部按摩（手指）

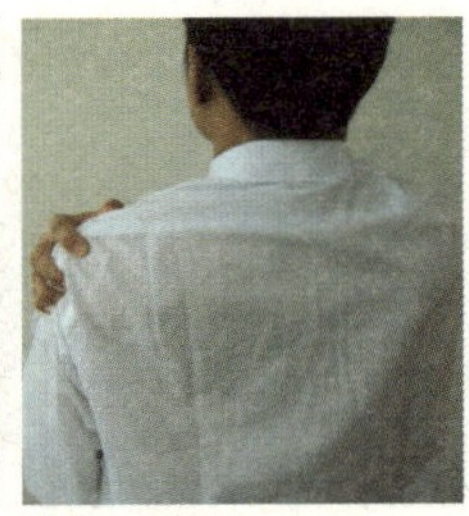
■ 肩部按摩 1

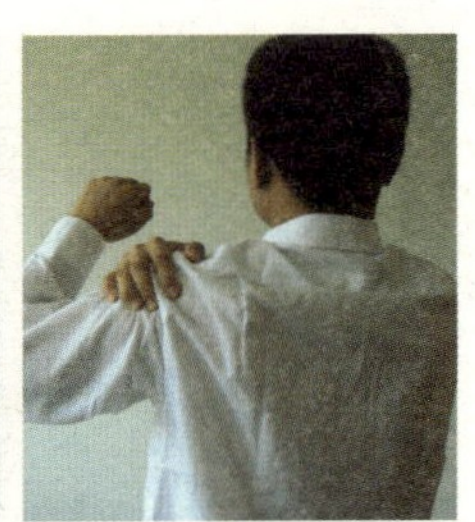
■ 肩部按摩 2

炎、鼻窦炎、嗅觉减退、鼻部过敏性疾病都有很好的防治和改善作用。

注意：做揉鼻按摩时，动作同样要轻柔，不要太大力，以免损伤鼻部。

耳部按摩

方法：用双手掌按上下方向或划拳的方式按摩耳部，或以手指摩搓耳部，反复多次，以双耳感觉温热舒适为度。

作用：耳部按摩，可促进耳部气血流通，有聪耳之效，此外，耳部是人体宗脉所聚处，脏腑、躯干、四肢在耳郭都有相应的反应点，因此经常按摩揉擦耳朵，不仅具有清脑醒神聪耳的作用，还可以通过对耳部各反应点的刺激预防多种疾病。

注意：耳部按摩动作宜柔和，不要大力按揉。

以上是头面部按摩法的简要介绍，头面部的保健按摩可以有效改善头面部的血液循环，促进新陈代谢，防止头晕、头痛、视物模糊、感冒、各种眼疾和鼻部疾病等，长期坚持，有很好的保健作用。

2. 颈部的按摩保健

方法：以两手十指抱后颈，颈部往后用力数次，然后向前后、左右及四周各个方向缓慢活动颈部，以活动颈部肌肉和关节，反复多次。

作用：颈部按摩，可以有效缓解颈部疲劳，预防颈椎病的发生，对于经常低头工作的办公室人群尤为适宜。

注意：颈部按摩动作宜缓慢、柔和，以免用力过猛扭伤颈部肌肉，对于颈椎病患者，动作更宜柔和。

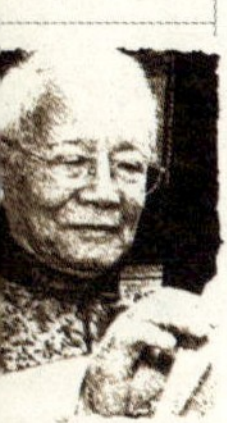

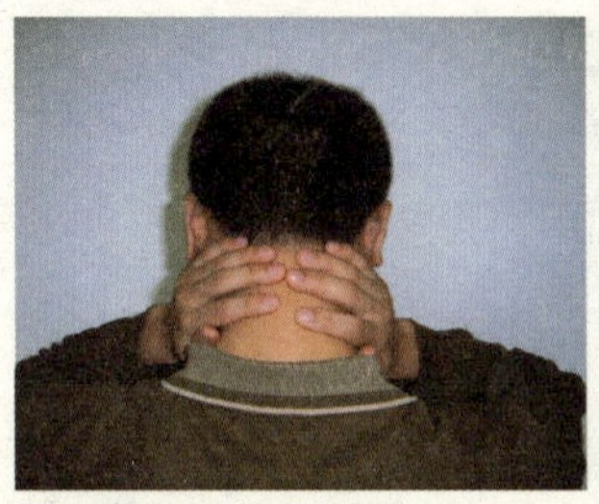

颈部按摩—双手抱颈

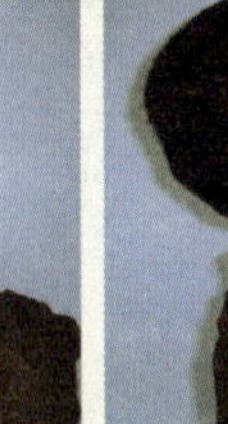

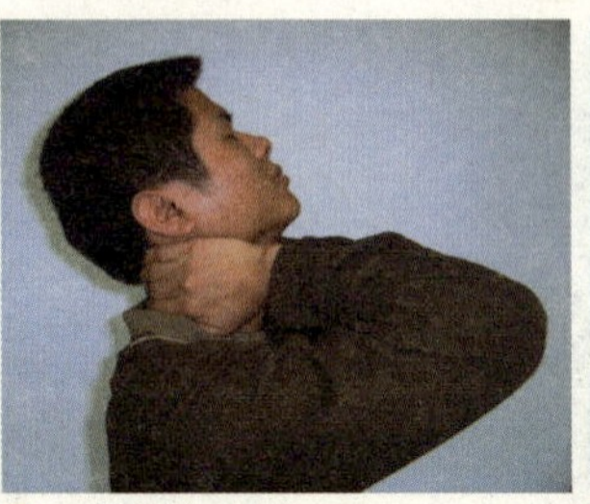

颈部按摩—后仰

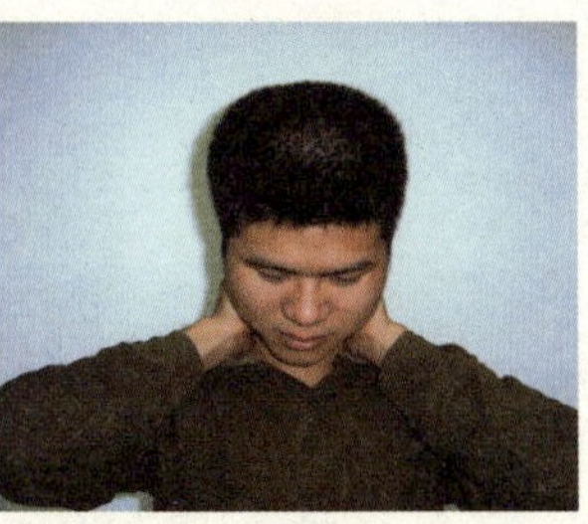

颈部按摩—前倾

3. 肩部的按摩保健

方法：两手交互按揉两肩关节，之后以肩关节为中心，向前或向后作旋转运动，两侧交替进行，重复数十次。

作用：肩部按摩，有利于缓解肩背部的疲劳，预防肩周炎、肩臂痛等疾病。

注意：按揉动作用力宜均匀、柔和，对于已有肩关节疾患人群，做前后旋转动作时要缓慢、轻柔，以免加重病情。

4. 胸部的按摩保健

方法：胸部按摩以左胸部位（心前区）为主，将一只手放在心前区上，另一只手放在其上，按顺时针、逆时针方向各按摩数十次。

作用：按摩心前区，可以益气强心，活血通脉，缓急止痛，有助于冠心病、心绞痛等疾病的预防。

注意：动作宜柔和、均匀。

5. 腹部按摩

方法：将两手掌相互擦热，先用一手掌心贴住腹部，以脐为中心分别作顺时针、逆时针方向按揉；同样方法再以另一手掌心分别作顺时针、逆时针方向按揉，如此两手交替，反复多次。腹部按摩的时间以晨起后、饭后及睡前为宜。

作用：腹部按摩，可以健脾和胃、固本培元，长期坚持有助预防胃脘胀满、疼痛，腹泻、便秘，胃病及十二指肠溃疡等消化系统疾病。素有消化功能欠佳者更适合选择此项按摩。

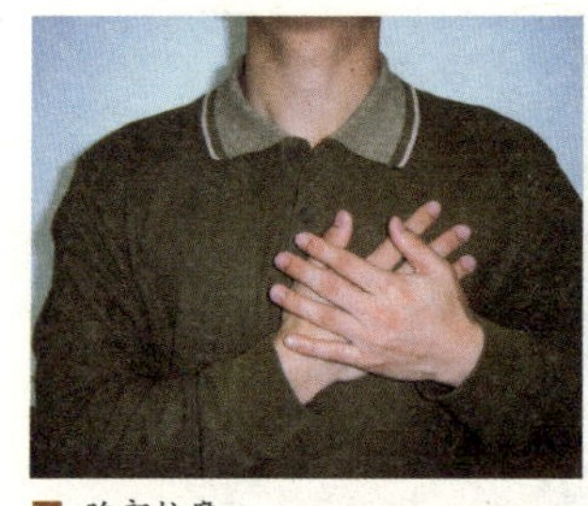

■ 胸部按摩

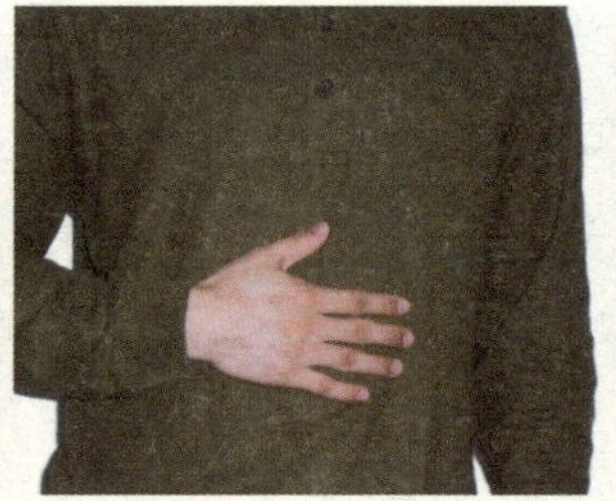

■ 腹部按摩

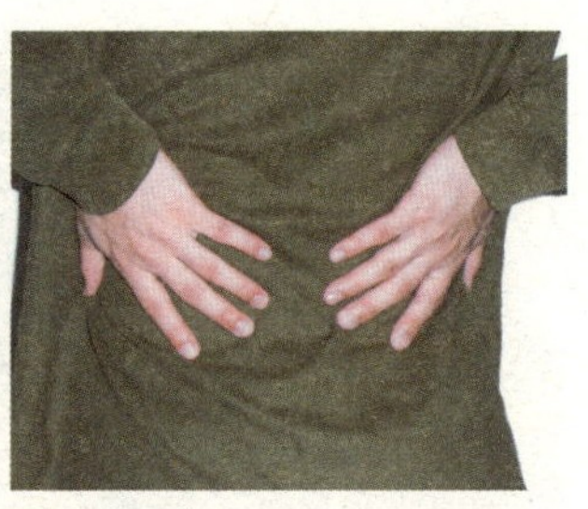

■ 腰部按摩

注意： 用力勿太大，动作以缓慢、均匀为好。

6. 腰背部按摩

方法： 先将两手搓热，然后两手紧按后腰部肋弓下缘与腰肌夹角处，稍停片刻后用力向下搓到臀沟处，如此两手上下往返搓揉数十次。

作用： 腰背部按摩，可以调和气血，疏通经络，补肾益精，温经散寒，调和脏腑，长期坚持可有效预防腰背部虚冷疼痛、腰膝酸软等疾病。

注意： 动作宜缓慢、有力。

7. 上肢按摩

上肢的按摩包括摩擦双手和擦手臂。

方法： 按摩双手，即将两手心相互搓热，一手紧握另一手背，用力摩擦揉搓，以发热为度；再用同样方法换手摩搓，重复多次。擦臂即将两手相互搓热，先用右手掌紧按左上肢前臂内侧，自腕部向上擦至腋下，然后以手掌按在左肩外侧自上而下擦至左上肢前臂外侧，如此反复多次；再换左手掌擦右上肢，方法同前，重复多次。

作用： 坚持摩擦双手和摩擦手臂，可以有效预防各类手疾、肩臂麻木、酸痛等症。

注意： 用力宜缓慢、柔和、均匀。

8. 下肢按摩

下肢的按摩包括按摩双腿和按揉下肢保健穴。

方法： 取正坐位或立位，两手掌心向内，抱住一侧大腿根部用力向下擦至踝

寿而康

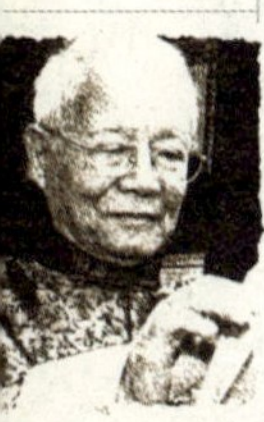

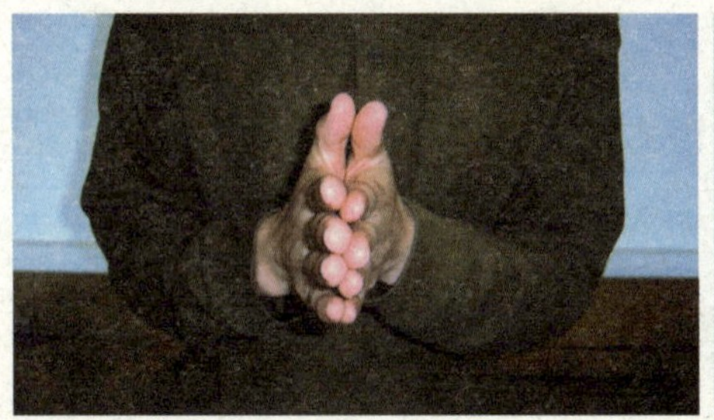
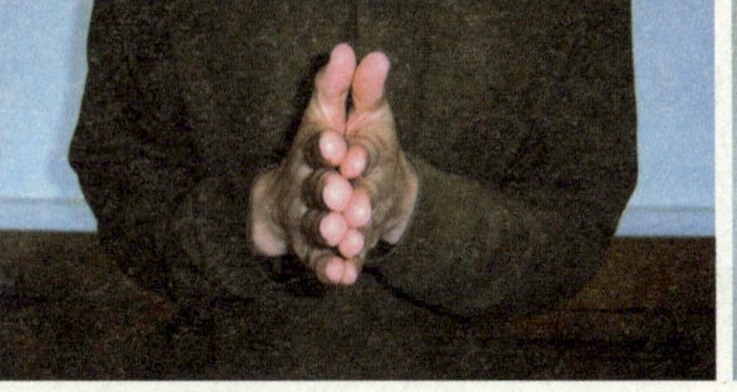

■ 上肢按摩—摩擦双手

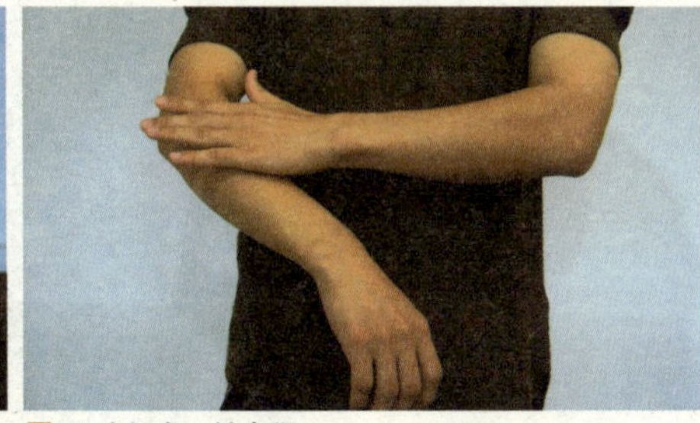

■ 上肢按摩—搓手臂

部，然后再从踝部向上擦回大腿根部，如此反复多次，再用同样的方法按擦另一侧下肢，反复多次；然后两手拿捏小腿后部肌肉，上下来回，左右交替，反复多次；其后以一手握住对侧踝关节，做向内及向外的旋转运动，两侧交替进行，反复数十次；之后取盘坐位，用左手拇指揉擦右侧足心（涌泉穴），再用右手拇指反复揉擦左足心（涌泉穴），两侧交替进行，反复数十次。

作用：坚持按摩双腿和拿捏小腿部肌肉，可以通经活络、祛除疲劳，有助于使下肢保持灵活，减少下肢痹痛等疾病；经常活动踝关节，可以帮助滑利关节，强筋健骨，增加关节灵活性，减少关节扭伤；揉擦足心涌泉穴，可以引火归元，滋阴育阳，安神宁志，改善睡眠。

注意：动作宜柔和、缓慢、均匀。

以上是邓老自我保健按摩方法的简单介绍，总的来讲，自我保健按摩可以使肌肉放松、血流通畅，帮助全身气血运行，加快新陈代谢。每天起床后，进行全

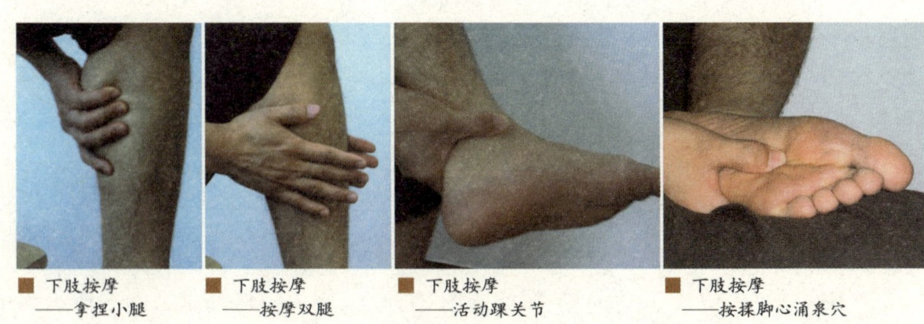

■ 下肢按摩——拿捏小腿

■ 下肢按摩——按摩双腿

■ 下肢按摩——活动踝关节

■ 下肢按摩——按揉脚心涌泉穴

身自我保健按摩30分钟，同时闭目养神、精神放松，待全身按摩结束后，人会有温暖舒适、轻松舒泰的感觉，长期坚持，具有很好的保健作用，推荐读者朋友，尤其中老年朋友选择练习。

五、晨起后饮茶

邓老喜欢饮茶，饮茶的“茶”字是什么意思呢？“茶”字拆分开来是“二十”加“八十八”，就是“108”，饮茶可以使人的寿命超过“茶”之数。每天早晨起床并经适度运动后，邓老喜欢喝一杯枸杞菊花茶或龙井茶、普洱茶等作为早茶。

早晨起床后饮茶对身体很有好处，人体经过一整夜的睡眠，通过呼吸、皮肤排汗等途径会散失大量水分，加之入睡后很少饮水，早晨起床时，人体很需要补充水分。这时饮用适量花茶或绿茶，不仅可补充水分、提神醒脑，还可起到冲洗胃肠的作用；另外，花茶或绿茶中所含的有益人体的化学物质，还有帮助清除血管内垃圾、软化血管、排除毒素的作用。

饮茶不仅是一种爱好，也是一种文化，“茶文化”。茶叶，又名“茗”，故饮茶又有品茗之说。我国是茶的故乡，饮茶在我国历史悠久，历来广受人们欢迎。

关于茶的起源，民间流传着一个小故事：传说神农为解黎民之疾苦，亲尝百草以试药性。在一个偶然的机会，有几片绿色的叶子被风吹落到了神农正在烧煮的水中，结果发现烧开后的水苦中带着甜味，飘溢着一种淡雅的芳香，饮用时，不仅入口淡涩香甜，而且还有提神醒脑的作用。从此后人们就把用这种叶子所煮的水当作饮品来服用，茶的历史在我国也就开始了。

我国传统的名茶有很多种，如西湖龙井、庐山云雾、洞庭碧螺春、黄山毛尖、太平猴魁、思施玉露、信阳毛尖、六安瓜片、屯溪珍眉、老竹大方、桂平西山茶、君山银针、云南普洱茶、苍梧六堡茶、政和白毫银针、白牡丹、安溪铁观音、凤凰水仙等等，这些都是流传民间、广受人民大众喜爱的茶品种。

关于饮茶，古人也有不少描述，如我国第一部药学专著《神农本草经》中记载有：“茶味苦，饮之使人益思、少惰、轻身、明目”；古代的王公贵族、文人墨

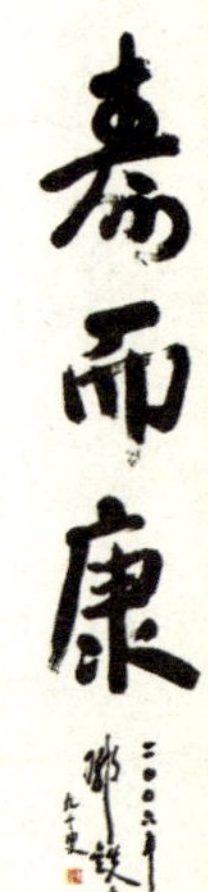

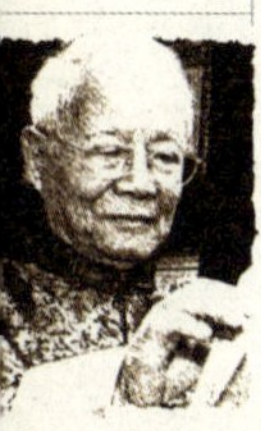

客多喜欢饮茶品茗；古代一些边远地区的少数民族甚至把茶当成了生活的必需品："一日无茶则滞，三日无茶则病"，我国古人对茶的喜爱由此可见一斑。不仅如此，茶叶还具有一定的药用价值，《神农本草经》中有这样的记载："神农尝百草，日遇七十二毒，得茶而解之。"据考证：这里的茶是指古代的茶，虽有些夸张，但从中可看到饮茶还具有解毒避秽的功用。

茶水清香宜人，现代人在忙碌的生活之余，如果能择一静雅之处，泡上一壶香茶，自斟自饮，不仅可以消除疲劳、振奋精神、有利身体健康，饮茶时的细啜慢饮，还可使人消却闲愁、缓解紧张情绪、获得平静，也是一种精神上的享受。

现代研究发现，茶叶中含有多种化学物质，如儿茶素类（俗称茶单宁）、咖啡因、茶碱、茶鞣质、黄酮类、酚类、醇类、多种维生素、蛋白质、氨基酸等，以及丰富的钾、钙、镁、锰等多种矿物质，这些化学物质具有很好的保健作用，如饮茶可促进消化液分泌，解除油腻，帮助食物的消化吸收，还可以帮助治疗痢疾。

饮茶对人体好处多多，如茶中的儿茶素类具有抗氧化、抗突变、抗肿瘤、降低血液中胆固醇及低密度脂蛋白含量、抑制血压上升、抑制血小板凝集、抗菌、抗过敏等功效，可有效对抗动脉粥样硬化斑块的形成，显著减少罹患血脂异常、冠心病、脑血管病的危险。

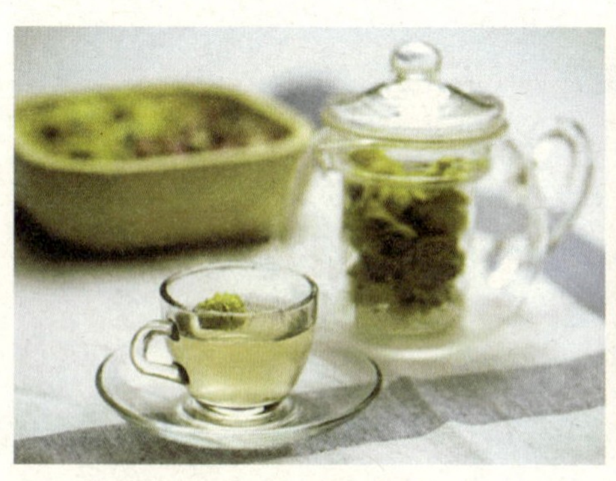

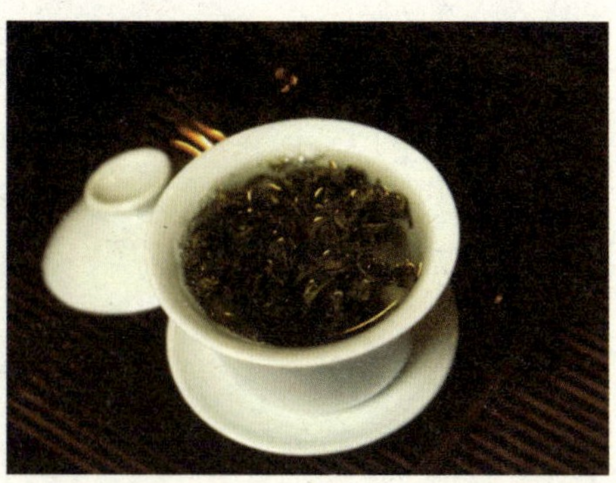

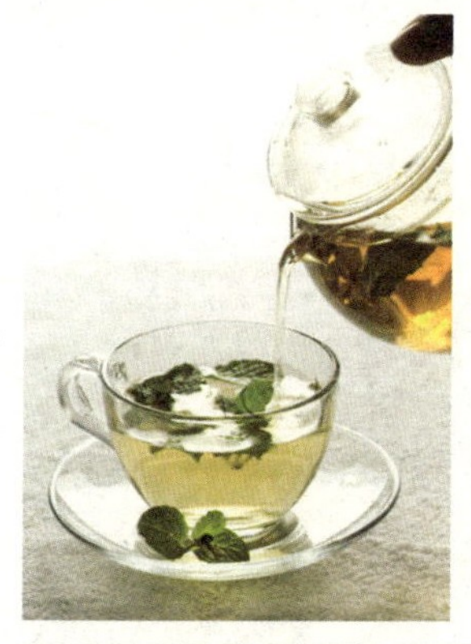
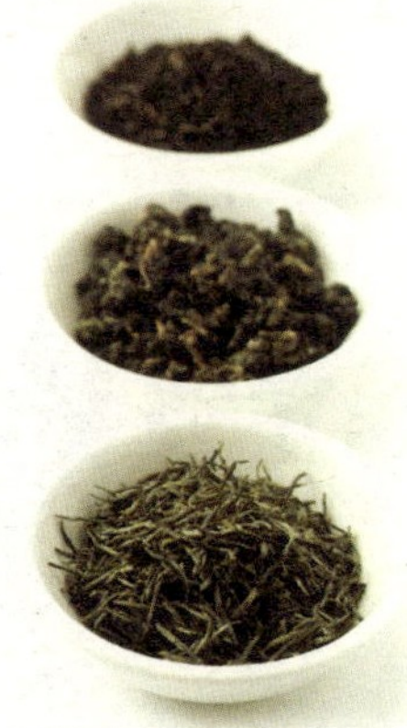
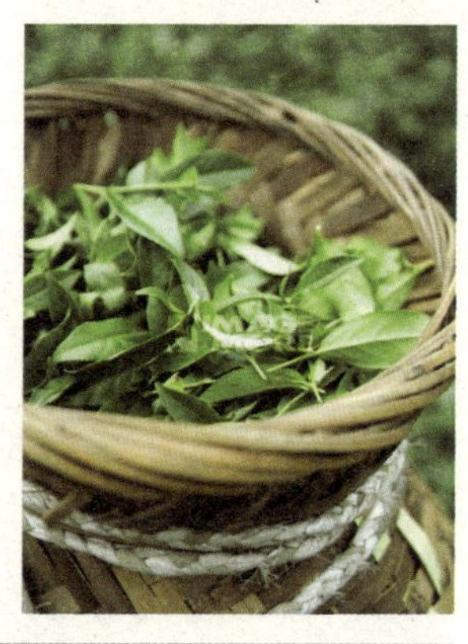

茶中所含的咖啡因等物质，具有很好的提神功用，饮茶有助于使人保持头脑的清醒。

茶中含有的十多种矿物质，可以帮助人体体液维持在弱碱性状态，有利于人体健康。

茶叶中脂溶性维生素和水溶性维生素含量都较高，如维生素A、B族维生素、维生素C及胡萝卜素等。绿茶中含有丰富的维生素C，较许多食物中的含量还高出很多倍。

目前，维生素E是医学界公认的具有很好的抗衰老作用的药物，而研究发现，茶叶中的茶多酚是一类较维生素E更有效的抗衰老物质，具有很强的清除体内自由基的能力，对细胞突变有较强的抑制作用。经常喝茶可以减少氧自由基对机体的损害，能有效延缓人体衰老。

此外，茶叶还具有很好的降血糖、利尿、杀菌、护齿和消除放射性物质对人体的危害、抑制细胞癌变等功效，是名副其实的日常保健佳品。

通过对中国内地许多长寿老人的调查后也发现，他们中多数人有嗜好饮茶的习惯，因此建议大家，尤其是中老年朋友，培养饮茶的爱好，这对于延缓衰老、保健防病都将大有裨益。

喝茶虽然对人体有很多好处，但饮之不当，反而有损健康。饮茶虽好，却非人人适宜，有些人群是不适宜饮茶的。

茶性偏寒凉，素有胃肠虚寒的人群不宜饮用。茶叶有提神的功效，严重失眠患者不宜饮用浓茶，否则容易加重失眠症状。患有尿路结石的人也不宜饮用浓

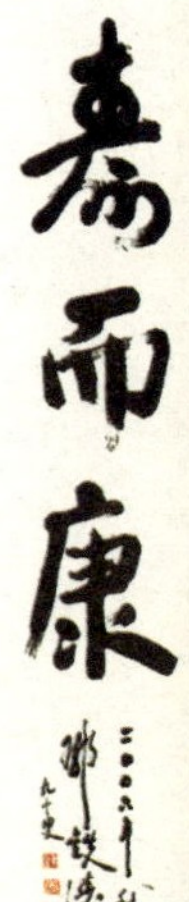

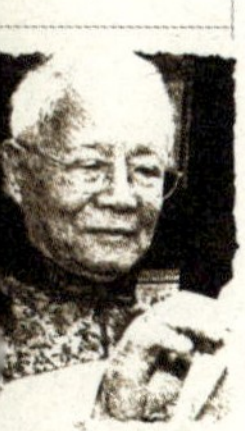

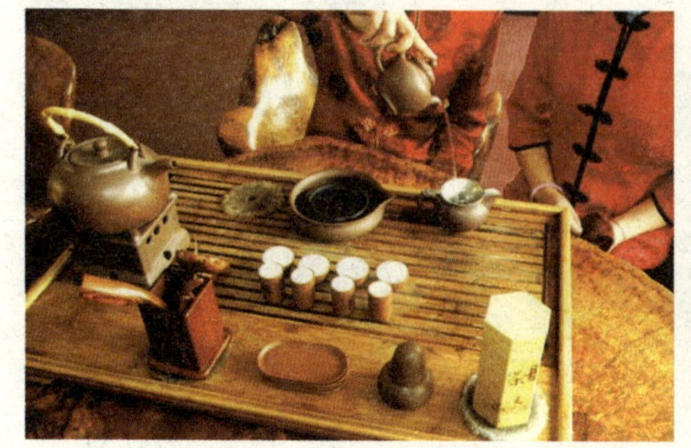

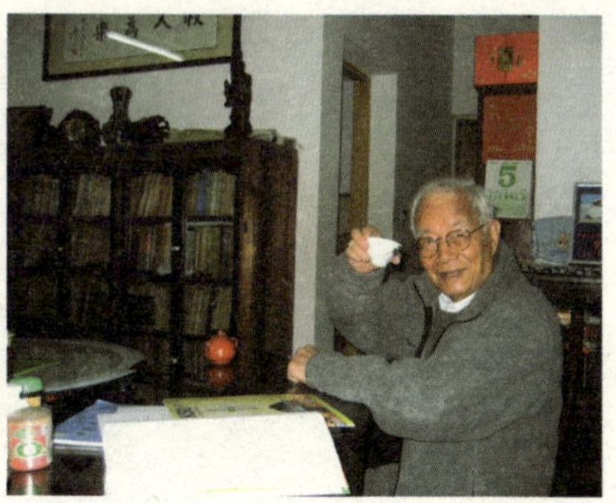

茶，因茶叶中含有草酸，多喝茶会增加尿路结石形成的机会，因此不建议饮用。茶叶可促进胃液分泌，已有胃病患者，饮用浓茶后会因刺激胃酸分泌而导致胃病发作或使原有症状加重，因此胃病患者宜少饮茶，即使饮用，最好不要饮用浓茶，时间也以进餐半小时之后为宜，不宜空腹喝茶。茶中所含的咖啡因、茶碱等物质对胎儿发育不利，因此，孕妇也不宜饮茶。高血压病、严重动脉硬化患者也不适宜饮茶。关于饮茶的禁忌，《饮茶经》一书中有云："空心茶致心慌，隔夜茶伤脾胃，午茶助精神，晚茶导不眠；过量茶令人瘦，滚烫茶使脏伤。"因此，除了不宜空腹饮茶外，饮用隔夜茶、晚间喝茶、大量饮用浓茶、茶水过烫等都对健康有不良的影响，饮茶时应注意避免。

对于不适宜饮用绿茶的人群，可以选择具有养生保健作用的花茶，常见的如清神明目的菊花茶、行气解郁的玫瑰花茶、滋肾明目的枸杞菊花茶、清心提神的薄荷茶、祛脂清心的山楂荷叶茶、养血补气的龙眼洋参茶、补气健脾的黄芪人参茶、清心解暑的菊花荷叶茶、滋补肝肾的枸杞菊花草决明茶等等，各人由于体质不同，可根据情况合理选用。在这里，附带提醒大家一点：除花茶用滚水冲泡即可外，如菊花、玫瑰花等，一些保健中药茶最好煎煮后饮用，如西洋参、龙眼、黄芪等药物，煎煮取汁比单纯热水浸泡，药效更容易发挥，效果也更好。

六、打八段锦

八段锦是邓老很喜爱的一种健身项目，也是我国民间广为流传的健身操。八段锦的历史源远流长，其源头最早可追溯至西汉的导引术，宋代时逐渐衍变成今日的八段锦，并逐渐普及。八段锦只有八节动作，简便易学，每个动作舒展优美，而且健身效果明显，历来深受人们喜爱。

在家中时，邓老每日必打八段锦；即使外出，只要时间和场地允许，他也会抽空练习几式。有一次在去国外的长途飞机上，闲来无事，邓老还在机舱后面的空闲地方打练八段锦呢。邓老从50岁左右就开始对八段锦感兴趣，此后每日练习，数十年几乎从未间断，自感获益颇多。青年、中年、老年，各年龄段的人群都适合练习八段锦，因为它动作简单，对场地要求也不高，而且动作也没有接序性，每招动作都可抽出单练，非常方便，因而推荐大家多加练习，尤其中老年朋友。

下面将邓老常打的八段锦套路动作简单介绍如下：

第一式 两手托天理三焦

预备姿势：直立，两臂自然下垂，手掌向内，置于身体两侧，两眼平视前方，舌尖轻抵硬腭，自然呼吸，周身关节放松，双足分开如肩宽，足趾抓地，意守丹田，精神集中片刻。

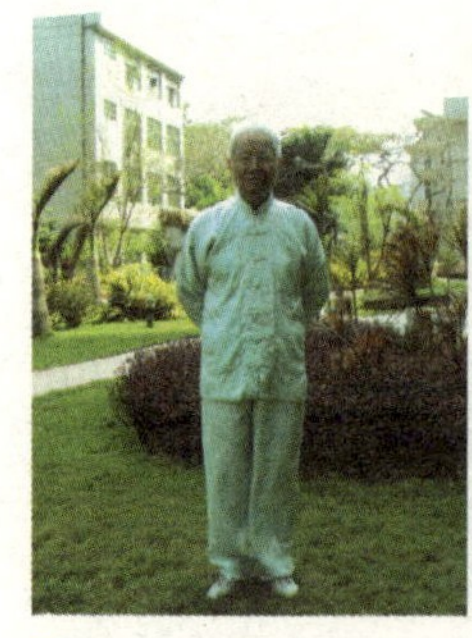
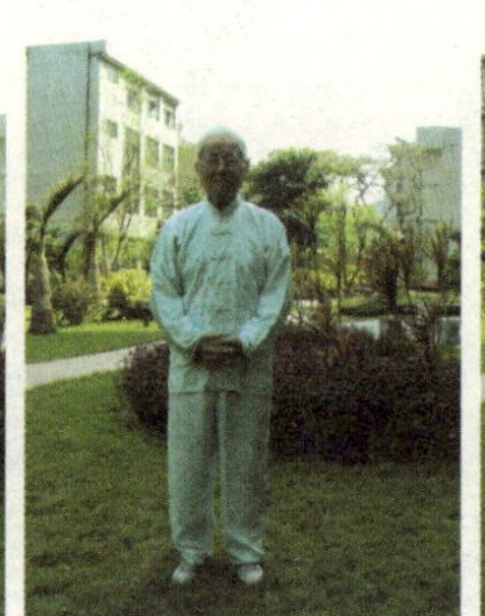
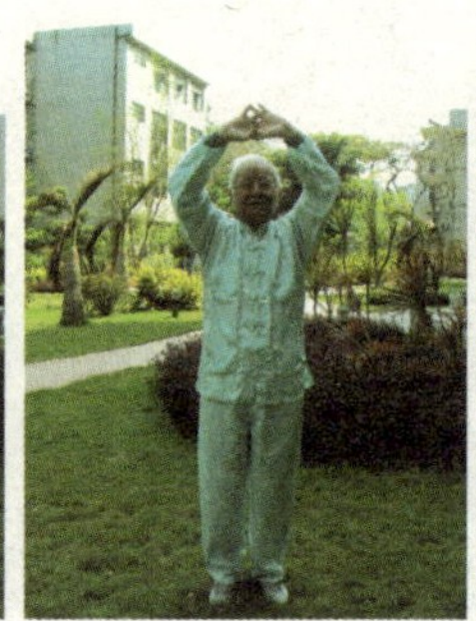
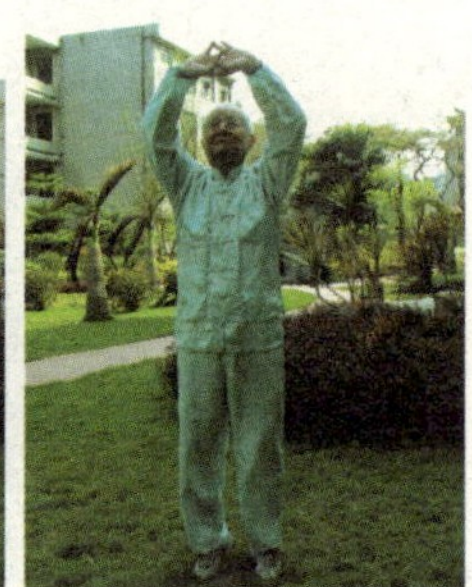

■ 第一式 两手托天理三焦

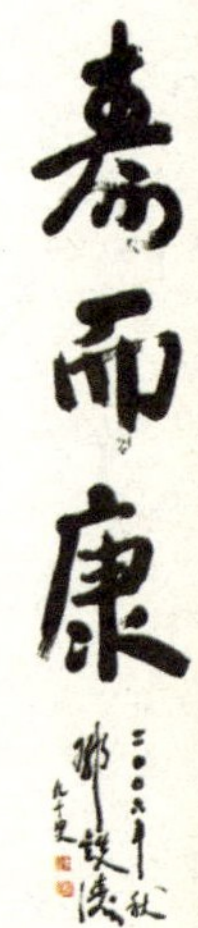

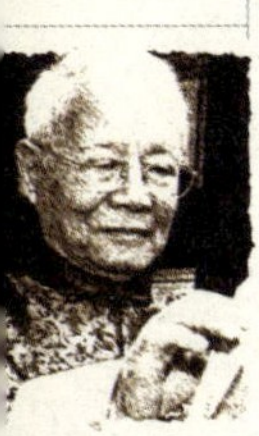

动作：（1）双臂微曲，两手从体侧移至身前，十指交插互握，掌心向上，然后两臂徐徐上举，至胸前及头前方时，逐渐翻手掌为向上，继续上举两臂，肘关节逐渐至伸直状态，同时头向后仰，两眼看手背，两腿伸直，脚跟上提，挺胸用力吸气，屏气数秒并纵向用力拉伸身体。

（2）两臂自身体两侧缓慢放下，肘臂放松，脚跟下落，同时用力呼气，双手下回至身体两侧，掌心向内，恢复至预备姿势。

要点：双手上托时吸气，下放时呼气，足跟上提站立并拉伸身体时呼吸可暂停数秒，呼气和吸气动作宜深长均匀，如此反复16～20遍。

功效：此节动作是躯干和四肢的运功，以挺胸仰头为主。该节动作有利于胸廓的扩张和活动颈部肌群；同时进行呼气和吸气动作，还可以帮助练习者吸进更多的氧气、排出体内浊气，有助于加强血液循环，增加头部的血液和氧气供应，解除疲劳，清醒头脑。通过此节动作的练习，可以调理上、中、下三焦，起到调理和强健身体各内脏器官的作用。由于动作强调挺胸、头往后仰，所以主要还是以调理肺脏与心血循环（上焦）为主，增加呼吸和血液循环。

第二式 左右开弓似射雕

预备姿势：左脚向左侧跨一步，双腿分开下蹲成马步，上身放正、脊背挺直，两手臂自然放松，垂于身前，掌心向内。

动作：（1）两手臂抬于胸前、内屈且平两肩，左手食指略伸直，左拇指微

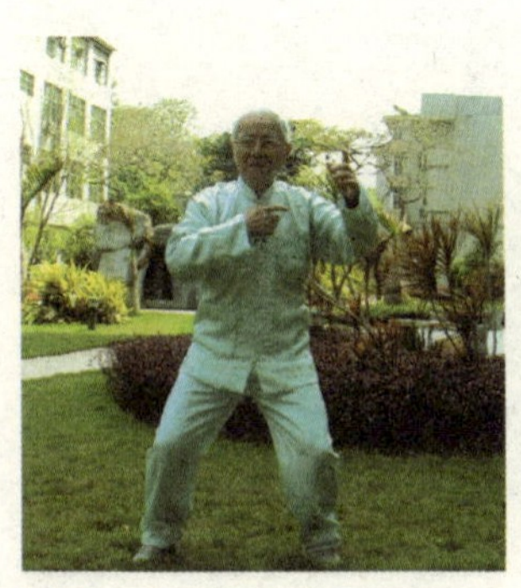

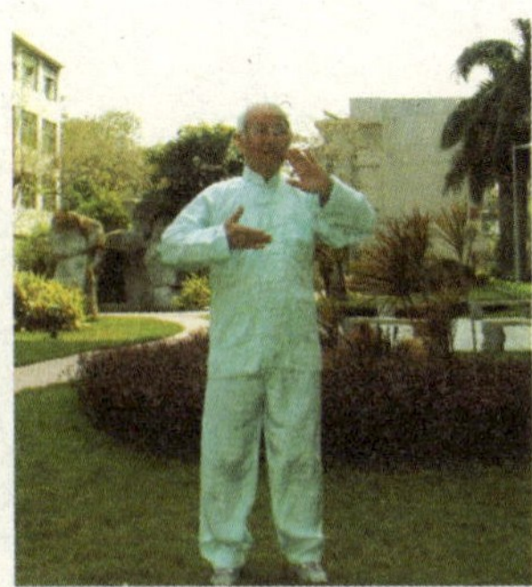

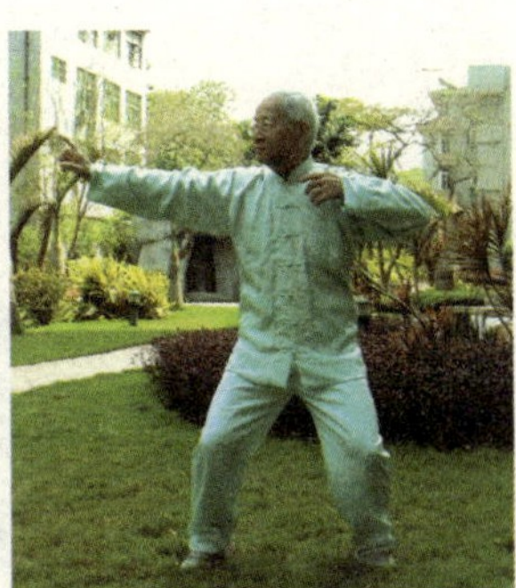

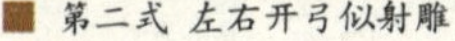

第二式 左右开弓似射雕

外展伸直，其余左手指微屈，拳心向前，右手微握拳，拳心斜向内后，然后左手向左侧平伸，掌心由前逐渐转为外向并伸直手臂，同时右手向右侧拉伸（始终保持肘弯），拳心始终向内后方向，眼看左手食指方向，同时扩胸缓慢深吸气，两臂用力向身体两侧拉伸，模仿拉弓射箭姿势，屏住呼吸并保持数秒，然后放松。

（2）两臂渐收回至胸前，同时缓慢深呼气；左手微握拳，拳心斜向内后，右手食指略伸直，右拇指微外展伸直，其余右手指微屈，拳心向前，然后右手向右侧平伸，掌心由前逐渐转为向外并伸直手臂，同时左手向左侧拉伸，拳心始终向内后方向（始终保持肘弯），眼看右手食指方向，同时扩胸缓慢深吸气，两臂用力向身体两侧拉伸，模仿拉弓射箭姿势，屏住呼吸并保持数秒，然后放松，两手臂返回至胸前，同时缓慢深呼气。如此两臂交互向外侧拉伸。

要点：伸手时吸气，拉弓时屏住呼吸数秒，手臂回缩至胸前时呼气。如此左右轮流进行开弓拉伸，重复16～20遍。

功效：这一节动作的重点是运动胸廓、肩胛骨、手臂后方及背部肌群以及活动颈椎，通过两臂外展和牵拉动作，可以增加胸廓活动度，增强呼吸功能和血液循环；同时颈椎向左右旋转，可以缓解颈椎及附近肌肉疲劳。常练此节动作对于慢性肺部疾病与肩关节疾病有一定的预防作用，并可增加四肢肌肉的力量。

第三式 调理脾胃须单举

预备姿势：直立，双足分开如肩宽，脚尖向前，双手自然下垂，位于体侧，两目平视前方。

动作：（1）两臂上抬至胸前平屈，掌心向上，指尖相对，然后右手翻掌向外并上举，掌心向外；头向后仰，眼看右手尖，同时左手下按，掌心向下，指尖向前。此过程中吸气，待两手臂分别上下伸直时，微屏住呼吸数秒，同时尽力拉伸身体。

（2）然后开始呼气，同时右手臂下垂至胸前，掌心向内，左手臂上抬至胸前，掌心向内相对，然后双手交错，左手掌翻掌向外并上举，头向后仰、吸

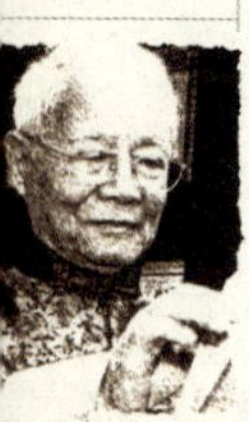

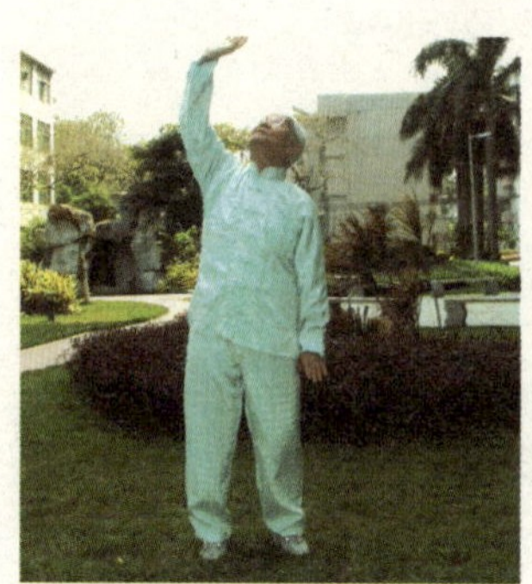
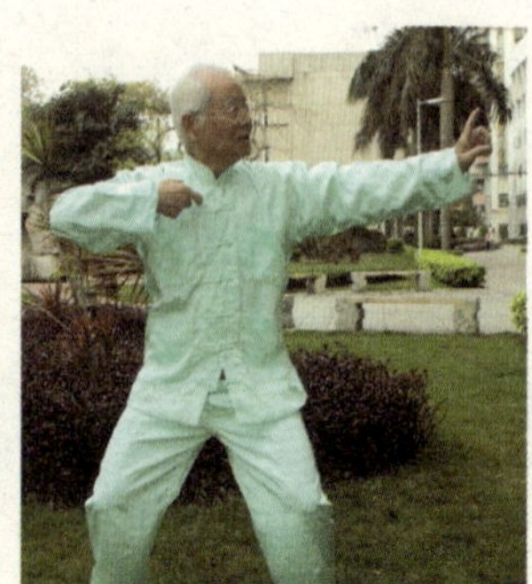
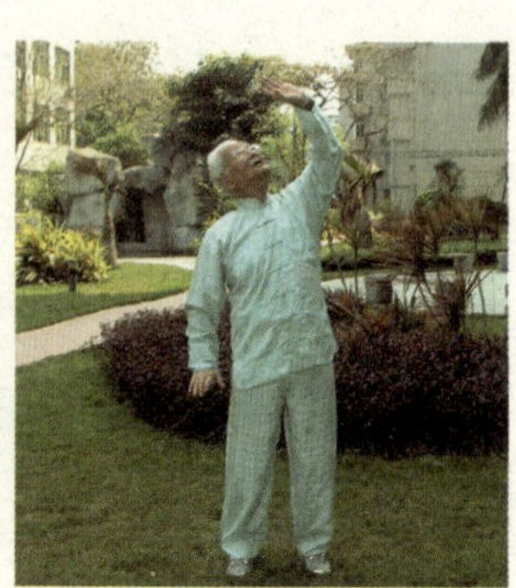

第三式 调理脾胃须单举

气，眼看左手尖，同时右手下按，掌心向下，指尖向前，用力拉伸身体，并屏气数秒钟。然后左手臂下垂至胸前并呼气，右手举至胸前，掌心相对。如此两臂交互上举。

要点：上托下按、拉伸身体时吸气；保持身体拉伸状态数秒钟，同时屏住呼吸；双臂还原时呼气。如此重复16～20遍。

功效：此节动作是两臂交互上下拉伸与下按，同时仰头，直腰，脊柱侧屈，使两侧的内脏器官和躯干肌肉作协调的牵引，主要作用于中焦，特别是使肝胆脾胃等器官受到牵拉而活动，可以促进肠胃蠕动、胆汁分泌、增强脾胃消化功能。经常锻炼，有助于加强脾胃功能、增进食欲、帮助营养物质的吸收。

第四式 五劳七伤往后瞧

预备姿势：直立，双足分开如肩宽，两臂自然下垂，双手置于身体两侧，两目平视前方。

动作：（1）双臂后伸，松放于后臀部，手掌掌心向后，保持躯干不动，头慢慢向左后旋转，眼睛跟随头部向左后方向看，深吸气，并保持片刻。

（2）头旋回，恢复正前位，眼睛平视前方，并呼气；随后头再向右后旋转，同时眼睛向右后方看，深吸气，并保持片刻，再慢慢将头转回原正位，并呼气。

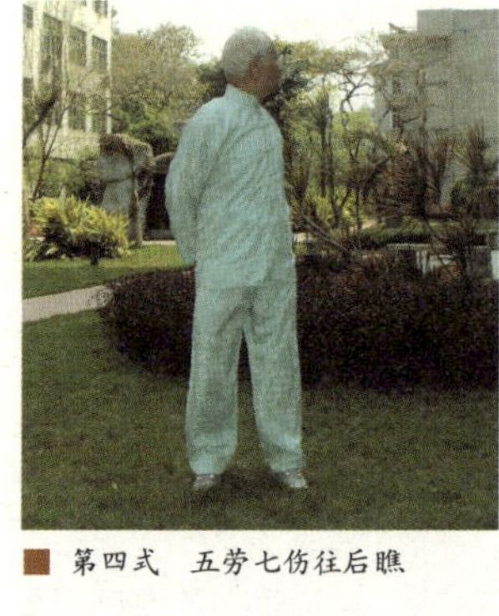
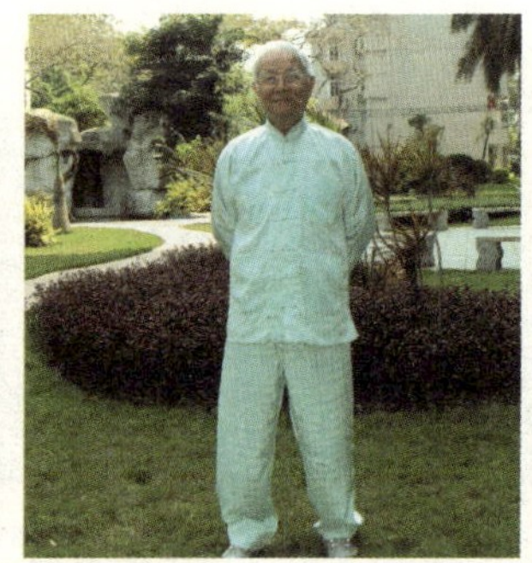
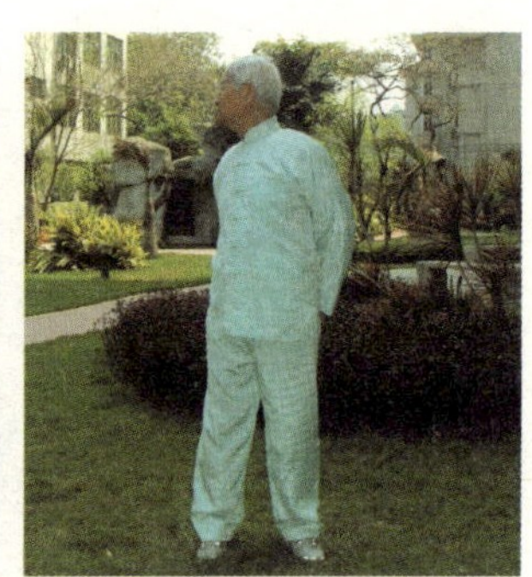

■ 第四式　五劳七伤往后瞧

要点： 头向两侧后方旋转时吸气，并保持此动作片刻，头部转回时呼气，重复此动作 16～20 遍。

功效： 本节动作中通过头部左右旋转、反复活动，可以增强颈部深浅肌群的收缩能力，加强胸骨和肋骨的活动度，有助于改善肺部通气功能，尤其可以促进两肺尖的通气。同时头颈部的活动，可以增加头脑部的供血，对于中枢神经系统和脑部都有较好的调节作用，对于防治“五劳七伤”都有好处。此外，眼球和颈部肌群的运动，可以使眼球和颈部肌肉得到锻炼，有助于改善视力，治疗落枕、颈椎病等疾病，减轻眩晕和上肢麻木等症状。

第五式 攒拳怒目增气力

预备姿势： 两腿分开，屈膝蹲成马步，两臂屈肘握拳置于腰部两侧，拳心向上，两脚尖向前或外旋，双目睁大、正视前方。

动作：（1）右拳向前方猛击出，拳与肩平，拳心向下，两眼睁大，向前虎视。

（2）右拳收回至腰侧，随即左拳向前猛击出，拳与肩平，拳心向下，两眼睁大，向前虎视。

（3）左拳收回至腰侧，随即右拳向右侧击出，拳与肩平，拳心向下，两眼睁大，向右虎视。

（4）右拳收回至腰侧，随即左拳向左侧击出，拳与肩平，拳心向下，两眼睁

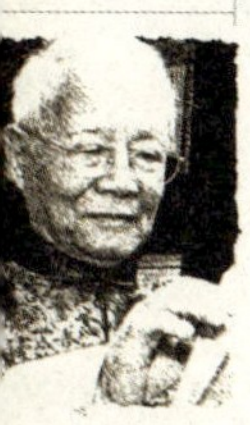

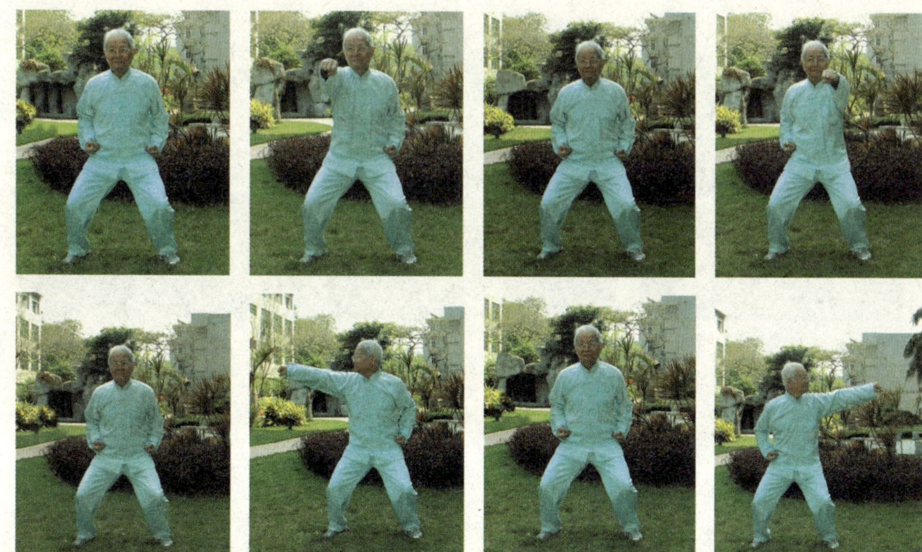

第五式 攒拳怒目增气力

大，向左虎视。

要点： 握拳要紧，脚趾用力抓地，出拳要用力，聚精会神，瞪眼怒目，做以上动作时要配合呼吸，拳出时呼气，回收时吸气。如此反复进行16～20次。

功效： 这段动作主要运动四肢和眼部的肌肉，做此节动作时，练习者处于用力和紧张状态，可以激发大脑皮层和交感神经的兴奋性，加强血液循环，促进肌肉舒张和收缩，从而帮助气血的运行，有利于防止四肢肌肉出现无力和麻木的症状。

第六式 两手攀足固肾腰

预备姿势： 两腿直立，双足分开与肩同宽，双手自然下垂，位于身体两侧，两目平视前方。

动作：（1）两臂自身前方向上举至头部外上方，吸气，掌心相对，上肢伸直，上体背伸，头略向后仰，眼看上方。

（2）两臂经头前方回落至身前，呼气，掌心由内逐渐变为向下，同时上身向前弯曲，弯腰，两臂下垂，两手尖尽量向下，触摸脚趾部，头略抬高。然后直立还原为预备姿势。

要点：身体前屈时，膝部不要弯曲，腰部尽力向下弯曲，手指尽力触及脚趾或地面，老年人或关节疼痛病人练习时不强求此点，以能耐受为度，身体后仰时要达到最大限度。屈体时呼气，后仰时吸气。此节动作宜慢，重复16～20遍。

功效：此节动作，包括头部后仰、上体背伸和弯腰动作，主要是运动腰部。腰部既是全身运动的中枢，又是头颈和躯干负重的轴心，是人体重要组成部分之一。经常运动腰部，不仅能加强腰部肌肉、腰椎关节、腰间韧带等连接的活动功能，还对支配下肢的主要神经（坐骨神经）有一定的刺激和按摩作用。在解剖学上，肾居腰部，中医讲“腰为肾之府”，经常锻炼腰部，可以对肾脏起到一定的按摩作用，具有强肾的作用。因此，常练此节动作，可以起到强健腰肌、壮腰补肾的作用，对于腰肌劳损、腰椎退变、坐骨神经痛、腰腿疼痛等疾病均有一定的预防和改善作用。

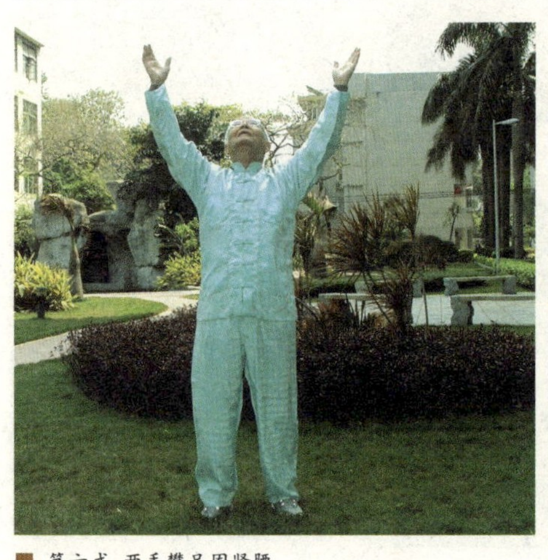

第六式 两手攀足固肾腰

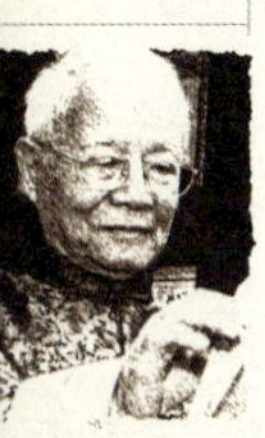

第七式 摇头摆尾去心火

预备姿势： 两腿分开站立，屈膝下蹲成马步，两手按扶膝上，虎口向内，上体正直。

动作：（1）上身及头部向前深俯屈，随即头逐渐向左后方向做弧形旋转，眼睛尽力向左后方方向看，吸气，同时臀部向右摆，左膝伸直，右膝屈曲，保持此姿势数秒钟；然后头部及上身向前转回，呼气，恢复成预备位。

（2）上身及头部向前深俯屈，随即头逐渐向右后方做弧形旋转，眼睛尽力向右后方方向看，吸气，同时臀部向左摆，右膝伸直，左膝屈曲，保持此姿势数秒钟；然后头部及上身向前转回，呼气，恢复成预备位。

要点： 弯腰旋转时吸气，恢复预备位时呼气，反复16～20遍，最后直立而收势。

功效： 这段动作是全身的运动，尤其是颈椎、腰椎及下肢的活动，头部尽量向后旋

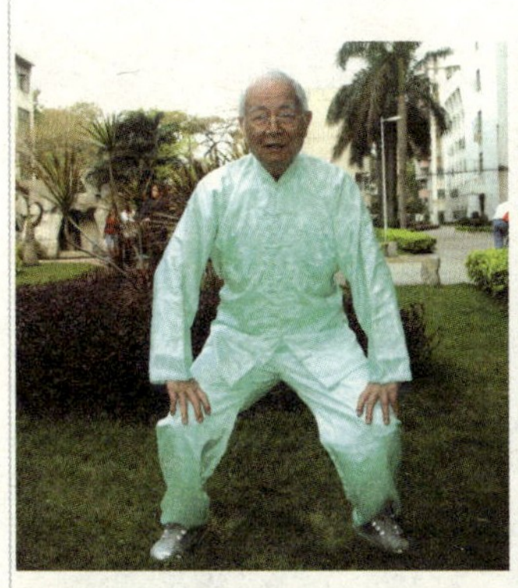

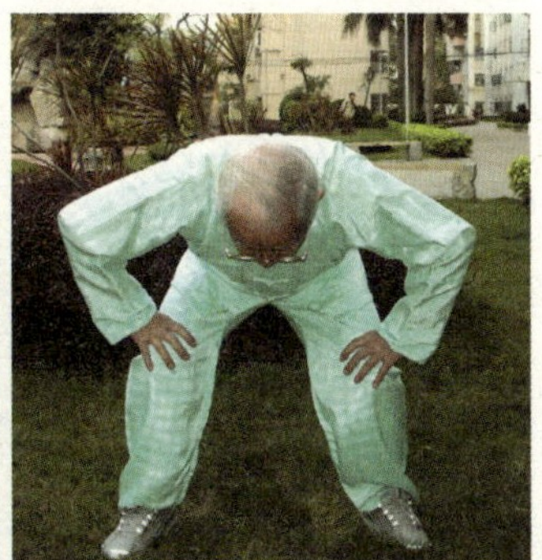

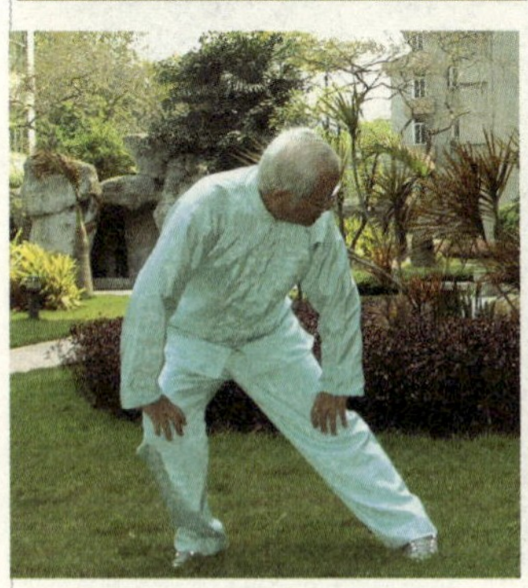

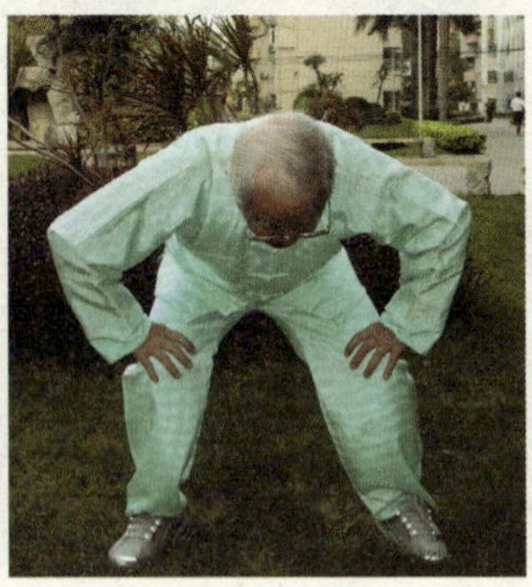

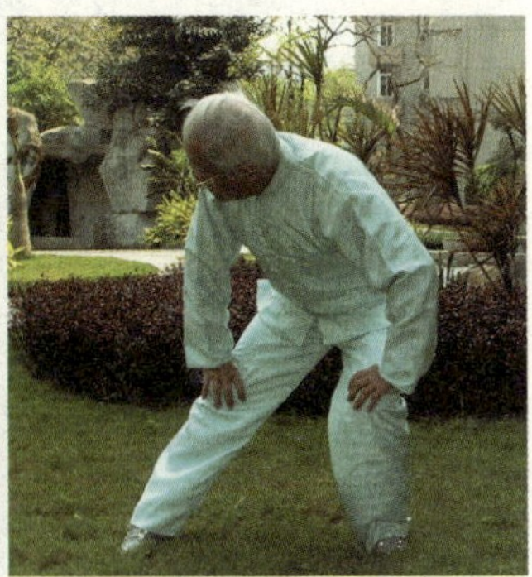

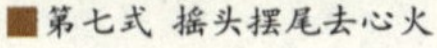

第七式 摇头摆尾去心火

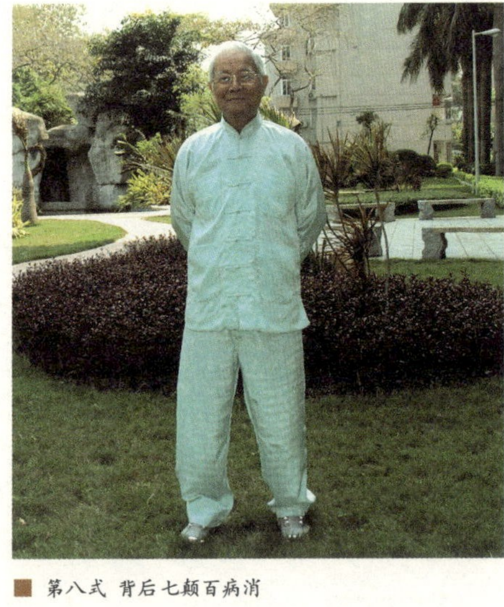

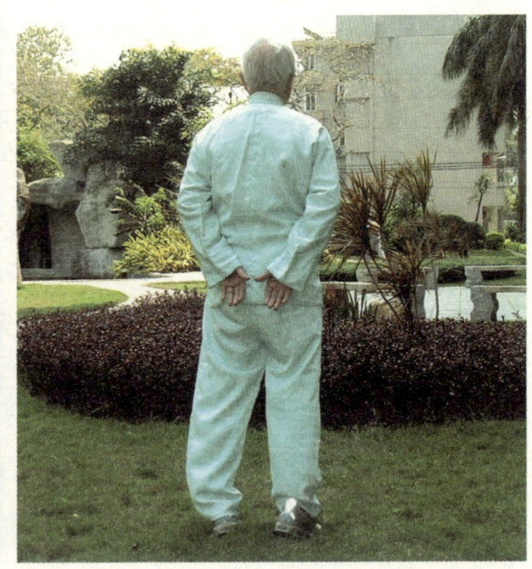

■ 第八式 背后七颠百病消

转，不仅可以锻炼颈部肌肉和关节，还可增加胸廓的活动，有助于改善人体的血液循环，增加组织的供血；此节动作中腰椎的活动可以锻炼腰部肌肉、关节、韧带等部位，对腰部疾患及下肢活动都有良好的调节作用。

第八式 背后七颠百病消

预备姿势：直立位，两脚并拢站立，手臂自然下垂，两手置于臀后，挺胸，两膝伸直。

动作：两脚跟尽力上提，慢慢离地，两膝挺直，同时吸气，头向上顶，稍待片刻，脚跟迅速落地，呼气，全身放松。

要点：提脚跟时吸气，落下时呼气，脚跟落地要迅速，使身体有明显的弹跳感(即“颠”)，如此反复进行16～20次，最后恢复成最初的预备姿势而收势。

功效：这段动作的要领是使全身肌肉放松，脚跟下落时要有轻微的弹跳感，使全身肌肉得到放松。足的弹性震动可以活动整个脊柱，并增加脑和脊髓的血液循环，可以预防多种脊柱疾患；同时震动感传遍全身，可以起到畅达经脉、通

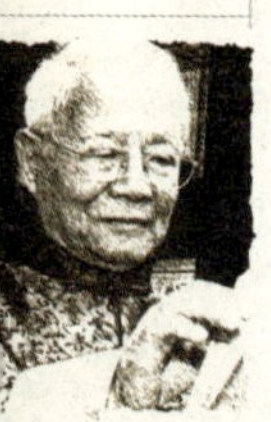

行气血、清头醒脑的作用，对慢性疾病的康复有一定的效果。

以上是八段锦八节动作的介绍。八段锦动作简单，简便易学，每节动作都和人体的某一脏腑相关联，对内脏有很好的按摩和调理作用，能提高人体的免疫力，消除疲劳，恢复体力，经常锻炼可以增强体质，延年益寿。

邓老很喜欢打八段锦，希望读者尤其中老年朋友也学会这套动作并常加练习，这对于中老年人的防病、保健、强身、抗衰老都会有很好的帮助。

八段锦的练习，不只是简单的肢体活动，它要求练习者练习时身体的伸展、俯仰、屈伸等动作必须到位，同时要配合“意念”和有节奏的呼吸。意念要求在做动作时要集中思想，排除杂念，不受外界干扰，将注意力放在丹田部位；呼吸宜放松、舒缓、自然、配合动作有节奏，鼻口配合呼吸法，吸气时用鼻，呼气时用口。

练习八段锦，如同其他运动项目一样，也应遵循由少到多、循序渐进的原则，逐渐延长锻炼时间和运动强度，具体运动量应视个人体质而定，以运动后感觉舒适为佳。

七、早餐后练气功

除去每天练太极拳和打八段锦之外，邓老还喜欢练习气功。气功也是一种很好的锻炼方法，对于防病保健、延缓衰老也都很有帮助。

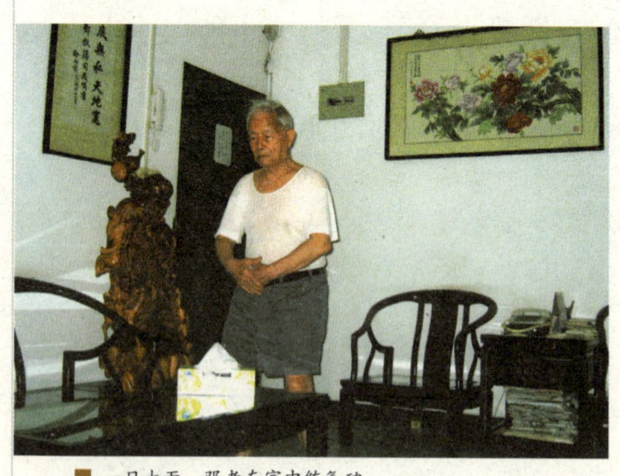

一日大雨，邓老在家中练气功

气功的种类有很多种，练习方法也各不相同，那么，到底气功是什么呢？都有哪些作用呢？下面就对此做一简单的介绍。

1. 什么是气功

首先，我们来了解一下什么是气功？气功是人们在生产、生活、医疗保健等多种实践过程中，逐渐总结形成的，以调心、调息、调身为手段，以防病治病、健身延年、开发潜能为目的的一种身心锻炼方法。

气功是中华民族独特的文化遗产，据记载已经有3000多年的历史。在古代，气功被称为“导引”、“吐纳”、“禅定”等，很多养生家及修习武术者，都很重视对气功的锻炼。

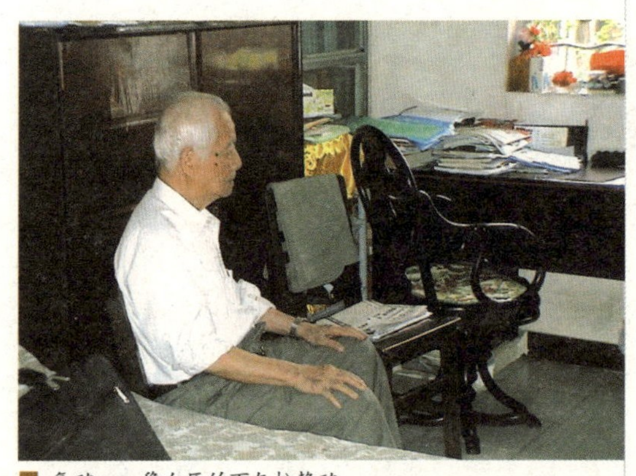

气功——稳血压的下午松静功

气功的功法繁多，有以练呼吸为主的吐纳功，以练静为主的静功，以练站桩为主的站桩功，以练动静结合为主的动功，以练意念导引为主的导引功，以自我按摩为主的保健按摩等。

2. 气功的分类

根据练习方法的不同，古代将气功分为吐纳、导引、行气、服气、食气、练气、静坐、坐禅或内功等十余种。

气功的流派，一般可分为医、儒、道、释、武术五大派别，每个派别又分为若干个小流派。医家气功主要以防治疾病、保健强身为目的；儒家气功主要以修身养气为目的；道家气功主要以身心兼顾、性命同修、清静无为为目的；释家气功主要以练心为目的，要求精神解脱，其中又分两派，一派叫做入定，强调四大皆空，一派叫做参禅，强调修身养性，普度众生；武术气功主要以锻炼身体、防身和提高击技能力为目的。

近年来，有人依据气功功法的特点，将古代气功归纳为静功与动功，并划分为吐纳、禅定、存想、周天、导引五大派。

静气功采取卧、坐、站等外表上静的姿势，运用精神内守和调整呼吸的方法，着重对人体内部脏腑的锻炼，所以也称为“内气功”。静气功虽在外表看不到机体的活动，但机体的脏腑、经络与气血运行活跃，相对来说是外静内动；养生气功多以静气功为主。动气功是采取意和气结合的各种肢体运动，如走式气功、太极棒气功、自我按摩等，让人体的肢体、筋骨、肌肉都处于活动状态，而精神是以守在身体某个部位为主，实际上是外动内静，因为它有动作表现于外，

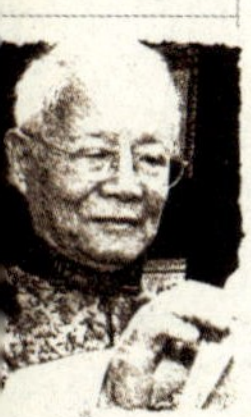

所以又称为“外气功”；很多武术气功属于动气功。

吐纳派强调呼吸锻炼，一呼一吸都有讲究；禅定派强调意念锻炼，要求练功者思想内敛、凝心静坐，采取一些不复杂的方法使意念集中，如内视丹田，即将意念集中在丹田（肚脐下方）的部位，以屏除杂念，使内心获得平静，一般的静坐功均属这一派；存想派也强调意念锻炼，但要求用一种想象幻视到某种事物，脑海中想象一个能让自己感觉身心轻松的地方，如一片绿绿的芳草地或安静无人的海边等，以使自己全身放松、思想安宁；周天派强调在思想内敛的基础上意气相依，推动内气沿自己体内的任、督脉等经络路线周流，也称为内丹派；导引派强调以动功为主，特点是与意气相结合的肢体操作或自我按摩。

概括而言，常见的气功可分为养生气功和武术气功两大类。养生气功是把气功用于强身、防病、治病、抗衰老等日常保健，着重于调整人体内部的功能；武术气功则是把气功用于拳击、格斗、技巧等武术方面，着重于对人体气力和竞技技能方面的锻炼。

3. 邓老所练习的气功

邓老日常所练的气功，属养生气功，内容以静气功为主，注重静坐、凝神和呼吸吐纳。

◆练习方法

各派气功尽管方法各异，但总以练意、练气为主，注意调心、调息、调身三方面的锻炼。调心是调控心理活动，调息是调控呼吸运动，调身是调控身体的姿势和动作，这“三调”是气功锻炼的基本方法和规范。邓老所练习的气功，也包括这三个方面的内容，现简单介绍如下：

姿势(调身)

调身是姿势的锻炼，气功练习要求姿势要自然放松。不同的姿势有不同的生理特点，姿势本身也起着一定的治疗作用。

常用的姿势有平坐、自由盘膝坐、盘坐、坐式、靠坐、仰卧、侧卧、半卧、站式、走式等。邓老常用的调身姿势以坐式为主。

自然舒适的姿势是顺利进行呼吸吐纳和凝神入静锻炼的基础，总的姿势要求是符合人体生理习惯，使练功者感到自然舒适。

呼吸(调息)

调息就是进行呼吸锻炼，呼吸是气功练习的重要环节。练习气功要求呼吸无声、细长均匀、出入绵绵。只有呼吸均匀、调息得当，才能心定，心定才能入静。

调息的方法有多种，常用的有：自然呼吸法、深呼吸法、顺呼吸法、逆呼吸法、停闭呼吸法、意达部位呼吸法、分次呼吸法、鼻吸口呼法、真息法等，练习时根据不同的功法要求加以选择。邓老常用的调息方法有自然呼吸法、鼻吸口呼呼吸法和意达部位呼吸法几种。

调息呼吸锻炼要在“柔和自然”的原则指导下进行，逐步做到深长、细匀、缓慢，不可急于求成。

入静(调心)

入静是指练习者在大脑清醒的状态下进入一种稳定的安静状态、心无杂念、集中意念于一点（意守丹田或留意呼吸），对外界刺激的感觉减弱，进入似醒非醒、似知非知的境界，即大脑皮层进入保护性抑制状态。

常用的入静方法有：意守丹田法、默念字句法、随息法、数息法、听息法等。邓老常用的有意守丹田法和随息法。

以上几种调心入静的练习法，初练时可从意守法开始，逐渐过渡到随息法或听息法，或始终练一种，具体因人而异。

练功者在达到入静状态时，大脑的思维活动相对减少，但不是绝对停止；心中尽量不闻、不思、不想，而将意念集中于呼吸或丹田处，入静宁神。意念的调整对于练习入静很重要，练习入静前脑中要先排除杂念，做到耳如不闻，目如不见，无思无虑，只将意念集中于一点，才能获效良好。

◆气功的作用和疗效

气功练习时的呼吸动作，可使呼吸更趋自然，增加氧气的摄入量、改善机体供氧，使肺脏功能得到有效改善。呼吸动作对腹腔器官也起到了一定的按摩作用，可以改善脾胃消化功能、增强体质。人在入静状态下，大脑皮层和皮层下植物神经中枢及心血管系统得到充分的休息和调整，对人体各项生理机能都能起到

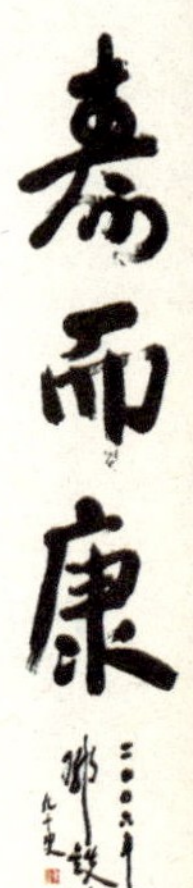

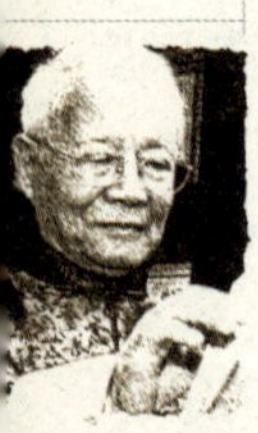

很好的调节作用。

练习气功时进行的呼吸吐纳，还有助于排出体内浊气，吸纳自然界清气，练功后人会感觉身心舒畅，精神愉悦。经常练习气功，可帮助化解不良情绪、保持内心的平静和情绪的稳定，是一种很好的“内修”方法。中医讲“精神内守，病安从来”，人体若能经常保持内心平静、情绪稳定、精神内守、灵台空明的状态，则有利于气机的调畅，使气血畅通、水火互济、阴阳平衡，增加机体的抵抗力而防病保健。

◆气功练功要领和注意事项

气功的功法不同，特点和要求也不同，但练习气功有一些共同的要求，那就是要做到松静自然、意气相随、练养结合、动静结合、循序渐进、因人因病而异并持之以恒。

练功前思想上首先要有一个正确的认识，做到轻松乐观、摒除杂念，怀一颗平常心，恪守“无为”、“无欲”、“自然”的准则，循序渐进，不可急躁。如果练功时抱有很强的功利心，如想练就绝世武功、身怀绝技、辟谷腾空等，则很容易导致“偏差”即常说的“走火入魔”，影响身心健康。

练功时最好选择在环境安静、通风良好、温度适宜的地方进行，饥饱劳累适宜，排除大小便，松解衣物；练功过程中尽量避免外界干扰，保持情绪稳定，如练功过程中感到烦躁、头晕、气闷等不适，最好停止练习，找出原因，排除诱因后再继续练习；练功结束后应缓慢收功，慢慢开始活动，不要立即开始剧烈活动。此外，有精神病、大出血、高热、各种急性病及急性传染病的人不宜练习气功，以免出现意外。

八、适度用脑防衰老

邓老认为，延缓大脑衰老的一个很好的方法就是勤于用脑，尤其对于一些老年朋友，许多名老中医的养生经验也证明了这一点。邓老在生活中始终坚持读书、看报、写字、著书等，笔耕不辍，虽年已九十，依然头脑灵活、思维敏捷，就是例证。

适度用脑对于延缓脑衰老是很有帮助的。自然界的生物活动都遵循“用进废退”的原则，人类的大脑也不例外。研究表明，经常动脑的人，衰老者少，寿命较长，相反性情懒惰无所事事者，大脑容易早衰，死亡率高。一个人如果经常无所事事，意志松懈，疏于用脑，中枢神经系统的功能就很容易发生衰退而引起脑衰老。

随着老龄化社会的到来，老年人的脑衰老问题日渐浮出水面，老年痴呆症的发病人数已呈逐年增加的趋势，如何有效延缓脑衰老的到来也成为养生保健的一个重要方面。

我们首先了解一下脑衰老的过程是怎样发生的，是不是真的像有些人担心的那样当脑细胞用光时人脑就衰老了？

如果这个问题也曾经困扰过你，那么现在要告诉你的是：事实远不是这样的。科学研究表明：人的大脑容量很丰富，人类的大脑皮层大约有140亿个神经细胞。如果一个人活到100岁而且是经常用脑的话，那么他在这一生中所使用的脑神经细胞也只不过有10多亿个，还有80%～90%的脑细胞没动用。这说明我们每个人穷尽一生的时间，无论多么用脑，即使是像爱因斯坦或爱迪生这样的大科学家、大发明家，都还有大部分的脑细胞未曾开发利用过。因而人脑的衰老并不是由于脑细胞用光的缘故。随着年龄的增长，人体的各器官会相应地发生退化，脑细胞也会体积变小而逐渐萎缩，造成神经接触逐渐减少，影响了信息的传递，脑衰老就发生了。

那么，怎样才能有效延缓脑衰老的到来呢？由于脑衰老主要是由于脑细胞的萎缩，如果我们能经常增加脑细胞的供血、供氧，延缓脑细胞萎缩的进程，就可以在一定程度上延缓脑衰老的到来。

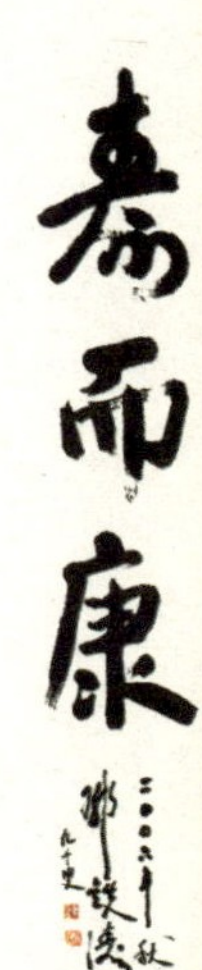

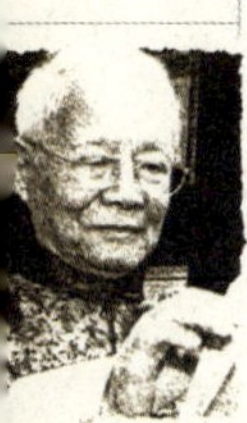

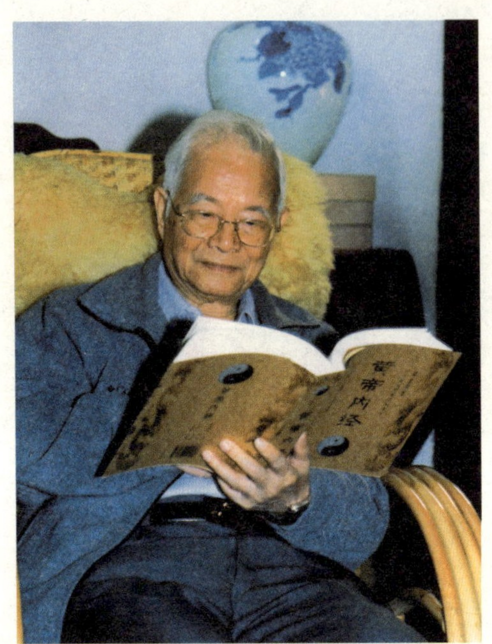

“没有一个懒人能达到高龄的，所有达到高龄的人都有积极的生活方式。”科学研究发现，勤于思考的人，如保持经常看书、读报、思考问题、写文章的好习惯，就可以使脑血管常处于舒张状态，神经细胞得到很好的营养供给，大脑也就不会过早衰老。

因此，对于中老年朋友，尤其是退休后赋闲在家者，只要条件允许，最好能每天进行一定量的用脑活动，如读书、看报、记日记等，使大脑皮层保持适度的兴奋状态，不仅充实了退休后的赋闲生活，还可以延缓脑衰老的到来，对于预防老年健忘、老年痴呆症等疾病的发生都有一定的好处，何乐而不为呢？

九、午间散步采阳

邓老喜欢散步，除去早晚散步之外，在天气晴好、阳光灿烂的日子，邓老几乎每天午饭前的中午时分都会围绕楼下的空地悠闲散步十数个圈，尤其在阳光充沛的夏日，这叫“午间散步采阳养生法”。邓老精神状态一向很好，于此也颇有获益，他还建议身边的弟子学生等也多加练习。

邓老午间散步一般选择午饭前的11：00～12：00的时间段来进行，散步时间的掌握以感觉温暖舒适、微微出汗为度。

关于午间散步采阳养生想法的由来，主要是基于中医基础理论的指导。中医认为，正午时分是一天中阳气最隆盛的时候，人体自身的阳气也达到一天中相对比较旺盛的状态，此时在阳光下散步可以振奋、激发人体的阳气；另外，散步时一般背部朝阳，背部乃人体督脉所居，督脉总督人体一身阳经、总辖一身阳气，督脉经气旺盛，则人体阳气随之旺盛。因而，在正午温暖灿烂的阳光下散步行走，可促进人体气血运行，加快新陈代谢，振奋人体阳气，采“自然界之阳”补充人体阳气，长期坚持，可助人体阳气充足，精力充沛，生机旺盛。

这个方法比较适合于中老年人以及阳虚体质的人群练习。人到老年，真元渐耗，身体阳气渐趋不足，容易出现一派阳气虚弱之相，如怕冷、恶风、面色㿠白、气短乏力、容易疲劳、精神萎靡不振、腰膝酸软冷痛、小便频多清长、夜尿多等表现。这些症状在老年人群中很多见，存在这些症状的老年朋友们，不妨试试这种“散步采阳”的养生法。

此外，这项练习还适合于一些终日无精打采、爱打瞌睡，总感精力不济的年轻人群。虽然年轻人一般而言体质都很好，体内阳气充沛，精力旺盛，少有阳虚，但是当你某一时期总感觉精力欠佳、困乏想睡觉时，可能提示身体内的阳气已经在“犯懒”了，也许是由于作息不规律使得体内阴阳交接失和，或者是其他的某些原因，致使人体阳气蛰伏于内、振奋乏力，而出现一派困倦、乏力、精神不振的现象，此时不妨抽出一部分中午时间，阳光下户外散步30分钟至1小时，以促进气血流通、振奋人体阳气，改善上述情况，提高白天的工作和学习效率。

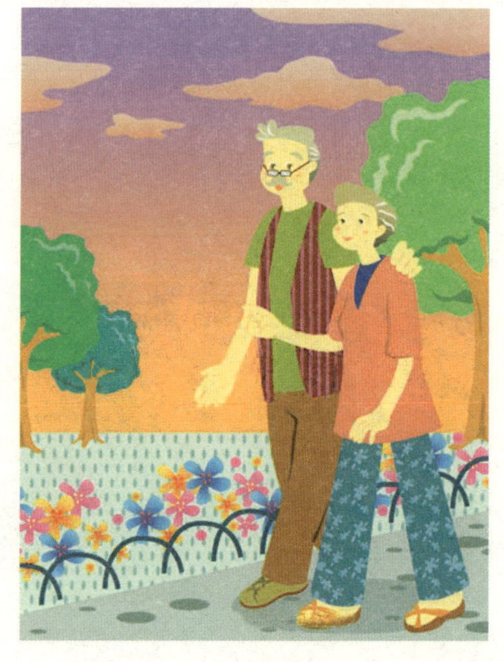

综上所述，邓老的午间散步养生法，目的是为了采吸正午温暖和煦的阳光，补充和振奋人体的阳气，适宜于阳虚体质、久病体弱、阳气不振、整日困倦欲睡等人群练习。一般而言，如无特殊禁忌，老年人、幼儿、体质虚弱者，都适宜

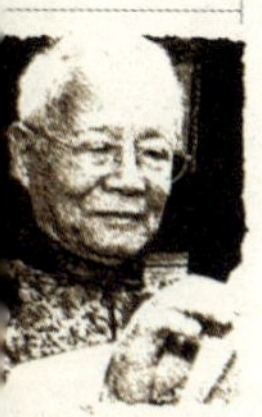

进行。但对于本已属阴虚阳热体质及由于各种原因致津液亏耗的阴虚阳亢人群，则不宜选择此法。

在散步季节的选择上，中医认为“春夏养阳”，春夏两季自然界万物生长、阳气充盛，人与自然相应，人体阳气也处于较旺盛的时期，因此，春夏两季是补养人体阳气最佳的季节，午间散步采阳的活动也以春夏两季为佳。此外，秋冬季节，人体阳气趋里、气血运行减慢，也容易感到精神不振，选择在天气晴好、阳光充沛的午间进行户外散步，也可以起到促进气血运行、加快新陈代谢、振奋人体阳气、提神醒脑的作用，对于保健很有帮助。

十、饮食合理

“民以食为天”，饮食自古以来就是民之大计，饮食合理与否与健康之间关系密切。中医养生很重视饮食的合理性，人体通过饮食摄取水谷精微，为各种生命活动提供能量。科学合理的饮食可以增强体质，抵御疾病，有助于养生保健。

中医认为，脾胃为后天之本，是“气血生化之源”，饮食不合理，容易损伤脾胃，影响营养物质的吸收，不利于健康。邓老在饮食上要求不高，但很注意饮食的合理性。比如饮食清淡，食物种类多样化，少食寒凉，三餐定时不过饱。

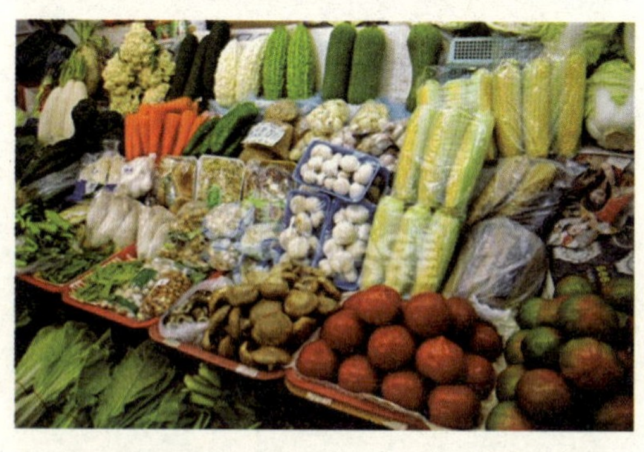

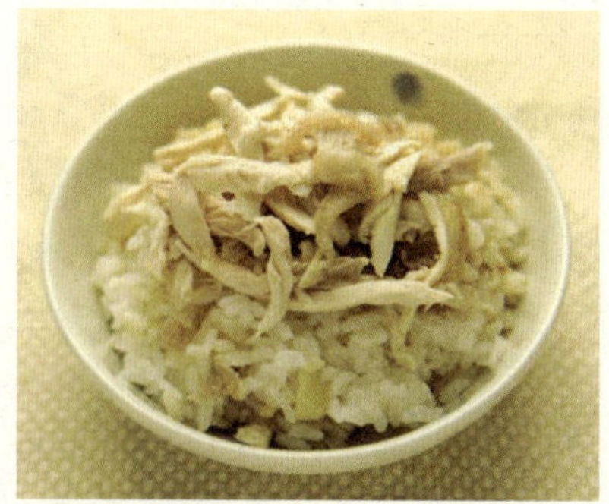

1. 饮食清淡

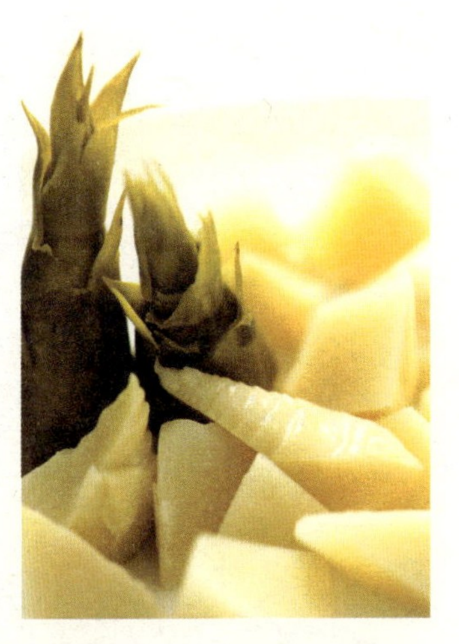

邓老喜欢清淡、易消化的食物，主食以大米饭为主，喜食蔬菜、水果，同时配伍一定量的薯类、燕麦、荞麦、豆类、瘦肉、牛奶、鸡蛋等。在动物食品的选择上，邓老喜欢吃鱼，此外还有鸡肉、虾类等。邓老的这种饮食搭配，对于保健防病具有很好的帮助作用。

饮食清淡，一般是指食物中以素食为主，如谷类、豆类、薯类、蔬菜、水果等，同时也食用一定量的肉类、蛋类、奶类等动物蛋白。饮食清淡，有益身体健康，大凡长寿之人，多是饮食清淡者。

有研究发现，人体的体液偏于弱碱性时更容易保持健康，而玉米、大米、荞麦、薯类、燕麦及各种豆类、蔬菜、水果等这些素食中富含弱碱，常食这些食物有助于使人体体液保持弱碱的环境，对维持健康很有帮助。

如谷类中的玉米，被称作是“黄金食物”，其中含有大量的卵磷脂、亚油酸、谷物醇以及维生素E等成分，可以有效防止高血压、冠心病等疾病。维生素E是一种有效的抗氧化剂，能减少体内脂质过氧化物的产生，减少氧自由基对机体细胞的损害，延缓衰老；此外，维生素E还能帮助消除老年皮肤色素沉着，改善皮肤弹性，降低血中胆固醇的浓度，对于预防动脉硬化，防止冠心病、中风等心脑血管疾病都有一定的帮助。

大米及面粉是我们的日常主食，为我们提供了丰富的碳水化合物，是人体每日热能的主要来源。

谷类中的荞麦，可有效减少高血压、高血糖、高血脂（“三高”）的发生。

薯类食品可以帮助人体吸收体内多余的水分、脂肪、糖分、毒素等，预防肥胖症、糖尿病、癌症等疾病。谷类中的燕麦还具有降血压、降血脂的作用，可有效预防动脉粥样硬化，减少冠心病、中风等疾病的发生。

黑豆、绿豆、黄豆等豆类食品，可以为人体提供丰富的植物蛋白。豆浆中所含的钾、镁、钙等微量元素及多种抗癌物质，可帮助预防乳腺癌、直肠癌、结肠

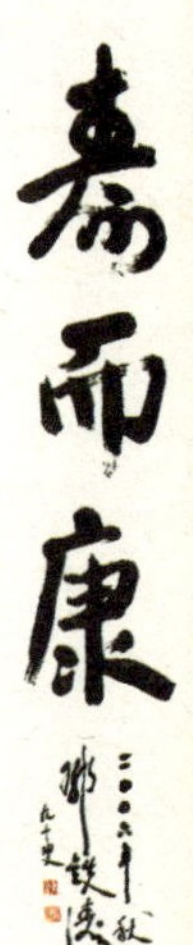

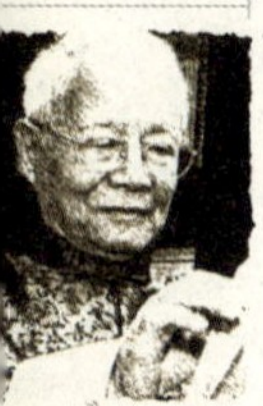

癌等疾病的发生。更年期女性常食豆类，尤其黄豆类食品，还可以补充植物雌激素，改善更年期症状，提高生活质量。

新鲜蔬菜和水果可以为我们提供丰富的维生素、微量元素、矿物质和植物纤维素，对于健康的重要性也是众所周知。

当然，饮食清淡并不是指纯粹的吃素，只是食物中的动物蛋白相对减少而已。有些纯粹的素食者（如连牛奶、鸡蛋也不吃），只吃蔬菜、水果、谷类、薯类等，其实这样的饮食结构对健康是不好的。为什么呢？人体正常的新陈代谢需要各种氨基酸的参与，缺少任何一种都会对健康不利，有8种氨基酸人体无法自身合成，必须依赖于从动物食品中摄取，因此，我们需要进食一定量的肉类才有助于保证营养的全面和均衡。

动物食品有很多种，选择上也有一些讲究，有句话说的是："吃四条腿的（猪、牛、羊）不如吃两条腿的（鸡、鸭、家禽），吃两条腿的不如吃无腿的（鱼类），吃无腿的不如吃多条腿的（虾）。"为什么这么说呢？这是因为，动物越小，蛋白质越优质。家畜类食物如猪肉中含有较多的脂肪（饱和脂肪酸），摄入过多会对人体产生不利的影响，如引起肥胖、血脂异常、动脉粥样硬化等疾病；而小一点动物，如鱼类、虾类等，所含的脂肪（饱和脂肪酸）较少，蛋白质更容易被人体吸收和利用，具有更好的营养保健作用。鱼、虾等含有丰富的优质蛋白（尤其深海鱼类），还是一种很好的健脑食品，常食可以延缓脑衰老，脑力劳动者及体质虚弱的老年人适宜常食。

邓老不喜欢煎炸肥腻的厚味食品，这些食物对健康很不利，其中含有过多的胆固醇等物质，摄入过多，对人体危害很大。常见疾病如肥胖、血脂紊乱、糖尿病、冠心病、中风等，很多都是由于饮食不注意造成的，而且患有这类疾病的人群数量正在逐渐增多，不能不引起我们的警示了。

在这个问题上，古人很早也意识到了，如《黄帝内经》中写到："消瘅，扑击、偏枯痿厥，气满发逆，肥贵人，则高粱之疾也”，“膏粱之变，足生大疔”，就是说肥胖的官宦贵族们，由于生活条件优越，嗜食肥美厚味，容易产生消渴、半身不遂、痿厥、气粗喘满、癣疮等疾病。

煎炸肥香的食物，吃的时候也许会让人感到满足和愉快，但是对身体的危害却很大，为了饱“口福”而丢弃健康，这样的代价是不是值得呢?

2. 食物种类多样化

邓老平时很注意食物种类的多样化，从不挑食，各种食物都适量摄取一些，以保证营养的全面和均衡。

饮食是日常生活中很重要的一部分，人体自出生后的各种生命活动，全赖饮食滋养和提供能量。中医认为“肾为先天之本、脾为后天之本”。先天之肾精，来源于父母，是生命之源；脾胃为后天之本，运化五谷精微，供养先天肾精。饮食充足，可以为人体提供较为丰富的营养物质，水谷精微充盛，肾中精气才能够生化有源，人体才能够精力充沛、生命力旺盛。

食物种类多样化，才能保证营养的全面和均衡。营养缺乏容易导致身体虚弱、体弱多病，影响健康；营养过剩或不平衡同样也会致病。

随着生活条件的提高，糖尿病、血脂紊乱、冠心病、中风等疾病正越来越严重地危害着人们的健康，而这些疾病的发生与不健康的饮食习惯之间多有着密切的关系。

食物种类多样化对于老年人的养生保健更为重要，老年人由于体质渐衰、精血亏耗，更需要饮食中的精微物质来补精益气，滋肾强身，如《养老奉亲书》中所言：“高年之人，真气耗竭，五脏衰弱，全仰饮食为资气血。” 因而，老年人的养生保健，更需要注意饮食的营养和多样化，不要有所偏颇，如此才能使人体肾精充足、抵抗力增强，而防病保健、延年益寿。

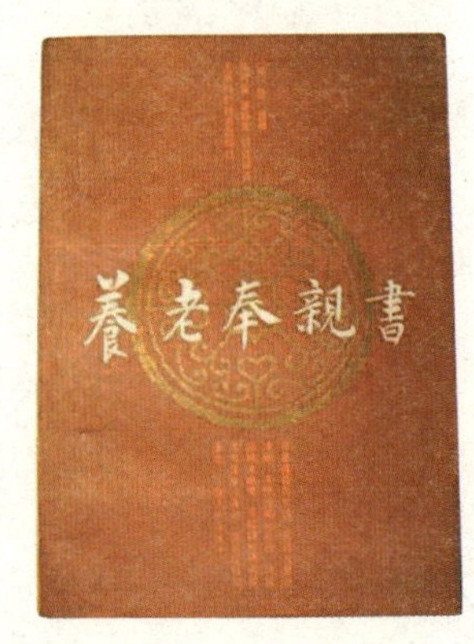

3. 少食寒凉

邓老很少进食寒凉的食物，如冷的饭菜、各种冰冻食品等。寒凉的食物容易损伤脾胃，影响胃肠道的

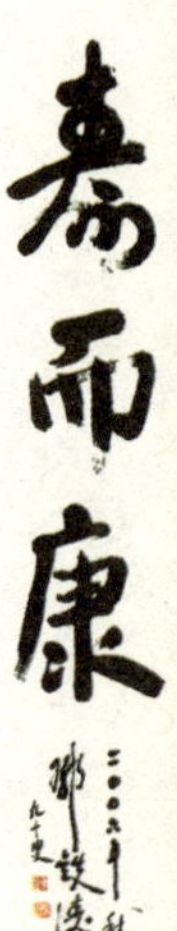

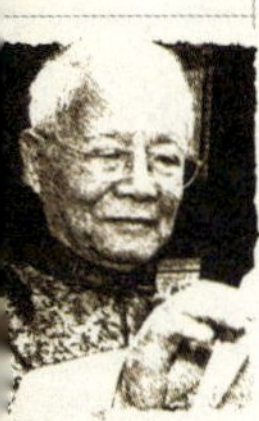

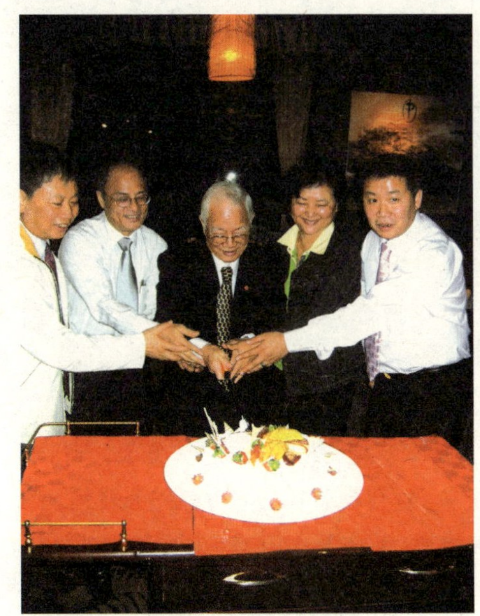

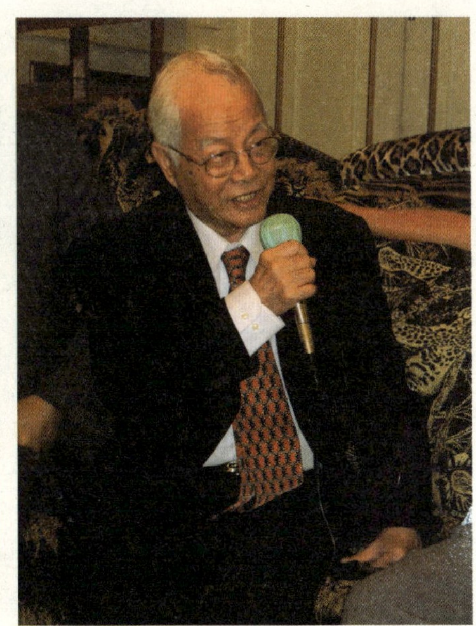

邓老九十寿宴，高歌《在太行山上》

正常蠕动功能，从而影响营养物质的吸收和利用，不利于健康。

冷的饭菜，容易损伤脾胃，引起多种消化系统疾病；冷饮、雪糕、冰镇啤酒等冰冻饮品也容易损害胃肠功能。广东地处岭南，常年气候炎热，许多人为了降温解暑，喜欢大量进食冰冻的食物，这对健康是很不利的，容易造成各种胃肠疾病的高发，如胃痛、腹痛、腹泻、腹胀等，尤其小儿及老年人，由于胃肠消化功能不够强壮，更容易受到寒凉食物的损伤。

此外，有些食物如绿豆、赤小豆、梨子、猪肉、甲鱼等，本身性质偏寒凉，体质虚寒人群也不宜大量食用。

4. 三餐定时不过饱

邓老的日常饮食，三餐基本上都是在比较固定的时间段来进行，每餐的进食量也多固定，食不过饱，八分饱即可。

规律、有节制的饮食，对于养生保健是必不可少的。我国古代许多养生家也很重视饮食的保健，《素问·上古天真论篇》有云："饮食有节……故能形与神俱，而尽终其天年，度百岁乃去。”指出了饮食有节制，可以帮助人获得健康长寿。

很多现代人，由于不良的进食习惯，引起多种胃肠疾病的发生。如由于工作或生活的原因，很多人不能按时就餐，肚子很饿的时候才匆忙进食。饥饿时进食，一则容易因饥饿而进食过多，加重肠胃负担，此外匆忙进食，由于牙齿对食物的咀嚼不够充分，也会影响到食物的消化和吸收，长期如此，便容易罹患多种消化系统疾病，如胃痛、溃疡病、腹痛、肠炎等。

定时进餐有助于保持脾胃功能的正常运行，唐代药圣孙思邈，据传其人活到140岁，他在《千金要方》提出“饮食以时”，告诉人们进食要养成良好的节律。一般讲，一日以三餐为宜，倘若过饥不食或随时随地进食，都容易打乱胃肠消化的正常规律，导致消化功能下降而有损健康。

食量均衡，食不过饱也有助于健康。自古以来，民间有很多劝诫人们进食要均衡而且食量宜少的谚语，如“食唯半饱无兼味，酒至三分莫过头”，“少吃香，多吃伤”，“狂饮伤身，暴食害胃”，“若要身体好，吃饭不可饱”，“要活九十九，每餐留一口”，“暴饮暴食易生病，定时定量得安宁”等等，这些都是很有科学道理的。进食过饱或饥饱无常或暴饮暴食都会增加胃肠负担，影响消化系统的功能。

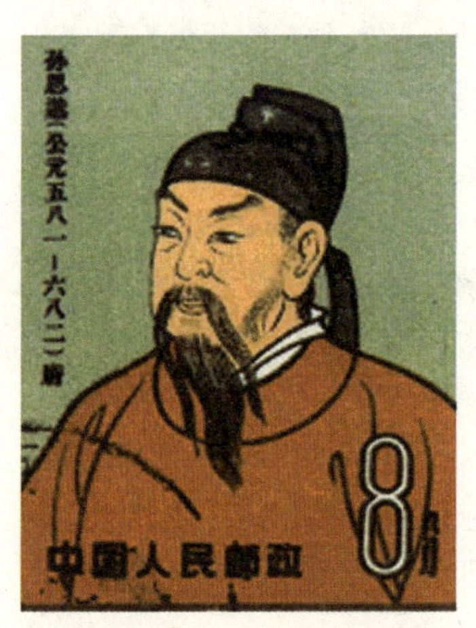

■ 唐代著名医学家孙思邈，著有《千金方》一书，被后人称为“药王”

三餐的安排也有一定的规律性。关于三餐分配，民间有句俗语说得很好：“早饭要吃好，午饭要吃饱，晚饭要吃少。”当然，不同人群情况不同，也应区别对待。

此外，如果条件许可，少食多餐的进食习惯对于健康是大有裨益的。这方面最鲜明的对比有日本的相扑运动员和英国的贵族。日本的相扑运动员为了增加体重，采取两餐制的进食方式，即每日只有早、晚两餐进食，每餐的进食量是正常人的10倍之多，食后即睡，日本的相扑运动员寿命多较短，很少有长寿的；而英国贵族的进食是

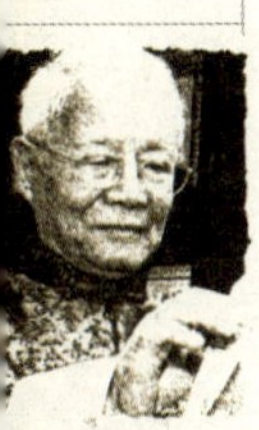

采取每日6餐的进食方式，每餐少量进食。这种进食方式对于健康是很有好处的，英国贵族多身材苗条，也很少患有高血压、血脂紊乱、糖尿病、冠心病、脑血管病等疾病，长寿的也很多。从这个“两极分化”极为明显的例子中我们可以看出，少食多餐、规律进食的饮食方式对于养生保健很有帮助。当然，限于条件，许多人不可能做到像英国贵族那样每天分六次进餐，但我们可以学习他们的“精神”，即定时进餐、每餐少食。

十一、打太极拳

太极拳是我国流传非常广泛的一项健身运动，太极拳动作轻柔缓慢，连贯柔和，刚柔相济，虚实相间，速度均匀，犹如行云流水，连绵不绝。太极拳架式平稳舒展，动作不拘不僵，少有忽起忽落的明显变化和激烈的跳跃动作，符合人体生理习惯，因此适宜不同年龄和体质的人群练习，尤其年老体弱和慢性疾病患者，可作为一种很好的体育医疗手段。

邓老喜欢在傍晚时分选一处温度适宜、环境幽静、空气新鲜的空地打练太极拳，时间在30分钟左右。太极拳动作舒缓，强度适宜，打完一遍之后，全身微微汗出，气血流畅，浑身通泰，感觉很舒服。

傍晚时分适当运动，也是一种很好的养生保健方法。人体在经过了白天的工作和学习之后，到了傍晚时分已经感觉疲惫，此时打会儿太极拳，或者做些其他的运动，比如散步、气功、慢跑等，运动不要太激烈，可以促进全身的气血流通，有助于放松神经、缓解疲劳。另外，运动后少许的疲劳感，还可帮助晚间的入睡，有助于改善夜间睡眠质量。

太极拳和八段锦、气功、散步一样，都是邓老很喜欢的运动项目，经常练习，对身体好处多多，推荐中老年朋友多加练习。

练习太极拳对人体各系统的功能均有调节作用，对于预防高血压、冠心病等疾病有一定作用。太极拳的螺旋式弧形运动，还可使关节周围的肌肉和韧带得到很好的锻炼，有助于改善局部血液循环、增强关节韧带的弹性。“人老腿先老”，太极拳对于人体下肢的锻炼较多，可以有效延缓下肢功能的衰退，比较适宜中老年人练习。练习太极拳时要求“精神集中、意守丹田”，可以对大脑皮

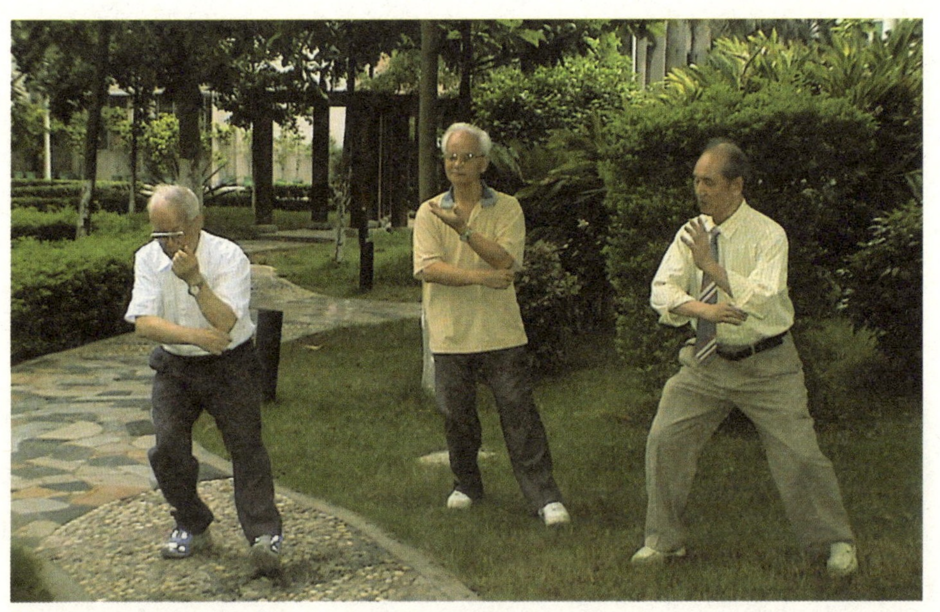

■ 与老友一起在校园练太极拳

层产生良性的刺激，使大脑皮层得到更好的休息。此外，练拳时所要求的沉静平稳、匀细深长的呼吸，还可使呼吸肌得到很好的锻炼，从而改善胸、腹腔各脏器的功能……总之，经常打练太极拳，对于强身健体、防病保健都有很好的帮助。

尽管打练太极拳对身体好处多多，而且动作轻柔徐缓，适合大多数人练习，但是，刚开始练习时也应注意循序渐进，不可急于求成，以免身体吃不消。

这是因为，打练太极拳对下肢的运动量要求很大，练习者需将身体的重心压低，两腿分清虚实，上、下肢关节在一定的弯曲度下做慢动作，身体的重量经常由一条腿来支撑，而这条腿又是在弯曲的情况下来进行的。当由一个姿势转到另一个姿势时，重心由一条腿过渡到另一条腿的动作要缓慢，这样就大大增加了下肢的运动量。初学者练完一趟太极拳时，往往会感到两腿酸痛无力，这是正常的练习反应，只要坚持一段时间，待身体适应了，症状就会慢慢消失。初学者一般有这样的体会：由于打完一趟需时较长（72式太

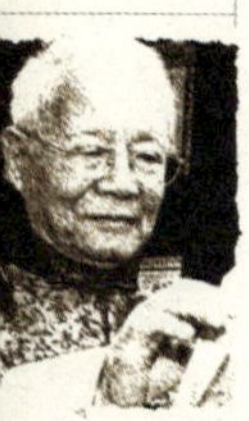

极拳），练习时又只顾模仿教练的动作，架势放得过低（练习时腿过弯，曲度太大），膝关节负重过多，在连打了几天的太极拳之后，走路时已经双腿困乏酸软，几乎不听使唤了。遇到这种情况，可以将架势稍放高些（练习时，膝盖不要太弯），这样循序渐进练习，待身体习惯后再逐步加大强度，将架势放低，才容易适应。因此，各位初练太极拳的朋友，尤其中老年朋友，刚开始练习时不要心急，要坚持每天练习，逐步增加难度，循序渐进，才会效果良好。

由于练习太极拳时，对下肢关节尤其膝关节的运动强度较大，因此存在严重膝关节疾患的人群，一般不主张练习，以免加重关节损害，最好咨询专科医生的意见，选择合适的运动项目。

除了架势的要求，打太极拳还有许多其他的要求，如动作要求"圆、满、慢、弧形、虚实交错、以腰带肩、以肩带手、外松内紧、以意带动，意为先导"等等，读者朋友可以咨询他人或参考专业书籍、光盘等，逐步提高自己打太极拳的水平。

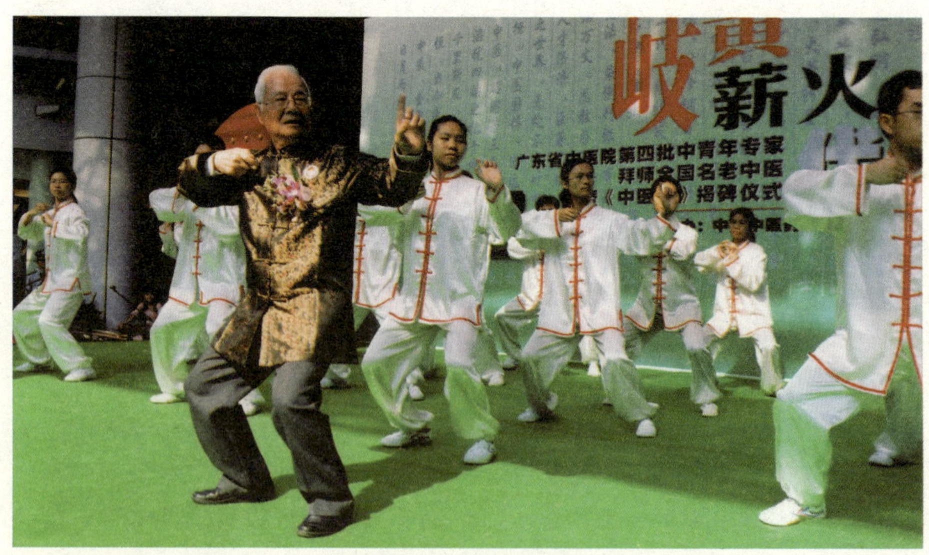

■ 广东省中医院拜师会上，邓老亲自上台带练八段锦，精神抖擞，不减当年

在练习时间和练习强度的把握上，也应根据各人体质来定，灵活掌握。一般而言，健康无病的成年人，每日可练习半小时至1小时；身体强壮者可加大练习强度及延长练习时间；初学及体弱者宜酌情稍减。

练习场地的选择，最好在公园、树林、花园等环境安静优美，空气清新的地方，以利于练习者放松心情、凝神专注，体会锻炼之乐。

练习时间的选择一般以早晨起床后或傍晚时分为宜。早晨打练太极拳，可以提神醒脑，帮助人体从夜晚的睡眠状态中尽快清醒，为白天的工作和学习作准备；傍晚打练太极拳，可以促进气血流通和代谢废物的排出，帮助放松身心，缓解白天的疲劳，还有助于改善夜晚的睡眠。

由于流派不一，各派太极拳招式及特点也各有不同，在此不一一介绍。

十二、冷热水交替洗澡

邓老每晚睡前都要洗澡，而且喜欢采用冷热水交替冲洗的方法，先用温热水洗，再用稍凉的水冲洗全身。这种冷热水交替的洗澡方法对于强身保健很有好处。邓老已九十高龄，仍然精神饱满，思维清晰，身体健康，很少感冒，这跟他每天坚持冷热水交替沐浴的养生习惯也是很有关系的。

沐浴本身就有洁净身体和健身保健的作用，而采用冷热水交替冲洗的方法洗澡，更加强了沐浴的保健强身的作用。

沐浴的清洁作用，古人很早时已经意识到了，道教的《沐浴身心经》中提到“沐浴内净者，虚心无垢；外净者，身垢尽除”。就是说，沐浴不仅可以清洁身体，还具有洁净内心的作用。沐浴之后的舒爽通泰，可以让人心情舒畅、面貌焕然一新。除了清洁的作用，沐浴还具有缓解疲劳的作用，在感到精神疲惫时，洗个温暖舒适的热水澡，可以有效地赶走疲劳，恢复精力和体力。

洗澡时水温不同，作用也各异。单纯温热水沐浴可以有效祛除污垢，放松身心；单纯冷水沐浴可以加速血液运行，增加皮肤弹性，增强身体抵抗力；而冷热交替沐浴的方法则既可祛污除垢、舒缓身心，又可强身健体、增加身体抵抗力。从养生保健的角度来讲，邓老比较推荐第三种沐浴方法，即冷热水交替冲洗的方

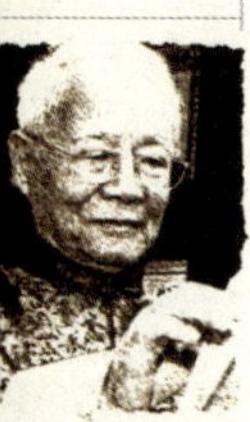

法，先温热水冲洗，再以冷水冲洗。

关于沐浴时水温的选择及对人体的影响，下面作一简单的介绍。

1. 热水沐浴

热水沐浴，水温的选择以人体感觉温热舒适为度，一般在38～43℃之间。洗热水浴时，热水对皮肤的刺激可以促使皮肤毛孔开张、汗腺开泄，血液循环加速，有助于清洁皮肤表层的污垢，促进新陈代谢，缓解肌肉紧张，消除疲劳，对于肌肉疼痛，关节炎等有一定的治疗作用。此外，热水沐浴还有助于放松神经，缓解压力，消除紧张焦虑等不良情绪。

洗热水浴时，水温的选择不宜过高，否则腠理开泄过度，汗液排泄过多，人体容易丢失大量水分，反易引起疲劳。患有心脑血管疾病人群或老年人洗热水浴时，水温更不宜过高，如水温过高，皮肤等处的体表血管扩张，心、脑、肾等重要脏器的供血则相应减少，加之沐浴出汗丢失大量水分，容易引起心或脑的供血不足而引发心脑血管事件的发生。

2.冷水沐浴

单纯洗冷水浴也是一项很好的健身锻炼方法，可以提高人体对寒冷的适应能力，是耐寒训练的一种。此方法可以增强人体呼吸系统的功能，减少呼吸系统疾病的发生，增强体质。长期坚持洗冷水浴，可以增强人体大小血管的收缩和舒张能力，增强血管壁弹性，减少胆固醇在血管壁的沉积，有效预防高血压、冠心病、中风等心脑血管疾病。

因冷水对人体的刺激较强，开始洗冷水浴时，要循序渐进，如可先从冷水洗面开始，然后用冷水擦身，再逐步过渡到冷水沐浴，逐渐增加身体接触冷水的面积。开始练习的季节以夏天为好，此时天气炎热，水温和气温都比较接近人体的自然温度，比较容易适应，然后逐渐坚持到秋天、冬天、春天，持续四季。

洗冷水浴可以增强体质，增加身体对严寒、对疾病的抵抗力，但是也应根据各人情况不同合理选择。有些人是不适宜选择冷水浴的，如患有严重心脑血管疾患、肺结核、风湿性关节炎、坐骨神经痛、急性肝炎的人群；感冒发烧的人群；饱腹、酒后、空腹、剧烈运动后；极度疲劳后；大量出汗后；妇女的经、孕、胎产期内等，以上这些人群，最好不要选择冷水浴的方式，以免加重本身的疾病或造成某些疾病的发生。

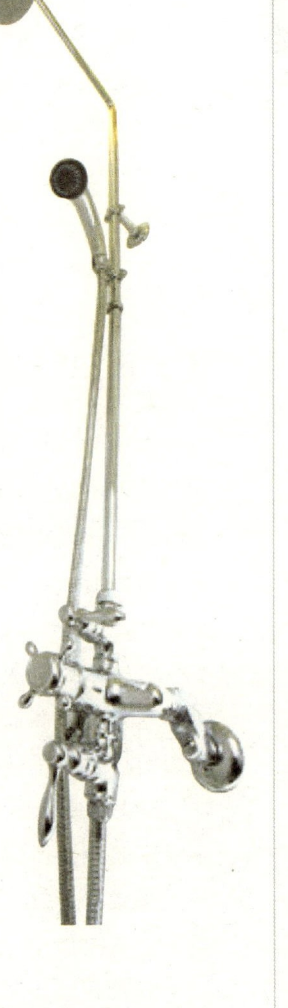

3. 冷热水交替沐浴

冷热水交替的沐浴方法，比起单纯的温热水浴或冷水浴，更能起到健身保健的作用。这是因为，温热水的刺激，可以促进人体血管的舒张；冷水沐浴，可以促进血管的收缩；冷热水交替沐浴，在一冷一热的刺激下，人体的血管也会随之收缩和舒张，这种可以使血管一收一舒的运动，被称为“血管体操”。这种血管体操，可以大大增加血管壁的弹性、减少血管壁上脂质的沉积、延缓血管硬化的发生，因而可以有效减少高血压病、冠心病、中风等疾病的发生。

冷热水交替沐浴时血管的舒缩运动，可以加速血液循环，促进人体新陈代谢，有助于解除身心疲劳，改善晚间的睡眠质量；此外，冷热水的刺激，还可以促使皮肤的肌肉和毛孔收缩，长久坚持，具有增加皮肤弹性、淡化细纹、延缓皮肤衰老的作用。

在进行冷热水交替沐浴时，水温的选择要合适，不宜太高或过低。进行温热水沐浴，水温以人体感觉温热舒适为度，不宜太热，一般以38～43℃为宜；进行冷水沐浴，水温的选择以人体感觉微凉为度，不宜太低，一般以25℃上下为宜。

十三、睡前热水浴足

邓老每晚睡前还喜欢用温热水泡脚，泡脚的同时配合用双手按摩脚部，以促进足部的血液循环，帮助静脉回流，缓解足部疲劳。

睡前用热水洗脚是一个很好的习惯，具有很好的保健作用，可以祛寒保暖，解除疲劳，防治疾病，强健身体。北宋文学家苏东坡，长期坚持热水洗脚并配合

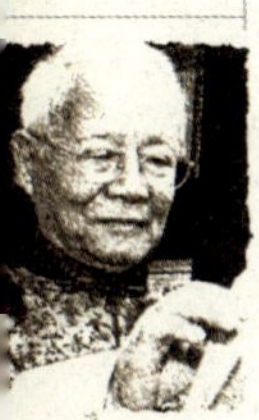

脚底按摩，虽年过花甲，仍然精力旺盛，头脑清醒，才思敏捷。民间有民谣“春天洗脚，升阳固脱；夏天洗脚，暑湿可祛；秋天洗脚，肺润肠濡；冬天洗脚，丹田温灼”，概括地说出了四季洗脚的好处。还有谚语讲“冬天有钱吃补药，无钱洗个热水脚”、“热水洗脚，胜吃补药”，这些都形象地描述了人们大众对于用热水洗脚的保健作用的认识。

“寒从足起”。洗脚，一年四季宜用热水。水温的选择以双脚感觉温热舒适为佳，太烫容易烫伤皮肤，太凉则起不到保健的作用。泡脚的水温最好保持恒温，水凉后再加热水，有条件的可以选择具有按摩功能的浴足盆。

劳累一天之后回到家中，用热水泡泡脚，配合足部按摩，既可清洁足部，又有助于消除疲劳；还可改善夜晚睡眠，一举多得。尤其神经衰弱及失眠人群，更为适宜。

中医经络学说认为，人体足部有60多个穴位，它们与五脏六腑各器官都有很密切的联系。经常用热水浴足，并按摩脚底、脚趾、足跟、脚踝等部位，通过热水和按摩手法对这些穴位的刺激，可以帮助人体气血运行，缓解疲劳，调整五脏六腑功能，从而起到很好的祛病保健、延年益寿的作用。

除去单纯用热水浴足，用一些中药煎汁泡脚，还具有治疗某些疾病的作用，如邓老平时有高血压的毛病，每当血压波动较大时，邓老喜欢用自配的“沐足方”泡脚，就可以使血压恢复到比较稳定的状态，并且持续到第二天效果都很好，经大量临床试验也证实，“邓氏沐足方”具有很好地降低血压、改善症状的作用，很适宜作为高血压病人的日常辅助治疗措施。

邓老沐足方组成：怀牛膝、川芎各30克，天麻、钩藤（后下）、夏枯草、吴茱萸、肉桂各10克。

煎煮及沐足方法：加水2升煎煮，水沸后再煮20分钟，取汁温热(夏季38～41℃，冬季41～43℃)，倒进恒温沐足盆内沐足30分钟，同时配合脚底按摩。

方中诸药既可滋补肝肾、引肝气下降，又可清热熄风、平肝潜阳，全方合用，有“釜底抽薪”之义，可帮助病人恢复气血阴阳的平衡，对于肝肾不足，肝阳偏亢引起的高血压具有很好的调整作用。

十四、睡前按摩涌泉、劳宫穴

邓老睡前习惯用双手手心按摩双足底，以手心的劳宫穴按揉足底的涌泉穴，各数百次。这个乍看不起眼的小方法对于改善睡眠、养生保健却很有好处。

中医经络学说认为，涌泉、劳宫二穴分属肾经、心包经，一为水、一为火，一属阴、一属阳，按摩时通过手心劳宫穴对足底涌泉穴的相互刺激，可以补肾水、疗虚火，使肾水上滋、心火下降，帮助人体达到心肾相交、阴阳平衡的状态，可以治疗失眠、遗精、记忆力减退、心悸不适、头痛头胀、两足冰冷等疾病。另外，此法还可消除疲劳，强身健体，增强抵抗力，长期坚持，具有良好的强身保健作用。

方法：用温热水沐足后，抹干双足，用右手心的劳宫穴按揉左足心的涌泉穴一周天（来回旋摩365次），然后用左手心以同样方法按摩右足心一周天（来回旋摩365次）。

涌泉、劳宫穴定位：

涌泉穴是肾经的井穴，五行属木，位于足底，卷足时足底前部的凹陷处，约当足底面第2、3趾间趾缝纹后端至足跟连线的前1/3与后2/3交界处。

劳宫穴是心包经的荥穴，五行属火，位于手掌心，第2、3掌骨之间偏于第3掌骨，即握拳屈指时中指指尖所对处。

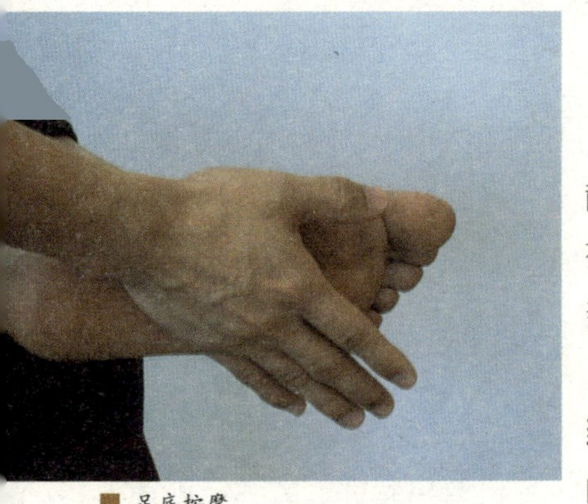

足底按摩

十五、常散步

散步是指不拘形式的、从容和缓的行走。散步对于养生保健、益寿延年很有益处，民间有“饭后百步走，活到九十九”的说法，中医养生学中也有“百练不如一走”之说。

邓老很喜欢散步。天气好的时候，会经常到外面的绿地或花园小径中走走；天气不好的时候，也会在室内或阳台上来回走动，以活动

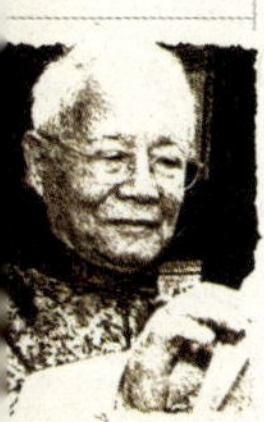

气血、舒展筋骨。

散步是一项很平民化的、大众皆可的健身活动，不需要太多的准备工作，一双舒适的便鞋加上合适的场地即可。散步的强度可自由掌握，灵活性较强，适合所有人群。每天散步30分钟（平地行走），医学上称之为“医疗步行”，对于强身健体是很有好处的。

中老年人群，由于各项生理机能逐步退化，关节灵活性逐渐下降，行动步伐均不似年轻时轻便灵活，因此不太适宜进行比较激烈的运动项目，如剧烈的球类运动、长跑等，散步由于其和缓、从容的特点，加之容易进行，因此更适合于中老年人群选择。

散步对身体好处多多，现简列几种如下：

1. 防治关节疾病

散步时缓慢、自如地行走，可以使全身的筋骨关节得到适度的运动，可舒缓关节疲劳，延缓关节的退化和僵硬，对于已经罹患关节疾病的人群，经常散步，可以通过增加对关节的锻炼，改善局部症状，减少关节畸形的发生。

现代经常伏案工作的办公室一族，由于经常低头，容易造成颈椎及颈肩部肌肉的僵硬酸痛，尤其坐姿不良人群，更容易罹患颈椎病、颈肩关节疼痛的疾病。此类人群，适宜经常散步，采取抬头挺胸、脊背伸直、昂首阔步、双肩大幅度摆动的姿势，并配合活动颈部的动作，此法有助于缓解颈肩关节的疲劳和局部肌肉的酸痛症状，调整长期伏案工作中不良姿势对人体的影响，减少颈椎病的发生。

2. 增强心肺功能

散步时人体胸廓较平时开张，呼吸较平时加深、加快，肺部活动度增加，人体吸入更多的氧气，可增加人体各器官的供氧、增强肺脏功能、减少呼吸系统疾病的发生。另外，散步时心跳加快，心肌收缩力加强，血流加速，可改善人体血液循环，增强血管弹性，减少高血压病、动脉粥样硬化等心血管疾病的发生。

3. 防止肥胖

散步对于体形偏胖、营养过剩的人群还是一种消耗热量的好方法。现代人普遍缺乏运动，长期如此容易导致热量堆积、体形肥胖。科学研究发现，减肥最好的运动项目是有氧代谢运动，即一些相对缓慢、持久的运动。散步就是一种很好的有氧运动形式，慢可保健、快可减肥，如快步行走、每次大约半个小时、每周不少于4次，便可有效燃烧体内多余的脂肪，起到很好的减肥效果。

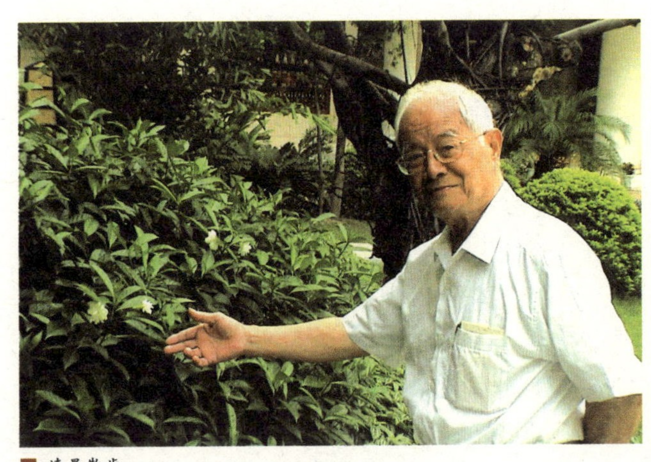

清晨散步

4. 预防骨质疏松

人体在行走时，肌肉和骨骼运动较多，经常步行可以增加钙源在骨质的沉积，减少钙的流失，有助于使骨骼变得强健，减少骨质疏松疾病的发生。

5. 调节情绪、改善睡眠

在环境优美、空气清新的环境中散步可以使人心情舒畅，对于患有神经衰弱、失眠疾病的人群，散步时通过对机体神经系统兴奋性的调节，还可起到镇静安神、改善睡眠的作用。

十六、常添衣 、避风寒

邓老有一个习惯，那就是无论天气如何，只要出门都会随身带一件夹衣，每当气温降低或感到有凉意时就穿上。邓老这个习惯一直坚持，因而很少感冒。添衣虽是生活小事，却不容忽视。

衣物除了美观的功能之外，更重要也最原始的一个功能还在于避寒保暖。有些人为了贪图凉快或嫌麻烦，不重视及时添衣这种小事，导致自己经常受寒感冒，这就是不注意日常保健的体现。对于大多数人来说，感冒只是小病，一般不会有什么大碍。但如果经常感冒，时间久了就容易导致慢性支气管炎的发生，这

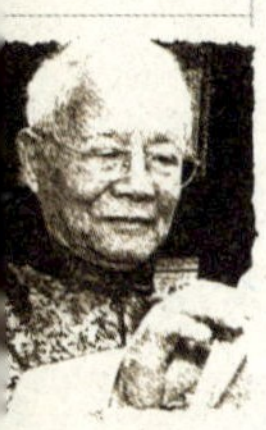

在中老年人群中很常见。如后期容易引起肺气肿、慢性肺源性心脏病等疾病，严重危害健康；甚至有些感冒可以是致命的，如某些病毒感染引起的感冒，如果未能及时彻底治愈，有些会感染到心脏内的心肌细胞，发生病毒性心肌炎，这类疾病治疗起来很困难，后期容易并发心功能衰竭而致命，这在年轻人当中并不罕见。想一想吧，就因为不注意及时添衣这种小事，导致健康受损，是不是很划不来呢？

养生保健，不仅要“保”，也要“防”。中医讲“虚邪贼风，避之有时”，无论人体正气充足与否，自然界的虚邪贼气，如“风、寒、暑、湿、燥、火”六种邪气，我们都应该尽量避免，才能有效防止自然界外邪的侵袭。

邓老建议中老年朋友，出门前记得多拿件衣服。不要怕麻烦，为了健康，这一点小麻烦还是值得的。在这里也顺便告诉年轻的朋友们，不要自恃年轻、身体强壮，就不注意保护自己的身体，养生保健主要是靠日常生活细节处的注意。而且，养生保健的工作，越早年龄开始，受益越深。人如果不注意保养，一旦过了30岁，疾病就会慢慢找上门了，有句话讲：“30岁前人欺病，30岁后病欺人”，很多过来人都有这样的体验，所以年轻的朋友们也应该尽早开始关注自己的日常保健，所谓“千里之行，始于足下”，重视细节，从日常生活的一点一滴做起，养生保健的工作才会更有成效。

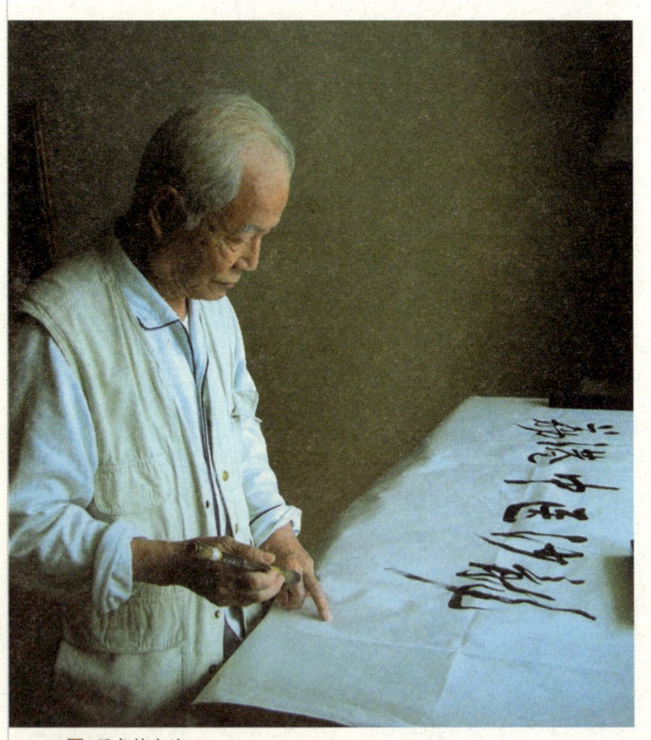

邓老练书法

除了常添衣避风寒，要减少外邪的侵袭，还应注意头和足部的保暖，尤其在气候寒冷的季节。中医讲“头为诸阳之会”、“寒从脚底起”，人的头部和脚部的保暖很重要。有研究表明，人在寒冷的气候下所散失的热量中，有50%是通过头部散失的，因此要注意头部的保暖。另外，足部的保暖也很重要，足部温暖了，人体就不易感觉寒冷。

常备夹衣可以说是一件不起眼的小事，只要留心，人人皆可做到，这其实就是日常养生的细节。事情虽小，细想想，却可从中看出一些养生的道理来。这本书在谈养生保健，其实养生并没有很神奇的“秘方”，大的养生原则其实很简单，概括起来也就几句话，很多人都懂，但却只有将这些原则性的东西真正贯穿到实际生活中去时，才真正做到了养生。养生保健其实就体现在日常生活的点滴中，比如添衣避风寒这种细节，只要做到了，很多感冒发烧的疾病其实都是可以预防的，依此类推，许多其他的日常养生小细节，也是需要我们足够留心才可以做好的。

十七、忌烟、限酒

邓老从不抽烟，也很少饮酒，偶尔喝酒，也是适可而止，从不过量。大量抽烟和嗜酒是养生保健的两大忌，也是很常见的两种不良生活习惯，很多疾病都是由此而产生的。

抽烟对人体的危害极大，很多人都知道这一点。烟草燃烧时挥发出的有毒物质会损伤到气管和支气管的上皮细胞，影响气道纤毛的正常摆动，从而影响气道有害物质的排出。烟草燃烧时的烟雾中含有有毒物质，其中最有代表性的就是尼古丁，这些有毒物质对人体有很强的致癌作用，尤其容易导致肺癌的发生。长期吸烟人群，呼吸道黏膜的抵抗能力普遍下降，对有害物质的清除能力也比正常人降低很多，容易并发气管炎、支气管炎、肺部感染、慢性阻塞性肺气肿等疾病，临床上表现为发热、咳嗽、咯痰等症状，后期则容易发生癌变而致命。

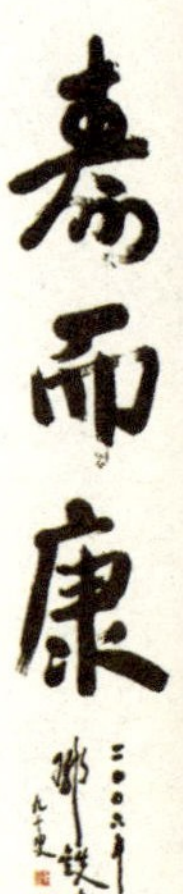

吸烟不仅对自身产生危害，对身边的人也危害很大。吸烟时烟草燃烧后所产生的烟雾，其实只有很少一部分被抽烟者吸入肺内，其余大部分都被排到了周围

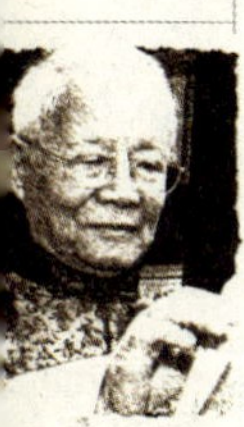

的空气中，吸烟者身边的人会被动的将这种“有毒烟雾”吸入肺内，而影响健康。也就是说，如果家庭中的有一个人吸烟，那么跟他生活在一起的妻子或丈夫、父母、儿女都会被动的“吸烟”，时间长了，危害就显示出来了。如果是孕妇抽烟，则危害更大，因为香烟中的尼古丁等有毒物质会导致胎儿畸形。有报道称，抽烟的孕妇比起不抽烟的孕妇所产的畸形儿的比率要高出很多倍。所以，还是那句讲了无数遍的话：“吸烟的朋友，为了自己和家人的健康，还是请尽量戒烟吧！”

谈到吸烟，就不能不提及饮酒。中国是世界上很早发明酒的国家之一，酒的历史在华夏民族已经延续数千年，我国关于酒的文化也是颇为丰富的。吸烟对人体是有百害而无一利，而适量饮酒对人体的健康却是有帮助的。邓老虽不嗜酒，但偶尔也会饮用一些酒。

在这里，我们不谈酒文化，主要谈一谈饮酒与日常养生的关系。适量饮酒有益于健康，民间自制的葡萄酒、米酒、黄酒等，都是不错的选择；此外，具有很好保健防病作用的还有红酒。我国古人很早就已经开始酿酒饮酒了，并且酒自出现之日起，就与中医药之间结下了不解之缘。

酒性辛温、发散，可以疏通经络、祛寒和血，民间喜欢通过饮酒来解除疲劳。明代李时珍在《本草纲目》一书中说：“酒，天地之美禄也。面曲之酒，少饮则和血行气，壮神御寒，消愁遣兴。”酒精还可刺激胃液分泌，适量饮酒可增进食欲。在寒冷的季节，经过了一天的劳累回到家里，饮几口热酒，可以帮助气血运行、抵御寒冷、缓解疲劳。

酒还具有很好的药用价值，我国古代有“酒为百药之长”的说法。酒性辛温、发散，可帮助气血流通、散湿气、御风寒、温肠胃。民间常将一些健身保健药物浸泡于酒中制作成药酒，借助于酒的温通行散之力，增加人体对药物的吸收，更好的发挥药物的疗效。

在所有酒类中，最具有养生保健价值的酒类就属红酒了。红酒，一般指的是红葡萄酒。红葡萄酒中含有一种抗衰老的物质“逆转醇”，是一种抗氧化剂，可以减缓体内氧自由基的过氧化，延缓细胞衰老；另外，红葡萄酒还具有降低血压、调节血脂、增加血管弹性、改善人体微循环的作用，可预防动脉粥样硬化的发生，因此，常喝红葡萄酒可有效预防冠心病、中风等心脑血管疾病。但是注意，饮用红酒也不是越多越好，每日以不超过50毫升为宜。

除了红酒之外，适当饮用些米酒、黄酒等酒类也是有益健康的，但前提是不要过量。关于此点，《养生要集》一书中写到："酒者，能益人，亦能损人，节其分制而饮之，宜和百脉，消邪却冷也。若升量较之，饮之失度，体气使弱，精神侵昏。宜慎，无失节度。" 指出了过量饮酒容易对身体造成损害。

过量饮酒对人体的损害是多方面的，不论是长期慢性饮酒还是一次大量饮酒，都有损人体健康，临床上因酒伤身，因酒致病的例子并不罕见：酒精会刺激胃壁分泌胃液，大量饮酒，会引起胃酸分泌过多而损伤胃壁黏膜，原有消化道溃疡的人容易引起溃疡病的发作或急性加重，引发急性胃出血等疾病；长期过量饮酒，会导致胃肠道黏膜受损，影响正常的消化和吸收功能，引起营养不良或贫血等疾病；酒精的代谢主要在肝脏内进行，酒精对肝脏有直接毒害作用，大量饮酒不仅会增加肝脏负担，还容易导致肝脏细胞的脂肪变性，长期大量饮酒，容易引起酒精性肝炎；酒精还会影响到人体正常的脂质代谢和糖代谢，长期饮酒过量容易导致脂代谢紊乱和糖代谢紊乱，引发血脂异常、肥胖症等疾病；对于人体神经系统，酒精还是一种麻醉剂，长期过量饮酒者，容易导致慢性酒精中毒、损害中枢神经细胞，而造成记忆力下降、学习能力减退、早衰等，对青少年危害极大；此外，一次大量饮酒，还容易引发急性胰腺炎，如救治不及时则极易致命等等。

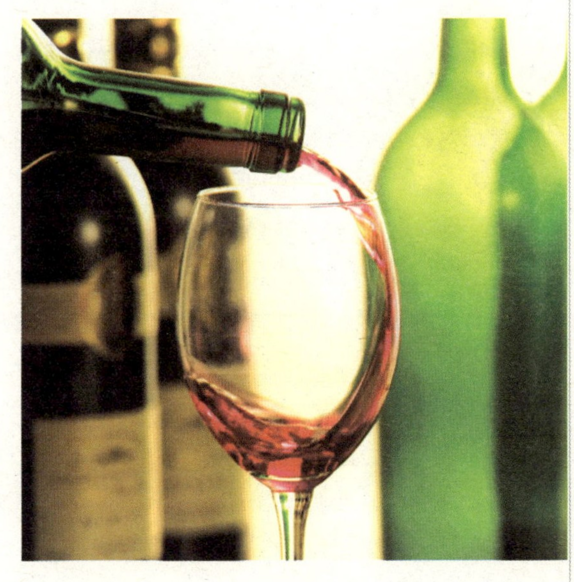

过量饮酒对人体的危害有如此之多，所以我们需要了解一下科学的饮酒量该如何掌握。根据世间卫生组织的提倡，饮酒要适量，最好不要饮用烈性酒。葡萄酒

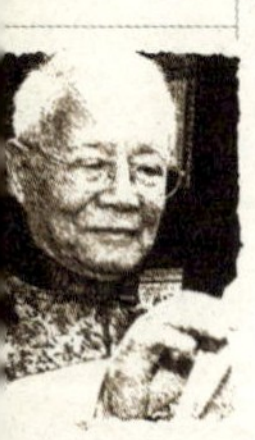

每天的饮用量不宜超过50～100毫升，白酒每天的饮用量不宜超过5～10毫升，啤酒每天的饮用量不宜超过300毫升。

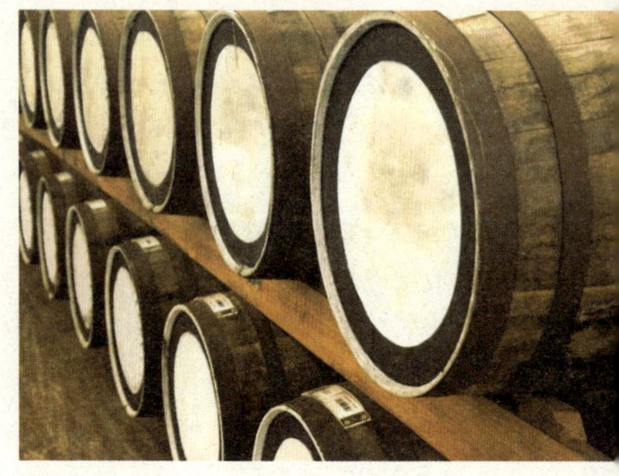

除了饮酒不宜过量外，还有一些其他的饮酒注意事项需要引起我们的关注，如并非所有人群都适宜饮酒，有些人群是不适合饮酒的：如从事高空作业、各类驾驶员或从事水边工作的人员不适宜饮酒，酒精会影响中枢神经系统的灵敏度，容易造成不良工作事件的发生；已经患有血脂异常、糖尿病、冠心病等疾病的人群，日常饮酒一定要谨慎，应严格控制饮酒量，一般待病情稳定后再适量饮用低度酒；痛风病人不宜饮用啤酒，尤其在急性发作期，因啤酒代谢过程中会产生较多的嘌呤类物质而加重患者的痛风症状；等等。

人体对酒精的吸收主要通过胃壁的胃黏膜，因而，大量饮酒对胃黏膜的损害也是首当其冲的；为了减少酒精对胃肠黏膜的损害，最好不要空腹饮酒，饮酒前应适量进食，如饮酒前喝些牛奶以保护胃黏膜、减轻酒精对胃壁的刺激、减少对酒精的吸收等，在一定程度上也可以减少醉酒现象的发生。

十八、爱惜肾精

“肾为先天之本”，肾中精气充盛与否对人体健康非常重要。从古至今的众多养生家都很重视日常生活中对肾中精气的爱护。

中医讲“人之生，先行精”，精是指父母亲之精，是生命的物质基础，是先天之本。《黄帝内经·灵枢》《经脉篇》言：“人始生，先成精，精成而脑髓生，骨为干，脉为营，筋为刚，皮肤坚而毛发长……”人体的生长、衰老，都与肾中精气的盛衰与否关系密切。肾中精气充盛，则人体生长发育旺盛，生机蓬勃，精力充沛；肾中精气不足，则人体容易衰老，疾病丛生。此外，男子的生殖发育、精液的化生，女子的生殖发育、月经的按时来潮等，都与肾中精气关系密切，所以，爱惜肾精，是养生保健之本，需要时时留意。

要顾护肾精，可以通过两个方面来实现：第一，饮食注意营养以充养肾精；第二，减少消耗以爱惜肾精。

首先，从肾精来源的角度颐养肾精。

人自出生开始进食后，肾中精气即可划分为二：一是来源于父母的先天之精，二是从饮食物中摄取的水谷精微所化生的肾精，两者共同组成肾中的精气。先天之肾精来源于父母，其充盛与否在出生时已经注定，后天很难改变；而且先天肾精在人体出生后便开始利用和消耗，必须依赖于从食物中不断补充，才能保证肾中精气的充盛和不竭。

那么，如何才能使肾中精气更为充盛呢？从养生保健的角度出发，可以做的工作分为两个部分：其一，在出生前注意培补"先天之精"，也即现在所提倡的"优生"工作，准爸爸、准妈妈们可以通过孕前及孕期的调养，优孕优育优生，为下一代"先天肾精"的充盛打下良好的基础。其二，是从后天上注意培补"肾中之精"，即从饮食物中摄取足够的营养物质（水谷精微）以补充肾精，这也是我们可以把握的部分。只要注意饮食营养，保证从饮食物中摄取足够的营养物质，就可以很好的充养"肾精"，使肾中精气充足，生机旺盛，健康长寿。

其次，减少生活中对肾精的消耗。

生活中如果不注意爱护，是很容易伤精耗气，影响健康的。若想爱惜肾精，生活中就应当尽量避免容易损耗肾精的行为。常见的容易损耗肾精的行为主要有房室不节、七情太过及各种不良生活习惯等，其中又以房室不节对肾精的损耗最大。

过度纵欲极易损耗肾精。古人很早就注意到这一点，如《黄帝内经》指出了"醉以入房"的危害；后世历代医家也反复强调保养肾精的重要性，如元代朱丹溪的《格致余论》一书中专门为此撰写了《色欲箴》篇，告诫人们要节制色欲、爱惜肾精。肾中精气有限，如果不知爱惜，即使营养充足、生活优越，也难以健康长寿。历代帝王的寿命史也可以说明这个问题；《红楼梦》中的贾

寿而康

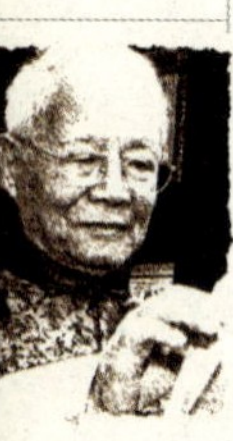

瑞因思恋凤姐致精气过度外泄而毙命的故事，也告诉我们在日常生活中爱惜肾精的重要性。

此外，七情太过也会伤精耗气，损伤肾中精气。中医讲“思伤脾”、“思则气结”、“悲则气消”，七情太过，则会损伤五脏功能，导致气血暗耗、元气亏损，久之都会损耗肾中精气，因而，顾护肾精，还应注意生活中对七情的调养，“喜、怒、忧、思、悲、恐、惊”七种情绪，要发乎有因，节制有度，常保情绪的轻松愉快，以保养肾精。

欽定四庫全書　格致餘論

色欲箴

惟人之生與天地參坤道成女乾道成男配爲夫婦生育攸寄血氣方剛惟其時矣成之以時接之以時父子之親其要在兹睠彼昧者徇情縱欲惟恐不及濟以燥毒氣陽血陰人身之神陰平陽秘我體長春血氣幾何而不自惜我之所生翻爲我賊女之耽兮其欲實多閨房之肅門庭之和士之耽兮其家自廢既喪厥德此身亦瘁遠彼帷薄放心乃收飲食甘美身安病瘳

二

■《色欲箴》

十九、顾护脾胃

中医有“脾胃为后天之本”之说，脾胃功能健康，才能保证我们从食物中获取丰富的营养物质，所以，养生保健应注意顾护脾胃。

邓老很重视对脾胃的顾护。除去前面介绍的饮食合理（饮食清淡、食物种类多样化、少食寒凉、三餐定时不过饱）之外，还很注意日常的脾胃保健，比如饮食的调养，饭后的摩腹保健，饭后缓行等方法，以顾护脾胃功能。

1 饮食调养

邓老保养脾胃，很注意饮食的调养。食以清淡为佳，少食有碍脾胃健康的食物如寒凉的食物，三餐定时，食不过饱；另外，再配合食用一些具有健脾益胃作用的食物。一般，邓老一周有两餐吃粥、吃馒头，一餐吃南瓜、番薯等，邓老认为这样的饮食既清淡又滑肠，一举两得；此外，每周还有一次猪横脷粤语，即猪胰脏）煲淮山，用以预防糖尿病。

中医认为脾胃属“土”，主消化吸收。脾胃功能是否良好，与饮食是否合理关系密切。中医五行学说认为：“脾土喜燥恶湿”、“胃土喜润恶燥”，根据脾胃各自不同的特点，饮食上适当加以注意，才有利于顾护脾胃的健康。

“脾主运化”、脾土“喜燥恶湿”，食物的消化吸收主赖脾阳的温运。凡属寒凉湿腻的食物都容易损伤脾阳、阻滞气机，如冰冻寒凉、油腻、湿腻的食物；因而，为了顾护脾阳，不宜进食这类食物，尤其对于脾阳本虚，消化吸收功能较弱的人群，如经常腹泻者；针对脾土“喜燥恶湿”的特点，饮食调理上可以选择具有健脾补气、祛湿醒脾作用的食物或药物来健运脾阳。

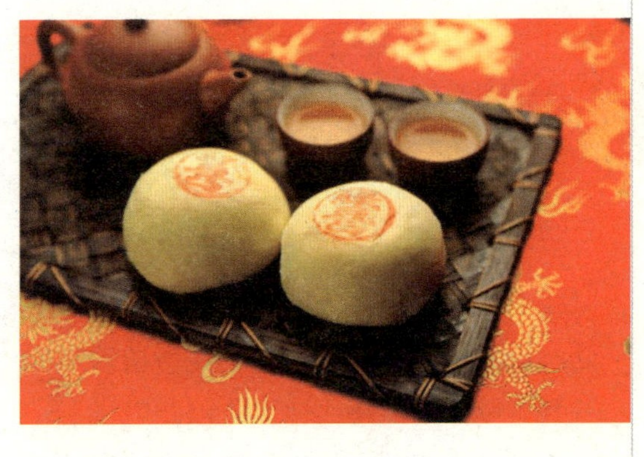

“胃主受纳”、胃土“喜润恶燥”，食物必须首先入胃，经过胃的初步消化，将食物化为食糜，才有助于进一步的消化吸收。凡属辛香燥热窜味的食物容易损耗胃津，胃津不足，则胃的受纳腐熟功能受限，不利于食物的消化吸收。辛辣、香窜、煎炸、干硬的食物都不利于胃的健康，素有胃病者不宜进食。针对胃土“喜润恶燥”的特点，饮食调理上可以多食粥类；粥类容易消化吸收，是很好的养胃佳品，能滋补强身。古人很重视食粥的保养作用，如陆游有一首《食粥》的诗：“世人个个学长年，不悟长年在眼前，我得宛丘平易法，只将食粥致神仙。”可见多食粥可以健脾养胃，好处多多。

2. 摩腹保健

除去饮食调养，邓老还喜欢采用饭后摩腹的方法来保健，以帮助胃肠消化、强健脾胃。

饭后用手按摩腹部是食后常用保养方法之一，《寿世保元》中说：“食后常以手摩腹数百遍，仰面呵气数百口，趔趄缓行数百步，谓之消化。”这句话的意思是说，饭后缓慢行走，并以手按摩腹部，有助于食物的消化吸收，可以增进人体健康。

摩腹方法：以肚脐为中心，将一手放于腹壁上，按顺时针、逆时针的方向按揉腹部，双手交替进行，每次数十至百次，用力大小以按摩后胃肠感觉舒适为度。此法可以促进胃肠蠕动，有帮助消化的作用。

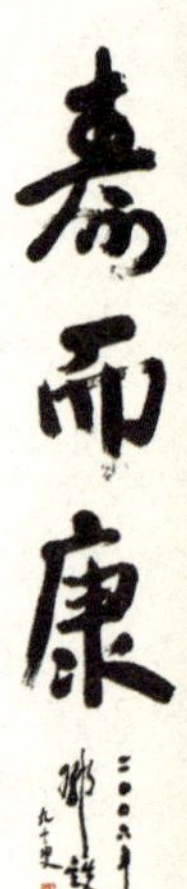

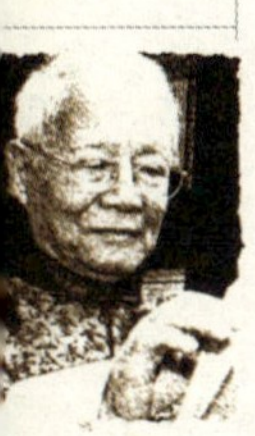

3. 饭后缓行

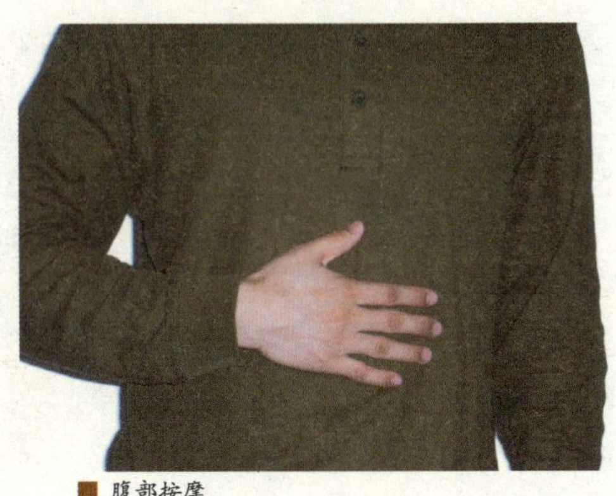

■ 腹部按摩

邓老饭后喜欢慢步缓行以助消化，时间以半小时左右为宜，同时配合腹部按摩。

人在进食后，全身大部分血液流向胃肠供应食物的消化吸收，大脑供血相对减少，因而人在饭后容易感觉困倦欲睡，许多人因此习惯饭后倒头便卧，其实这种饭后立即入睡的方法是不利于养生保健的。饭后立即入睡，大脑正常的兴奋度减低，会影响胃肠的消化功能，不利于食物的消化和吸收；同时饭后立即入睡，能量消耗减少，引起能量堆积，日久容易导致肥胖。因而，饭后倒头便卧的方法是不科学的，既不利于健康，又影响美观。

而饭后缓行是一种很好的有助消化、养生保健的好方法。民间有谚语："饭后百步走，活到九十九。"《千金要方》中也有"食毕行走踟躇则长生"；《摄生枕中方》中说"食止行数百步，大益人"，都是指饭后缓慢散步行走，有利于食物的消化吸收，可健身延年。

新雕孫真人千金方卷第一 序并

夫清濁剖判上下攸分三才肇基五行俶落萬物淳朴無得而
稱燧人氏出觀斗極以定方名始有火化伏犧氏因之而畫
卦乃立庖廚滋味既興痾瘵萌起大聖神農氏愍黎元
疾爲嘗百藥以救療之猶未盡善黃帝受命創制九針
雷公岐伯之倫備論經脉傍通問難詳究義理以爲經
世可得依而暢焉春秋之際良醫和緩六國之時則有扁
倉公華佗仲景叔和并皆探賾索隱窮幽洞微用藥
灸炷不過七八而疾無不愈者晉宋已來雖復名醫間出方
十不能愈五六良由今人嗜慾泰甚立心不常放縱逸有闕攝
誠所致耳余緬尋聖人設教欲使家家自學人人自曉君親自疾
不能理療者非忠孝也末俗小人多行詭詐倚傍聖教而爲欺
紿遂令朝 [illegible] 弟誦短文構小策以

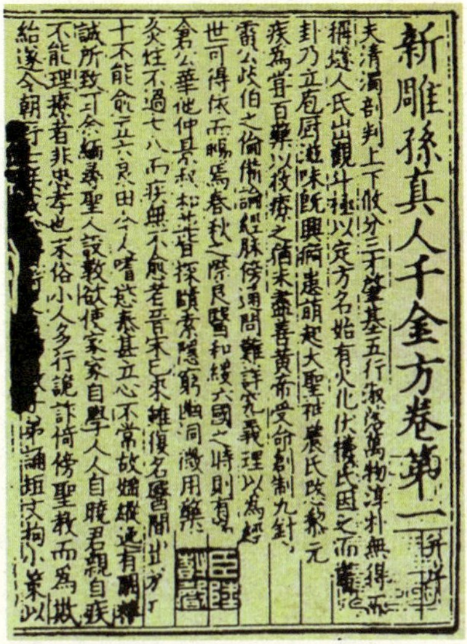

■《千金要方》

饭后缓行的方法虽好，但应注意行走的速度不宜过快，否则容易损伤脾胃。古代医书《寿世保元》中有说："食饱不得速步走马，登高涉险，恐气满而激，致伤脏腑。"进食后不宜进行快走、登高、骑马等较激烈的活动，以免损伤脏腑功能。

4. 调畅气机

除去上面介绍的各种调养脾胃的方法之外，身体气机的调畅对脾胃功能也大有影响，而气机的调畅与否与人体的"七情"

是否适宜关系密切。

所谓“七情”，是指人体的“喜、怒、忧、思、悲、恐、惊”七种情绪，七情太过容易伤人，影响全身气机的调畅。中医讲“思伤脾”、“怒伤肝”，不良的精神因素容易影响胃肠的消化功能，这也是为什么情志不畅的人经常会感觉没胃口的原因。

总体而言，凡事少思虑、少生气，常保情绪的平和愉快，有助于保持气机的顺畅和脾胃功能的健康。

二十、食疗药膳

日常养生保健，除了注意饮食、运动以及合理的作息之外，如能根据自身情况，选用一些具有养生保健作用的食疗或药膳，对于调整体质、恢复气血阴阳的平衡、保健防病也是很有帮助的。邓老偶尔也会食用一些药膳来防病保健，如前面介绍的“猪胰煲淮山”。

所谓的食疗药膳，是指根据各人体质的不同或结合不同的病情，选取具有一定保健或调养作用的食物或药物，烹饪加工后食用，以调整体质或治疗疾病的方法。

中医有“药食同源”之说，其实食疗与药膳异曲而同工，两者之间并没有很明显的界限，因为有些食物本身就是药物。很多种食物，不仅仅是作为食物而存在，本身也具有很好的保健调理作用。如我国最早的药学专著《神农本草经》中记载的365种药材中，有很多都是人们日常的食物，如蜂蜜、大枣、山药、薏米、核桃、莲藕等。明代李时珍的药物学专著《本草纲目》中收载的药物中有五谷杂粮73种，果菜类200多种。

了解和熟悉这部分内容，有助于指导日常养生保健。下面就对食疗及药膳相关的一些知识作一简单的介绍。

我国古人很早就开始利用食疗或药膳的方法来防病保健，《周礼》中有以五味、五谷、五药养其病的记载，中医有“寓医于食”、“医食同源”的说法。食疗和药膳都属于我国民族宝贵文化遗产的一部分，在我国有着悠久的历史。周代时已经有了专职的食医，类似于今天的营养师，专职负责皇室贵族们的日常饮食与

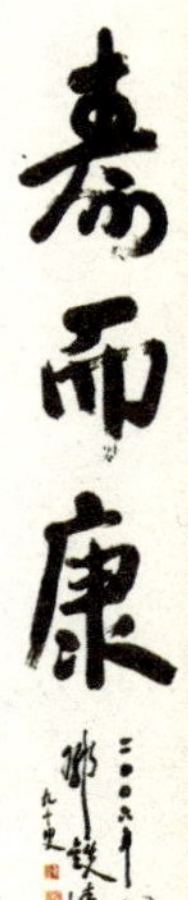

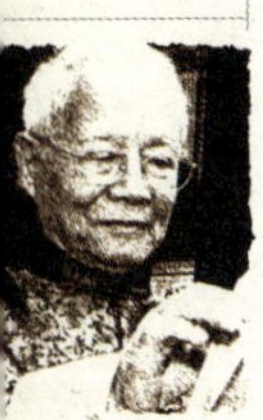

保健。

中医养生家们多很重视食疗、药膳的养生，汉代张仲景所著的《伤寒杂病论》一书中记载的有“猪肤汤”、“当归生姜羊肉汤”等食疗和药膳的方剂；唐代的孙思邈在《备急千金要方》中有专门描写“食治”的篇章，这是我国现存最早的中医食疗专著。说明古时的人们已经意识到了食疗对养生保健的重要性，孙思邈在《千金方·食治》中说：“安身之本，必资于食……不知食宜者，不足以生存也”，“凡欲以治疗，先以食疗，既食疗不愈，后仍用药尔”，这段话的意思是说，食物是人们存在世间、安身立命的根本，不懂得饮食宜忌，是不利于生存的；如果生了病需要治疗，最好先用食疗的方法，食疗效果不好的，再服用药物治疗。这段话对后世的影响很大，后世很多养生家都以此为原则，安排自己的养生保健。

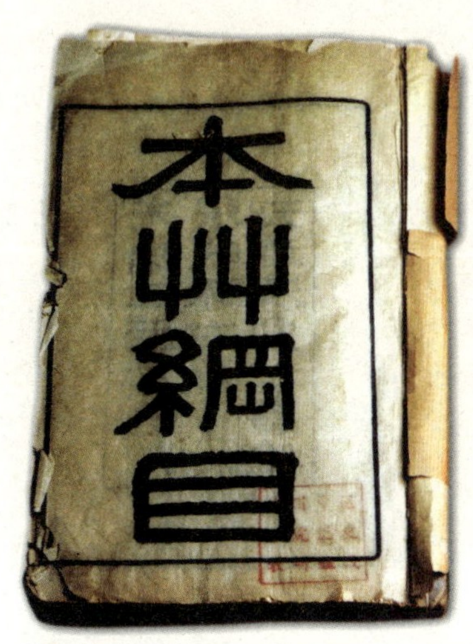

■《本草纲目》

每个人的体质或多或少都有不同，食疗药膳也应在充分了解自己体质的基础上来选取，才能获效良好，否则调养不当，反容易危害健康。

1. 调养原则

食疗或药膳虽好，也只有用之得当才会有效；一旦选择失宜，反易损害健康。在选择何种食疗或药膳之前，有一些关于调养原则的问题是需要注意的，下面就对此做一简单、扼要的介绍：

(1)根据体质及(或)病情的不同确立调养原则

1）不同体质，调养原则有所不同

按照中医的体质辨识，人群中常见的体质可分为10种，分别是：平和体质、气虚体质、血虚体质、阴虚体质、阳虚体质、痰湿体质、湿热体质、气郁体质、瘀血体质、特禀体质。不同体质人群，其易患疾病倾向和日常饮食调养方法也是有区别的。

①**平和体质**：不易患病，日常调养原则是继续维持阴阳的平衡。

②**气虚体质**：容易罹患感冒，内脏下垂等疾病，日常调养的原则是培补元气，补气健脾。

③**血虚体质**：容易罹患贫血。妇人月经少，色淡或闭经等疾病，提出调养原则是气血双补。

④**阴虚体质**：容易罹患结核、脱发、血液病等疾病，日常调养原则是滋补肾阴，壮水制火。

⑤**阳虚体质**：容易罹患肿胀、泄泻、阳痿等疾病，日常调养原则是补肾温阳，益火之源。

⑥**痰湿体质**：容易罹患消渴、中风、胸痹等疾病，日常调养原则是健脾利湿，化痰泻浊。

⑦**湿热体质**：容易罹患痤疮粉刺，男易阴囊潮湿，女易带下增多等疾病，日常调养原则是分消湿浊，清泄伏火。

⑧**气郁体质**：容易罹患抑郁症、脏燥、百合病、失眠、梅核气等疾病，日常调养原则是疏肝行气，开其郁结。

⑨**瘀血体质**：容易罹患出血、月经失调、中风、疼痛、胸痹等疾病，日常调养原则是活血祛瘀、疏经通络。

⑩**特禀体质**：容易罹患过敏，“五迟五软”、“解颅”、胎惊、胎痫、胎弱等疾病，日常调养原则是益气固表、养血消风或培补元阴元阳。

除第一种“平和体质”为正常人群外，其他九种体质均为体质偏颇人群，适宜通过日常保健调整体质，恢复气血阴阳平衡。

体质的确定，是一项专业性比较强的工作，一般需要在医生的帮助下确定，并由医生推荐符合自己的饮食调养原则和适宜的食物或药物。

2）不同病情，调养也须注意

病情相对于体质的差异来说更为复杂，有偏寒、偏热、偏虚、偏实的不同，又有病在气、在血、在阴、在阳的差异等，因此，在选择具体的食疗或药膳之前，一定要先分辨清楚疾病的性质，最好在医生的帮助下确定。

病情偏寒者：宜选用具有温补效用的食物或药物。

寿而康

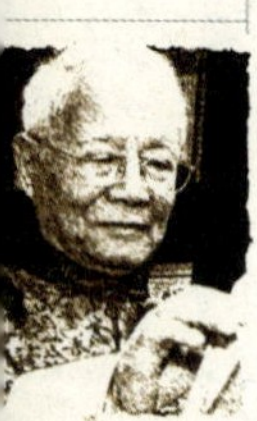

病情偏热者：宜选用具有寒凉清泻效用的食物或药物。

病情寒热夹杂者：宜寒热并调。

病情偏虚者：宜进补。

病情偏实者：宜适度施用泻法。

病情虚实夹杂者：宜攻补兼施。

病在气者：应根据虚实之不同，选用气分的食物或药物，以调理气分为主。

病在血者：应根据虚实之不同，选用血分的食物或药物，以调理血分为主。

病在阴者：应根据虚实之不同，选用合理的食物或药物来调补或清泻。

病在阳者：应根据虚实之不同，选用合理的食物或药物来调补或清泻。

(2)根据食物及药物的性质合理选择

不同的食物或药物，由于“禀性”的不同，对人体的作用也各有差异。中医将食物或药物按“四气”、“五味”的理论划分为不同的种类。在确立了合适的调养原则后，还应参考不同种类食物及药物的禀性特点，制定出适合自己的食疗药膳，才能更好地调整寒、热、虚、实、气、血、阴、阳的平衡，养生保健。

①根据“四气”选择

“四气”又称四性，是指寒、热、温、凉四种不同的性质。大凡食物或药物都有寒、热、温、凉的不同。寒、凉之物及温、热之物各属两类截然不同的性质，而寒与凉、温与热的性质是类似的，只是程度强弱的差别，因此寒、凉之间，温、热之间一般不严格区分开，而习惯将寒凉划分为一类、温热划分为一类。

◆寒性、凉性

寒性、凉性的食物或药物一般具有清热泻火、解毒坚阴的功效，适用于体质偏热者、热病或热天时选用。

常见的寒、凉性质的食物及药物有：绿豆、赤小豆、蜂蜜、西瓜、梨子、柿子、甘蔗、黄瓜、苦瓜、冬瓜、白菜、番茄、菠菜、荞麦、鸭肉、兔肉、鹅肉、猪肉、蟹、甲鱼、田鸡等，金银花、菊花、野菊花、板蓝根、鱼腥草、生地、薏米、泽泻、冬瓜皮、丹皮、黄芩、黄连、黄柏、石膏、知母、竹叶、淡竹叶、夏枯草、决明子、栀子、马齿苋、荠菜、赤芍、玄参、大黄、芒硝、番泻叶、白芍、沙参、百合、麦冬、天冬、石斛、玉竹、墨旱莲、女贞子、桑葚、龟甲、鳖甲等。

◆温性、热性

温性、热性的食物及药物一般具有温中散寒、暖身助阳的功效，适用于体质偏寒者、寒病或冷天时选用。

常见的温、热性质的食物及药物有：葱、姜、大蒜、酒、醋、韭菜、辣椒、胡椒、荔枝、桃子、杏、栗子、肉桂、大枣、红糖、小米、鸡肉、羊肉、牛肉、狗肉、鹿肉、虾类、鲫鱼、香薷、防风、荆芥、细辛、桂枝、木瓜、藿香、苍术、白豆蔻、砂仁、草豆蔻、厚朴、附子、干姜、肉桂、小茴香、高良姜、花椒、佛手、玫瑰花、山楂、神曲、丁香、吴茱萸、艾叶、炮姜、鹿茸、巴戟天、淫羊藿、仙茅、肉苁蓉、菟丝子、杜仲、补骨脂、韭菜籽、核桃仁、当归、熟地、何首乌等。

◆平性

除去性质上有寒、凉、温、热偏颇的食物或药物，还有一些食物及药物没有明显的性质偏颇，此类食物及药物性质多平和，习惯上将它们归属为平性。一般来讲，平性食物适合于身体健康、体质无偏颇的人群长年食用。

常见的平性食物或药物有：大米、麦子、糯米、粳米、黄豆、黑豆、豌豆、番薯、马铃薯、南瓜、莲子、苹果、橘子、葡萄、菠萝、椰子、蘑菇、香菇、鸡蛋、鲤鱼、佩兰、茯苓、猪苓、玉米须、葫芦、谷芽、麦芽等。

②根据“五味”选择

“五味”，是指酸、苦、甘、辛、咸五种味道。不论食物还是药物都有五味的差异，不仅味觉的感受上不同，不同味别的食物、药物对人体的作用也是有差异的。

◆酸味

酸味食物及药物，能收、能涩，具有收敛固涩的作用。酸味食品有增进

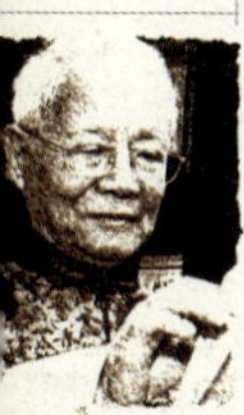

食欲、健脾开胃的功效；酸味药物多用于体虚多汗、久泻久痢、肺虚久咳、遗精滑精、尿频遗尿等。如醋可开胃，山楂可健胃消食化积，木瓜可祛湿和胃，山茱萸、五味子可涩精、敛汗，乌梅可生津止渴、敛肺止咳、涩肠止泻等。

◆苦味

苦味食物及药物，能泻、能燥，具有燥湿、清热、泻火的作用。如苦瓜可清热解毒，杏仁可止咳平喘、润肠通便，枇杷叶可清肺和胃、降气解暑，茶叶可清心除烦、清神志，大黄可泻下通便，栀子、黄芩可清热泻火，黄连、黄柏能清热燥湿等。

◆甘味

甘味食物及药物，能补、能缓、能和，具有调味补养、缓和痉挛、调和药性的作用。如白糖、红糖可调味增甜、健脾，冰糖可润肺、化痰、止咳，蜂蜜可健脾和胃、清热解毒，大枣可健脾，人参能大补元气，熟地可滋补精血，甘草可调节药性等。

◆辛味

辛味食物及药物多含有挥发油，能散、能行，具有祛风散寒、行气止痛的作用。如生姜可发汗解表、散寒除湿，胡椒可暖肠胃、除寒湿，韭菜可温阳散结、行气消滞，葱白可散寒解表，麻黄、薄荷等辛味药可散寒解表等。

◆咸味

咸味食物及药物，能软、能下，具有软坚散结和泻下的作用。如食盐可清热解毒、涌吐，海带可软坚散结、泻热，海藻、昆布可软坚散结、消散瘰疬，芒硝可泻下通便等。

(3)根据四季气候变化合理选择

人生于天地之间，自然界的四季变迁会对人体产生一定的影响。顺应自然界的气候变化，合理地选择饮食及药物进行调理，减少气候变化对人体的不利影响，有助于养生保健。

①春季

春季气候开始温暖、万物复苏、生机旺盛，气候乍暖还寒，多风邪。春季不仅“百草发芽”，也是“百病发作”的季节，人体容易感受风邪，引发新病或诱使旧病复发。

为了顺应春季气候变化的特点，减少新感疾病或旧病复发的几率，在选择食物时的注意事项可概括为：适宜进食疏泄清散的食物，少食酸味食物，适当增加甜食的摄入量。

春季属“木”，肝脏属木，木克土，脾脏属土，春季时肝脏的功能容易亢盛损伤脾脏。饮食调补上应注意适当选食一些疏泄清散的食物以顺达肝脏的这种条达之气，酸入肝、甜入脾，春季可少食酸味食品，适量增加甜食，防止肝脏功能过亢，保养脾脏。

春季时人体也像自然界的万物一样，刚刚从冬天的严寒中苏醒过来，机体新陈代谢开始加快，堆积了一个冬季的代谢废物需要排出体外，因此，春季选择食疗或药膳时适宜选择疏泄清散的食物，少食生冷、刺激及不易消化的食品，避免进食肥甘厚味及滋腻之品，以顺应人体的“抒发”之气。

适宜春季进食的食物有：韭菜、香椿、春笋、菠菜、荠菜、马兰头、茼蒿、荆芥苗、嫩茵陈蒿、马齿苋、榆钱、山药、蘑菇、莲藕、紫菜、海带、苹果、草莓、橘子、芝麻、核桃、芋头、萝卜、甘蔗、鲫鱼、鸡蛋、黄豆等。

②夏季

夏季气候炎热、多雨，人体出汗多，新陈代谢旺盛。夏季多暑湿，人体易受暑湿所困，导致脾胃功能不振、体内湿气堆积，加之气候炎热，出汗多，很容易耗伤气阴。

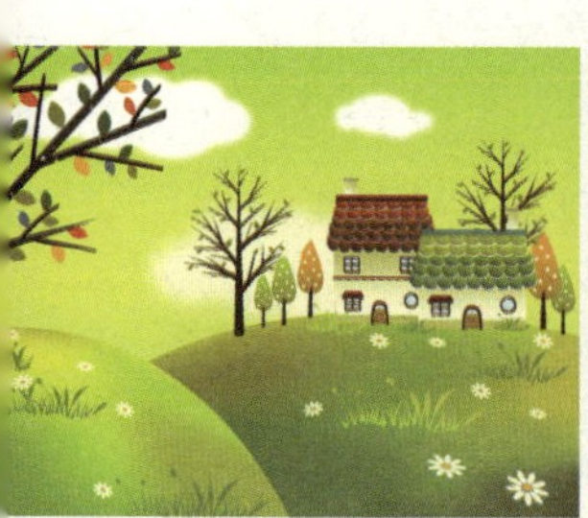
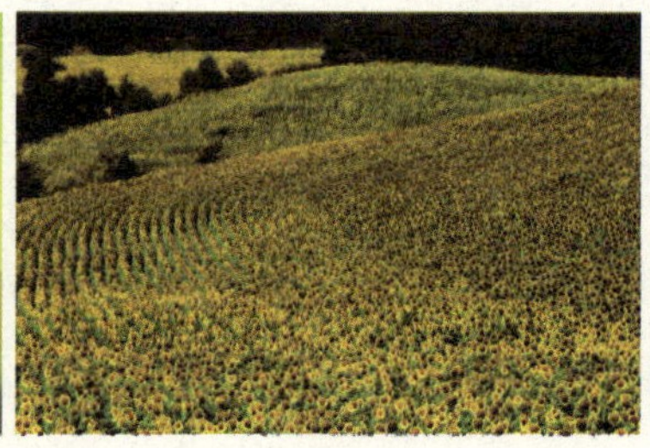
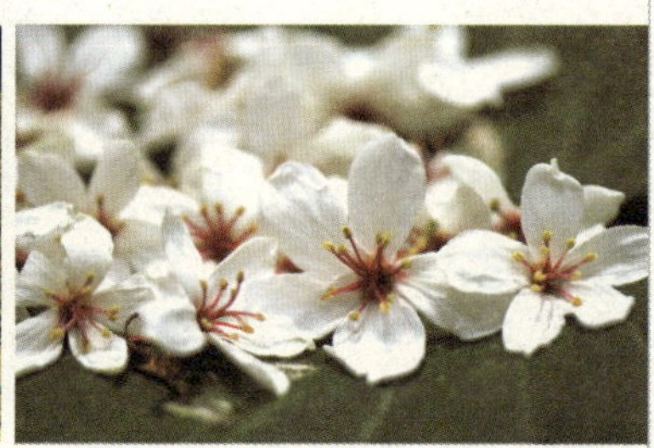
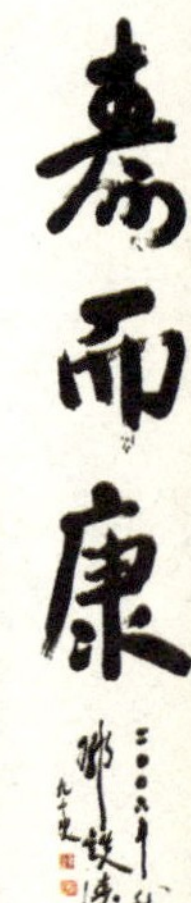

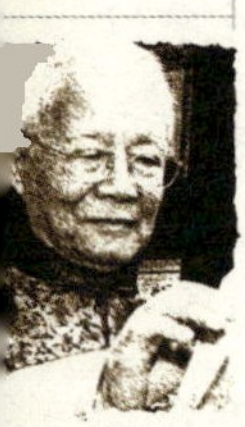

针对夏季的气候特点，选择食物时需要注意的有：饮食宜清淡、营养、易消化，多食清热祛暑、补气滋阴、健脾化湿的食物。

夏季属“火”，应于心脏，夏季时人体出汗多，“汗为心之液”，出汗过多容易损伤心气，有损心脏功能。夏季时人体新陈代谢旺盛，会丢失大量水分和多种矿物质、维生素，需要从饮食中补充，宜多进食新鲜蔬菜、瓜果等食物。

夏季多湿热，人体脾胃易受暑湿所困，饮食应注意保护肠胃，适宜进食新鲜蔬菜和水果，多食味苦、甘、淡，有渗湿利水、清热祛湿的食物，以抵御夏季的炎热之气，减少其对人体的不良影响。

适宜夏季进食的食物有：绿豆、西瓜、莲子、大枣、黄豆、蚕豆、萝卜、白菜、芹菜、黄花菜、茼蒿、花菜、冬瓜、丝瓜、黄瓜、苦瓜、荷叶、苋菜等。

③秋季

秋季气候渐转凉，天晴雨少，燥邪当令。秋季最主要的气候特点就是干燥。人体容易感到干燥缺水，表现为皮肤干燥脱屑、嘴唇干裂、咽喉干痛、大便干结等；燥邪容易伤肺，引起各种肺部疾病。

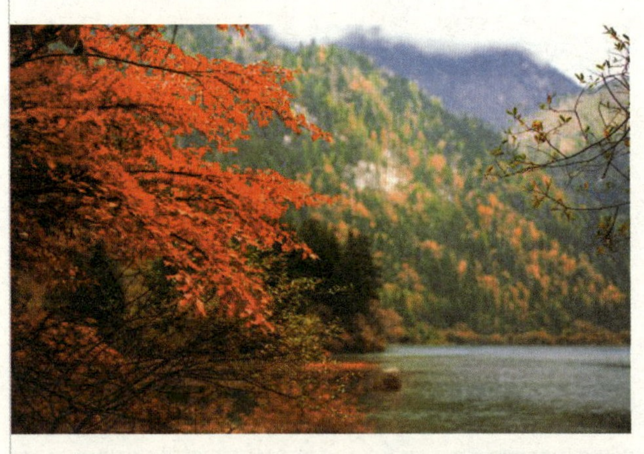

秋季的饮食调补应该顺应秋季气候特点，多喝水、多食具有甘甜滋阴、补肺润燥作用的食物，以补充水分。

秋季属“金”，应于肺脏，秋令肃杀，万物开始凋零。秋季气候干燥，肺为人体“娇脏”，容易受到外邪侵袭。秋季时空气干燥，容易损害到气道黏膜及肺脏，降低肺部对疾病的抵抗力，引发多种肺部疾病。

秋季时饮食应注意少食辛、香窜味之品，这是因为辛、香的食物性多行散，容易伤津耗气，加重人体缺水的症状。因此秋季时应尽量避免食用，如辣椒、胡

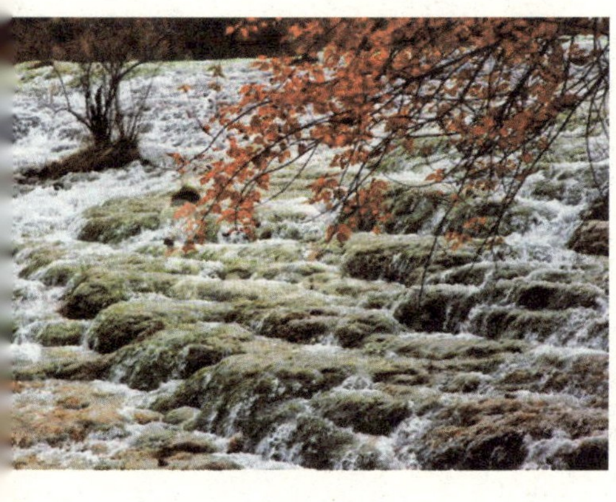

椒、芥末等辛香窜味的食品，而应多摄入具有滋阴润肺、补液生津功效的食物。

适宜秋季进食的食物有：百合、蜂蜜、银耳、梨子、鲜藕、胡萝卜、芝麻、木耳、甘蔗、乳制品、红枣、苹果、橘子以及各种新鲜蔬菜等。

④冬季

冬季的气候特点是寒冷，天寒地冻，万物闭藏，人体各项新陈代谢减慢，容易受到寒邪侵袭。

冬季属“水”，应于肾脏。冬季气候寒冷，人体热量散失快，因此冬季饮食应注意温补营养，避免寒凉。冬季属肾，主封藏，肾为人体先天之本，因此，冬季是一年中进补的好时节，适宜根据各人体质的不同选择相应的进补食物。

适宜冬季食用的食物有：羊肉、狗肉、鹿肉、牛骨髓、鸡蛋、鱼类、辣椒、大蒜、葱、姜、韭菜、荔枝、桂圆、栗子、核桃仁、大枣等。

2. 常用滋补药膳

下面介绍几种常用的食疗药膳保健方，读者朋友可酌情参考。

(1)补气药膳

对于临床确有气虚表现或被医生确定为气虚的人群适宜进食此类药膳。

气虚证的常见表现：疲倦乏力，气短，自汗（稍动即易出汗），食欲不振，大便稀溏，舌质淡胖，舌边有齿痕，脉象软弱无力等。

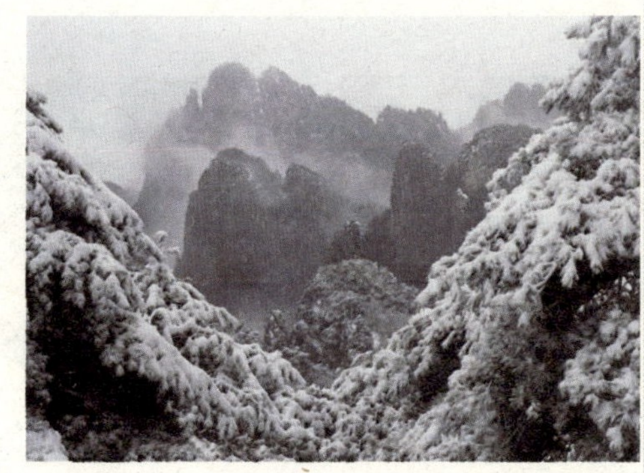

◆黄芪粥

材料：黄芪20克，粳米100克，白糖或冰糖适量。

做法：将粳米洗净备用，先将黄芪放

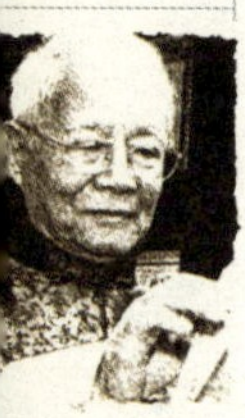

入锅中煎煮取汁（方法：先大火煮沸 15 分钟，再以小火煮 15 分钟，取汁），加入粳米及适量凉水，以小火继续煮约 30 分钟，放入适量白糖或冰糖调味。

功效：黄芪是补气佳品；黄芪粥具有补气健脾、益胃和中的作用，适合于体弱乏力、脾胃气虚者服食。

◆党参黑米粥

材料：党参 20 克，茯苓 15 克，黑米 100 克，白糖或冰糖适量。

做法：将党参、茯苓加水上火煮取汁（方法：先大火煮沸 15 分钟，再以小火煮 15 分钟，取汁），加入黑米以小火再煮，粥成后加入适量白糖或冰糖即可。

功效：党参可健脾补气和中、助消化，茯苓可健脾利湿、益智安神；党参黑米粥具有补中益气、滋肾健脾的功用，正常人服食可健脾强身，气虚乏力、脾胃虚弱、食欲不振、大便溏薄者尤适合服用。

◆人参乌鸡汤

材料：人参 20 克，乌鸡半只，红枣 15 枚，枸杞子 20 克，生姜、葱、盐、香菜等调味品适量。

做法：将乌鸡洗净剁块入锅中，加入洗净的人参、红枣、枸杞子、生姜，加水上火煮，大火煮开约 15 分钟后改小火慢炖，快成时加入食盐、葱、香菜等调味品适量。

功效：人参可大补人体元气、健脾和中，红枣健脾养血，枸杞滋补肝肾，乌鸡是滋补佳品；人参乌鸡汤具有陪补元

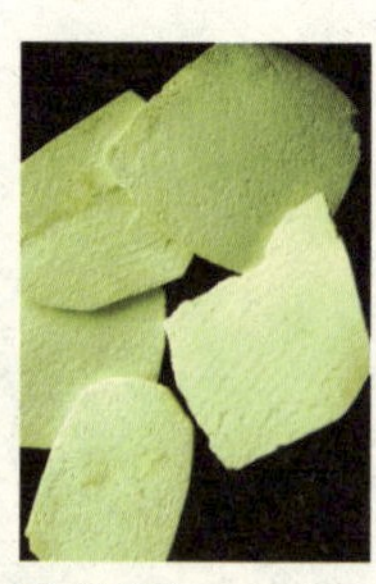

■ 茯苓片

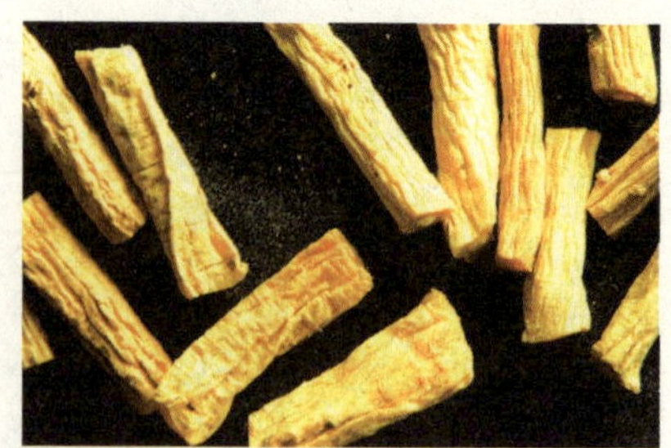

■ 党参

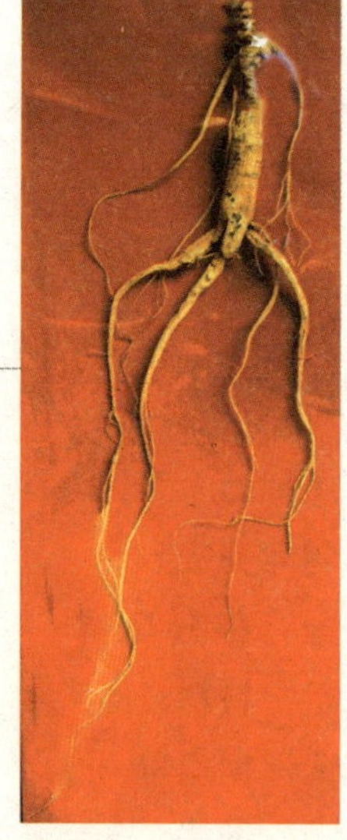

■ 人参

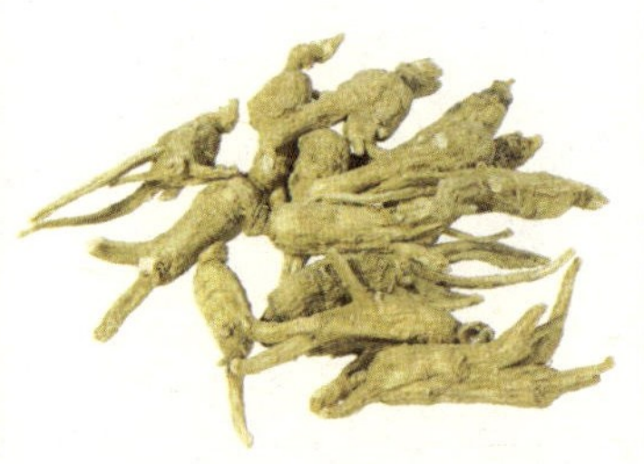

■ 西洋参

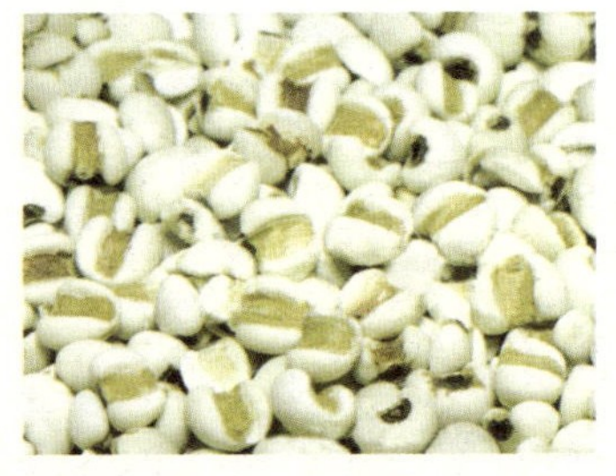

■ 薏米

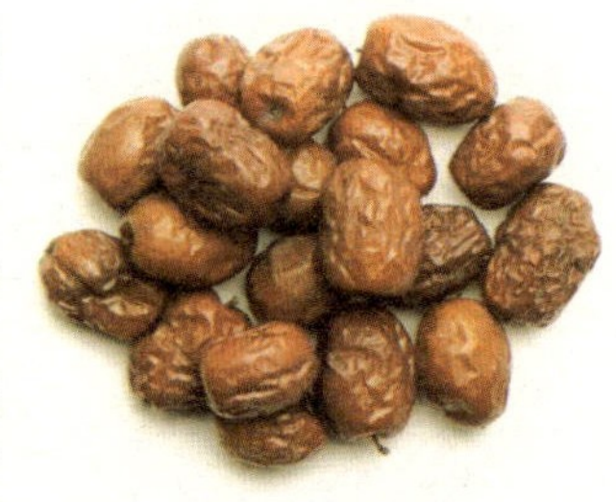

■ 红枣

气、养血滋阴的功效，适合体质虚弱、气血亏虚、倦怠乏力、精神不振、产后失血等人群服用。如服后觉温补稍过，脾胃虚弱者可将人参改为党参，气阴两虚易上火者可将人参改为太子参，同法炖煮服用。

◆西洋参猪蹄汤

材料：西洋参20克，猪蹄1只，生姜、葱、香菜、食盐等调味品适量。

做法：先将猪蹄洗净剁成块，入锅加水大火煮沸约15分钟，加入西洋参、生姜，改小火慢炖，至猪蹄熟烂时放入葱、香菜、食盐等调味品即可。

功效：西洋参可滋补气阴，猪蹄美容养颜；西洋参猪蹄汤可补气养阴，美容养颜，适合于气阴不足、口渴乏力者及女性服食。

(2)补血药膳

对于临床确有血虚表现并被医生确定为血虚的人群适宜进食此类药膳。

血虚证的常见表现：面色萎黄或淡白，虚弱乏力，头晕、耳鸣、心慌、失眠等，月经量少色淡，舌质淡，脉象细弱等。

◆莲子红枣薏米粥

材料：莲子（去心）30克，红枣10枚，薏米30克，糯米100克，白糖或冰糖适量。

做法：将莲子、红枣、薏米、糯米洗净入锅中，先用大火煮沸约15分钟，后改小火慢炖至米熟烂，放入适量白糖或冰糖调味。

功效：红枣可补血健脾；莲子红枣薏米粥具有养血健脾、补气和中的作用，

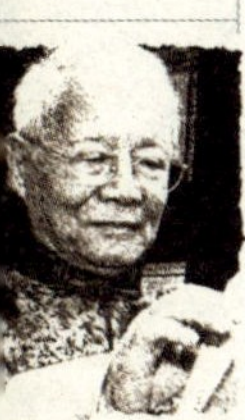

适合脾胃素虚、体质虚弱者常食。

◆**山药桂圆大枣粥**

材料： 山药30克，桂圆20克，红枣10枚，糯米100克，白糖或冰糖适量。

做法： 先将糯米洗净备用，将山药、桂圆、红枣、糯米放入锅中，加适量凉水，以小火慢煮，至米熟烂时放入适量白糖或冰糖调味。

功效： 山药、桂圆、红枣均为养阴补血佳品；山药桂圆红枣粥是一道很好的养血补气药膳，具有养血健脾、益胃和中的作用，适合于气血虚弱、体质素虚、失血后及女性服食。

◆**黄芪当归乌鸡汤**

材料： 黄芪20克，当归15克，乌鸡半只，食盐、生姜、葱、香菜等调味品适量。

做法： 将乌鸡洗净跺块放入锅中，放入黄芪、当归、生姜，加水大火煮沸，持续约15分钟，改小火慢炖，至肉烂时放入适量食盐、葱、香菜等调味即可。

功效： 黄芪是补气佳品，当归补血活血，乌鸡是女性保健佳品；黄芪当归乌鸡汤具有补气养血、和中健脾的作用，适合于体质素虚、疲倦乏力、气血虚弱者及女性服食。

◆**当归鸭血鲤鱼汤**

材料： 当归15克，鸭血500克，鲤鱼1条，生姜、葱、食盐、香菜等调味品适量。

做法： 将鸭血洗净切块、鲤鱼去鳞片及内脏洗净切块，连同当归、生姜放入锅中，加水大火烧煮，待水开后再煮约15分钟，改小火慢炖，最后放入食盐、葱、香菜调味即可。

功效： 鸭血是补血佳品，含有丰富的铁质和多种营养元素，当归养血活血，鲤鱼营养丰富；当归鸭血鲤鱼汤具有很好的健脾养血作用，适合于体质虚弱、气血亏虚者及女性服食。

(3)滋阴药膳

对于临床确有阴虚表现并被医生确定为阴虚的人群适宜进食此类药膳。

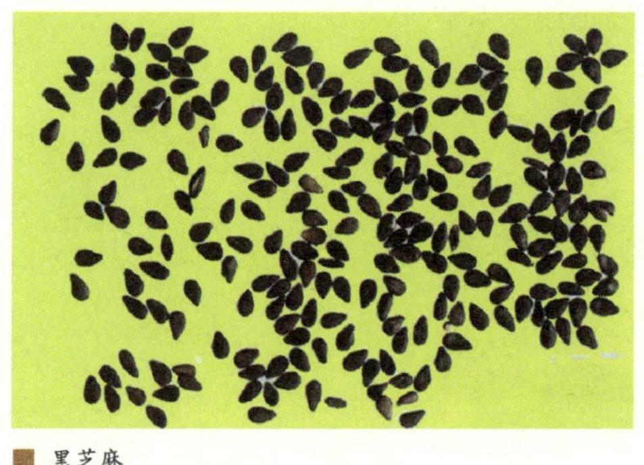

黑芝麻

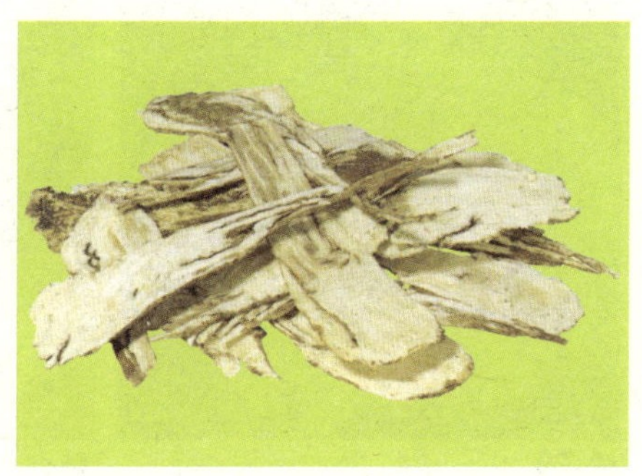

当归

阴虚证的常见表现：午后面部潮红，手足心发热，或伴有低热，口干，咽喉干燥，心烦容易发怒，失眠，盗汗（即夜晚睡眠中容易出汗），舌质红，舌苔较少或无苔，脉细数等。

◆**生地天冬粥**

材料：天冬15克，生地15克，粳米100克，白糖或冰糖适量。

做法：粳米洗净备用，将天冬、生地洗净煎汁，去渣取汁（方法：先大火煮沸15分钟，再以小火煮15分钟，取汁，如此两次），加入粳米以小火慢煮，至米熟软后加入适量白糖或冰糖调味即可。

功效：天冬、生地均为滋阴佳品；天冬生地粥可滋阴补液，益胃和中，适合于口干口渴、大便干燥、伤津者服食。

◆**山药核桃芝麻羹**

材料：淮山30克（鲜品200克），核桃20克，黑芝麻20克，芡粉适量，白糖或冰糖适量。

做法：将核桃、黑芝麻压碎，淮山洗净煎煮取汁（方法：先大火煮沸15分钟，再以小火煮15分钟，取汁，如此两次），放入核桃、黑芝麻碎粒，小火炖煮，待八成熟时勾入芡汁，熬至黏稠成羹，放入白糖或冰糖适量调味即可。

功效：核桃、黑芝麻是补肾益精佳品，淮山健脾补气；山药核桃芝麻羹可

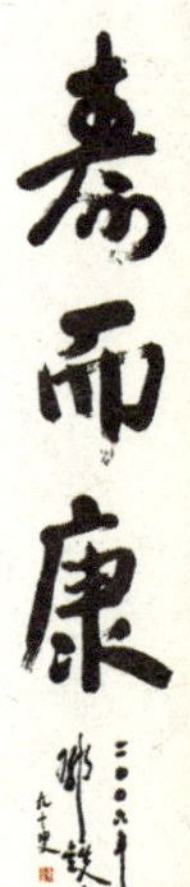

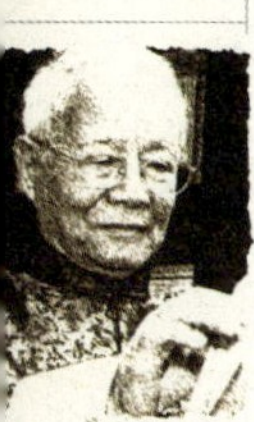

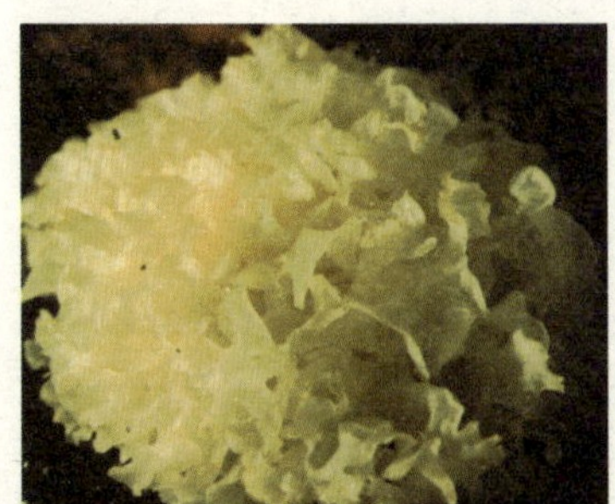

■ 银耳

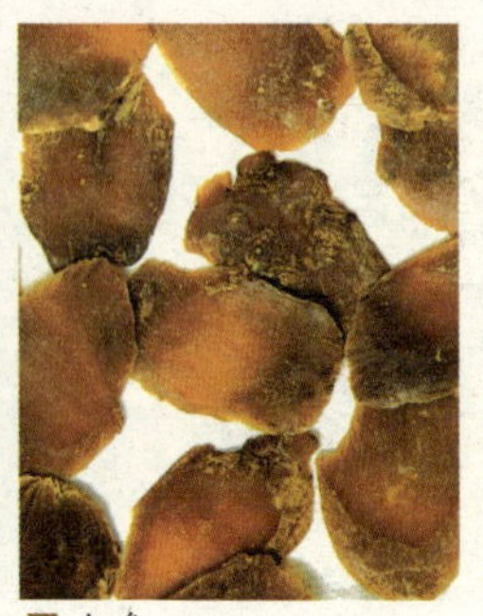

■ 红参

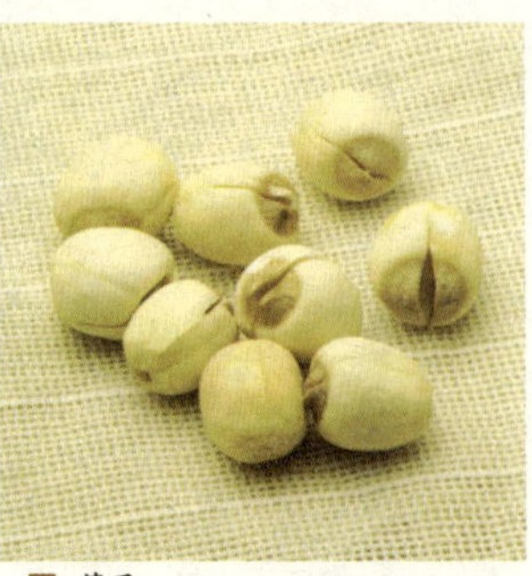

■ 莲子

滋阴补肾、健脾增智，适合于体质素虚、年老体弱、中年早衰者服食。

◆银耳莲子红枣粥

材料：银耳15克，莲子（去心）30克，红枣数个，糯米100克，白糖或冰糖适量。

做法：上物料用清水洗净，再用温水将银耳泡至软烂，用手撕成小块，连同莲子、红枣、糯米一同放入锅中，加水大火煎煮，煮沸后约15分钟改小火继续慢炖，待米熟软后放入适量白糖或冰糖调味即可。

功效：银耳、莲子、红枣均为滋阴佳品；银耳莲子红枣粥具有很好的滋阴润肺、益胃和中的作用，适合于素体阴虚、心烦口干、胃中嘈杂、多食易饥、咽痛干咳等症者及女性日常保养服食。

◆沙参玉竹麦冬汤

材料：沙参20克，玉竹15克，麦冬15克，鸡肉或猪肉适量，生姜、食盐、葱、香菜等调味品适量。

做法：将鸡肉或猪肉洗净切块，连同沙参、玉竹、麦冬、生姜一起放入锅中，加水大火煎煮，煮沸后约15分钟，改小火慢炖，最后放入适量食盐、葱、香菜等调味品调味。

功效：沙参、麦冬、玉竹均为滋阴清热佳品；沙参玉竹麦冬汤滋阴作用较强，可滋补肺肾、益胃生津，适合于热病后期津伤口渴、肺胃阴虚者服食。

(4) 温阳药膳

对于临床确有阳虚表现并被医生确定为阳虚的人群适宜进食此类药膳。

阳虚常见表现：经常怕冷畏寒，四肢欠温，腰膝酸冷，阳痿，小便多而清长，舌质淡胖，舌边有齿痕，脉象沉细无力等。

◆当归生姜羊肉汤

材料：当归15克，羊肉适量，生姜、食盐、葱、香菜等调味品适量。

做法：将羊肉洗净切块，连同当归、生姜一道放入锅中，加水大火煎煮，煮沸后约15分钟，改小火继续煮熬，最后放入适量食盐、葱、香菜等调味品即可。

功效：当归生姜羊肉汤是东汉张仲景的一道冬日御寒名汤，具有温补气血、御寒保健的功效，适合于体质虚弱、畏寒肢冷者冬日服食。

◆生姜羊肉黄芪汤

材料：黄芪20克，生姜适量，羊肉适量，食盐、葱、香菜等调味品适量。

做法：将羊肉洗净切块，连同黄芪、生姜一道放入锅中，加水大火煎煮，煮沸后约15分钟，改小火继续煮熬，最后放入适量食盐、葱、香菜等调味品即可。

功效：黄芪是补气佳品，生姜性温、理气温脾，羊肉性温、食之可温补阳气；生姜羊肉黄芪汤可温补人体阳气，适合于体质虚寒怕冷、阳气素虚、体倦乏力者服食。

◆狗肉汤

材料：狗肉适量，生姜、葱、蒜、食盐、香菜等适量。

做法：将狗肉洗净切块，连同生姜放入锅中，加水大火煎煮，煮沸后约15分钟，改小火慢炖，最后放入适量食盐、蒜、葱、香菜等调味品即可。

功效：狗肉性热、食之可温阳祛寒；适合于素体阳虚、畏寒怕冷、手脚冰冷者服食。

◆核桃肉桂鸡肉汤

材料：核桃肉30克，肉桂3克，鸡肉适量，生姜、食盐、葱、香菜等调味品适量。

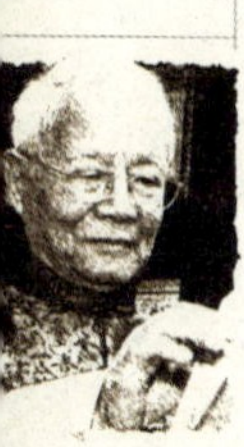

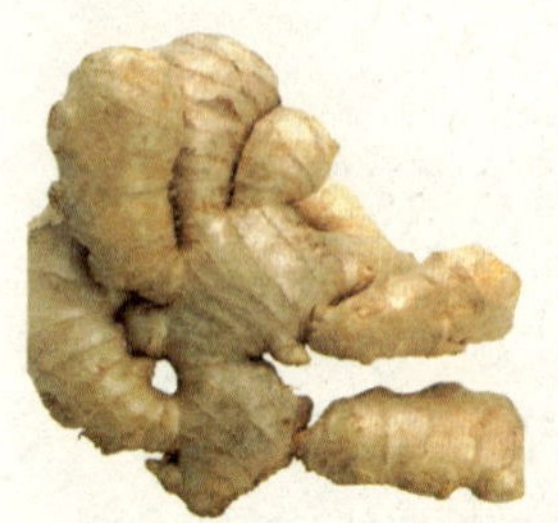

■ 生姜

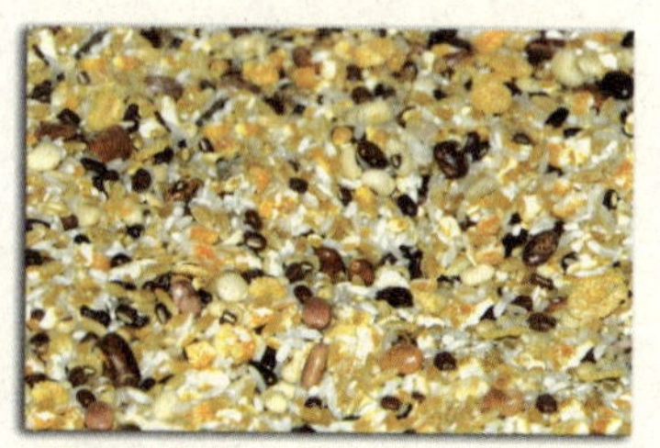

■ 八宝粥原料

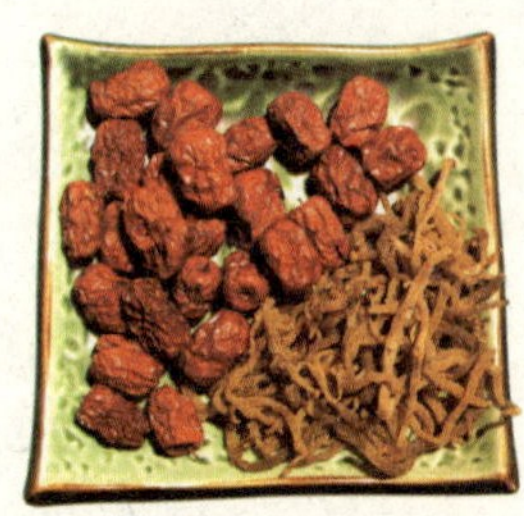

■ 大枣

做法：将鸡肉洗净切块，连同核桃肉、肉桂、生姜一起放入锅中，加水大火煮沸，煮沸后约15分钟，改小火慢炖，最后放入葱、食盐、香菜等调味品适量。

功效：核桃肉性温，可滋补肺肾、益智健脑，肉桂性温、可助阳气，生姜性温；核桃肉桂鸡肉汤可温补阳气、滋补肺肾，适合于体质虚弱、畏寒怕冷、疲倦乏力及老年阳气虚弱者服食。

(5)美容滋补药膳

◆桂圆莲子红枣粥

材料：桂圆15克，莲子（去心）15克，红枣10枚，糯米50克，白糖或冰糖适量。

做法：将糯米洗净入锅中，放入桂圆、莲子、红枣，加水同煮，先用武火煮沸，再改用文火慢炖，至粥黏稠时放入适量白糖或冰糖调味即可。

功效：桂圆莲子红枣粥可养血健脾，妇女常服具有很好的美肤养颜功效。

◆八宝美容粥

材料：桂圆10克，莲肉10克，茯苓15克，芡实15克，扁豆15克，薏米20克，淮山20克，枸杞子15克，糯米100克，白糖或冰糖适量。

做法：将糯米洗净入锅中，诸药同放入，加水大火煮沸约15分钟，再改用小火慢煮，至粥稠烂时放入适量白糖或冰糖调味即可。

功效：八宝美容粥可滋补气血、健脾补肾，常服可美容养颜、延缓衰老。

◆美容猪肤汤

材料：新鲜猪皮一块，冬瓜300克，丝瓜100克，胡萝卜200克，生姜、葱、食盐、香菜等调味品适量。

做法：将猪皮洗净去毛切成细条，冬瓜、丝瓜、胡萝卜洗净切成小块，先将猪皮放入锅中加水，大火煮沸约15分钟，然后放入冬瓜、丝瓜、胡萝卜、生姜，改小火慢炖至猪皮熟烂，加入葱、食盐、香菜等调味品即可。

功效：猪皮中含有丰富的胶原蛋白，加入冬瓜、丝瓜、胡萝卜同煮成猪皮汤，常食可美容养颜抗衰老，是女性美容佳品。

◆人参玉竹百合炖猪蹄

材料：人参10克，玉竹10克，百合30克，猪蹄1只，花生适量，生姜、葱、食盐、香菜等调味品适量。

做法：先将猪蹄洗净剁成块，放入锅中，加水大火煮沸约15分钟，然后放入人参、玉竹、百合、花生、生姜，改小火慢炖至猪蹄熟烂，放入葱、食盐、香菜等调味即可。

功效：猪蹄中含有丰富的胶原蛋白和多种营养物质，可增加皮肤弹性，减少皱纹产生，历来是美容佳品；猪蹄与人参、玉竹、百合同煮汤，更具有健脾补气、滋阴养颜的功效，尤其适合女性常食。

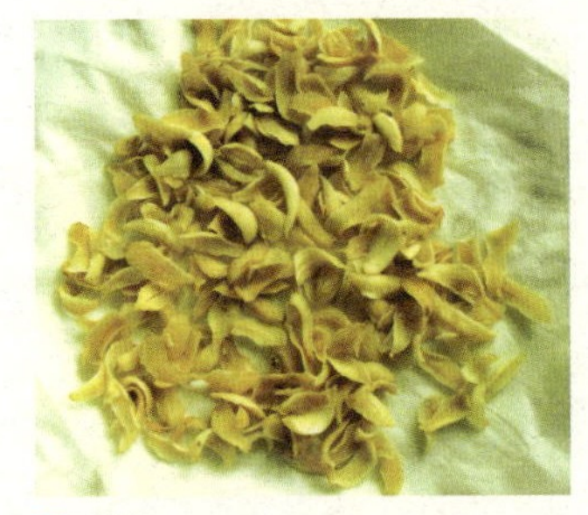

■ 百合

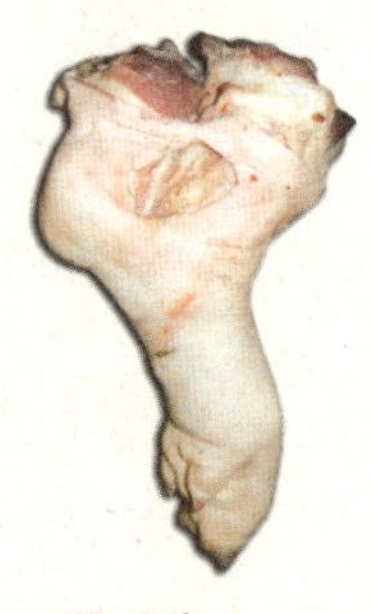

■ 猪蹄

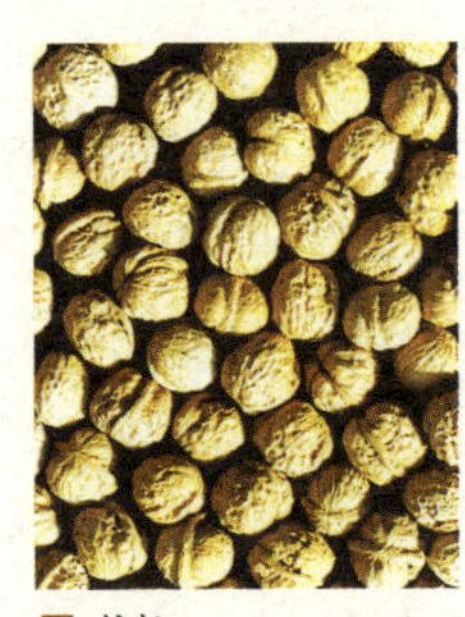

■ 核桃

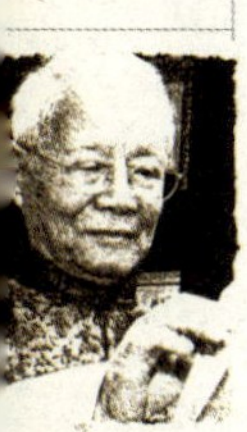

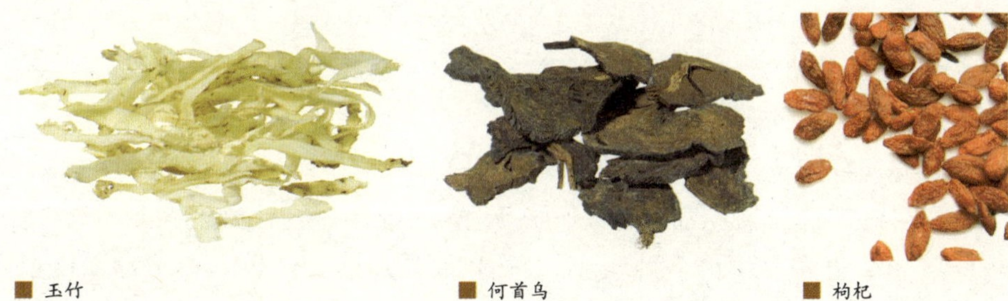

■ 玉竹　　■ 何首乌　　■ 枸杞

(6)保健防衰老药膳

◆何首乌粥

材料： 何首乌30克，糯米100克，白糖或冰糖适量。

做法： 先将何首乌洗净入锅中，加水大火煮沸约30分钟，取汁，再加水煮，取两次汁液放入糯米再以小火慢煮，至粥成时放入适量白糖或冰糖调味即可。

功效： 何首乌粥具有补精益髓、健脾养血的作用，常食可使人体健、延缓衰老。

◆莲子龙眼黄精粥

材料： 莲子（去心）15克，龙眼20克，黄精15克，粳米60克，白糖或冰糖适量。

做法： 将粳米洗净放入锅中，大火煮沸，加入干净的莲子、龙眼、黄精，改以小火慢炖，至粥稠时放入适量白糖或冰糖调味即可。

功效： 莲子龙眼黄精粥具有养血滋阴、补肾健脾的作用，常服可强身、延缓衰老。

◆黑芝麻核桃枸杞粥

材料： 黑芝麻30克，核桃仁20克，枸杞子15克，糯米60克，白糖或冰糖适量。

做法： 将糯米、黑芝麻、核桃仁、枸杞子洗净放入锅中，加水大火煮沸约15分钟，改用小火慢煮，至粥成时加入适量白糖或糯米调味。

功效： 黑芝麻核桃枸杞粥可补肾益脑、养血填精，常服可益寿延年。

◆益寿鸽蛋汤

材料：鸽蛋5枚，枸杞子、龙眼肉、黄精各15克，糯米适量，白糖或冰糖适量，食盐、葱、香菜等调味品适量。

做法：先将枸杞子、龙眼肉、黄精放入锅中大火煮沸约15分钟，取汁加适量糯米再煮，粥八成熟时放入洗净的鸽蛋，煮熟，最后放入白糖或冰糖适量，食盐、葱、香菜等适量即可。

功效：本方源自《四川中药志》，鸽蛋本是营养佳品，含有丰富的营养物质，与枸杞子、龙眼、黄精同煮，则成一道养生药膳，具有补肾养血，滋补心脾的作用，适合老年人常食。

◆清脑羹

材料：银耳50克，杜仲50克，白糖或冰糖适量。

做法：先将杜仲洗净煎煮3次，取汁去渣，然后将银耳放入小火慢炖至熟烂，放入适量白糖或冰糖调味即可。

功效：本方摘自《中国药膳学》，具有补肾益脑的功效，性平补，适合老年人常服。

◆八珍糕（来自清宫医案，御医李德立为慈禧太后所拟）

组成：茯苓、莲子(去心)、芡实、扁豆、薏米、藕粉各60克。

做法：将上述诸药混匀，研为极细面状，加白糖，兑为膏，早晚空腹时服。

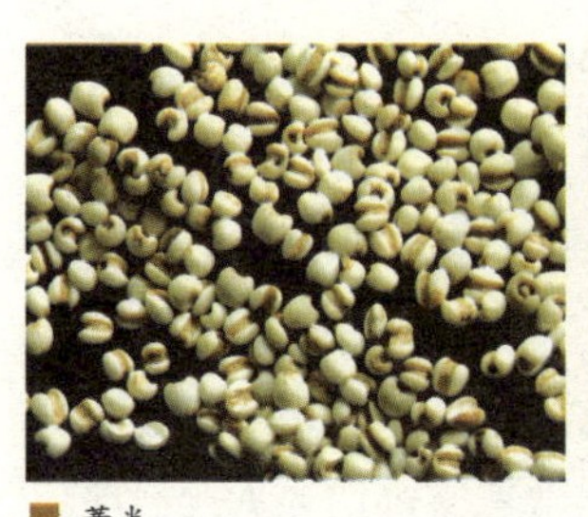

■ 薏米

■ 莲子

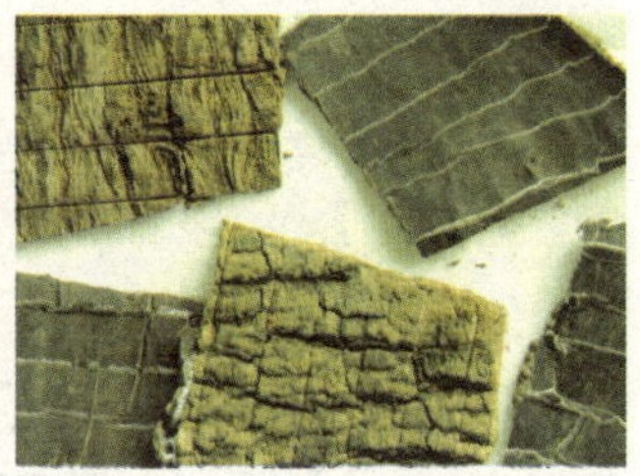

■ 杜仲

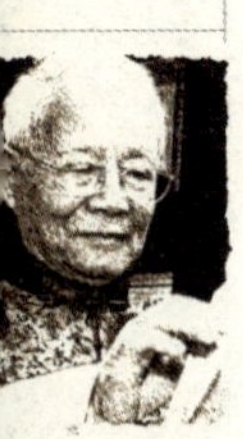

功效：健脾益胃，益气和中。正常人服用可强身保健、益寿延年，对于素有胃肠虚弱，消化不良，食少腹胀，面黄肌瘦、腹泻等症者服之更好。

二十一、科学饮水

生命离不开水，掌握科学的饮水方法，也是日常养生保健的重要知识。邓老每天都会保证摄入充足的水分。

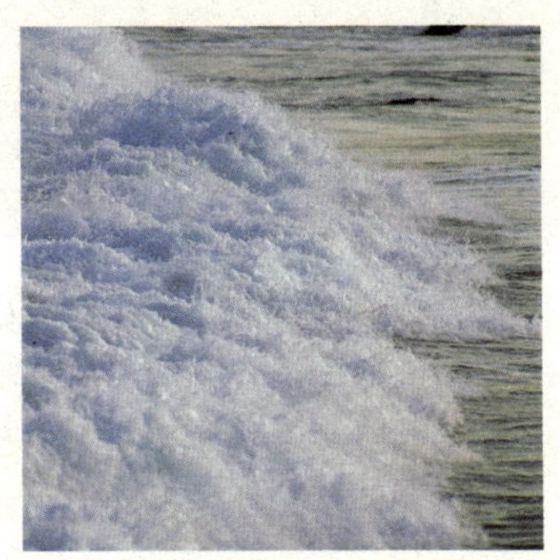

饮水并不像有些人想的那样简单：感觉口渴了就喝水呗，不渴时就不用喝。日常饮水也需要注意一定的科学方法。

下面介绍邓老如何注重饮水的科学及科学饮水的相关常识。

1. 水与生命

首先，来了解一下水对生命的重要性。

水是构成人体的重要成分，约占人体体重的60%。水，是一切生命之源，是人类赖以生存的物质基础。体温的维持，营养物质的消化、吸收和运输，血液的构成和正常运行，代谢废物的排泄……几乎所有人体生理活动的每个环节都离不开水。水对生命是如此重要，有实验证明，动物在禁食不禁水的状态下可以存活十几天，而在完全禁水的情况下生命仅能维持数天。

2. 我们每天需要补充多少水分

既然水对于生命是这么重要，那么，我们每天需要补充多少水分才能够满足机体需要呢？

一般而言，正常成年人每天的生理需要量约为2500毫升，从食物中摄入的水分约为1200毫升，身体代谢的自生水约为300毫升，因此，我们每天还需要补充至少约1000毫升的水才能够满足机体基本所需。假如笼统地说一天要喝足“8杯水”，那是不科学的。

此外，具体饮水量的多少，还与年龄、男女、形体胖瘦、运动量的多少、气候环境、饮食情况、从事何种职业、身体状况、有无疾病等多种因素有关，根据

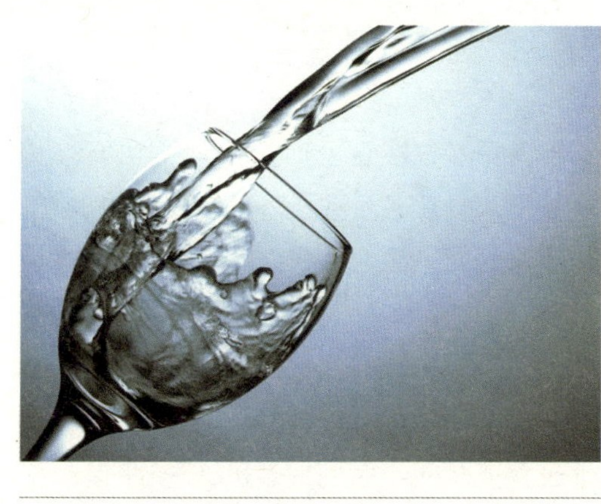

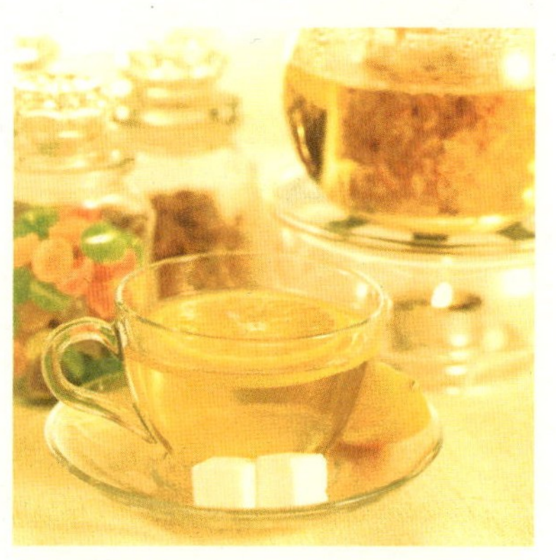

实际需要来定。如儿童生长发育过程中新陈代谢旺盛，每日的需水量也较多。老年人由于细胞含水量减少，新陈代谢减慢，每日的需水量也相应减少。日常运动量较大的人群，每日需水量也增多，尤其在大量出汗的剧烈运动后，更需要补充足够的水分。夏天时，人体出汗多，新陈代谢旺盛，需要较多的水分；天气寒冷时，人体水分散失减少，日饮水量也相应减少。

3. 主动喝水

此外，讲究饮水科学，不仅仅是了解了我们每天需要补充多少水分，还需要掌握一些饮水的方法。

科学饮水才更有利于健康，最常见的关于饮水的错误就是饮水不及时。我们应该学会主动饮水，即在感到口渴之前先饮水，古人称此为“先渴而饮”。

有些人认为感到口渴后再进水是才是正常的，没有感到口渴时不用饮水，这其实是一种错误的认识。这是因为，在人的身体开始缺水的早期，可以通过身体的代偿作用从细胞外液补充水分，人体此时并不会产生口渴的感觉；只有当机体继续缺水，开始动用细胞内的水分、导致细胞一定程度的脱水时，才会引起“口渴中枢”的兴奋而产生口渴的感觉。因此，当出现口渴的感觉时，机体其实已经处于轻度脱水状态，此时饮水已经有点晚了。等到口渴才饮水，就像等到土地已经干涸开裂时才进行浇灌一样，是不利于健康的。

尤其老年人，依赖口渴感决定是否进水更是对健康不利。老年人的各项生理机能都处于退化状态，口渴的感觉也不如年轻人敏感。即使机体已经出现脱水，

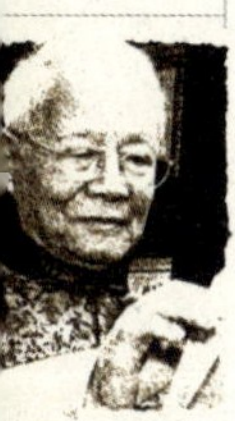

也可能没有明显的口渴感觉，因此，老年人更应该注意主动饮水、“先渴而饮”。此外，老年人血管弹性下降，血液循环减慢，如果不注意及时补充足够的水分，容易导致血液黏稠度增加，影响血液的正常运行，甚至形成血栓而发生冠心病、中风等疾病。

4. 科学的进水时间

接下来了解一下科学的进水时间以及水种的选择问题。

一般来讲，一天当中适宜进水的时间主要有四个时间段，分别是：早晨起床后、上午9～10时、下午3～4时、晚上入睡前1小时。

邓老早晨起床后一般会先饮一杯温开水或花茶，上午和下午工作之余也会饮用一些温开水或花茶，入睡前1小时左右也会饮用一杯温开水，其他时间，只要略感口渴，也会及时进水。

清晨是补充水分的好时间，人们在夜间就寝后很少饮水，加上晚间睡眠时从呼吸道及皮肤等处散失的水分，到早晨起床时人体已经相对缺水了，此时人体的血液黏稠度增加，体内代谢废物堆积，早晨起床后空腹饮用一杯温开水，既可补充夜间消耗的水分，又可起到冲洗肠胃、帮助排除体内代谢废物的作用，同时饮水后对血液的稀释作用，还可以降低血液黏稠度，有助于预防冠心病、脑血栓等疾病。

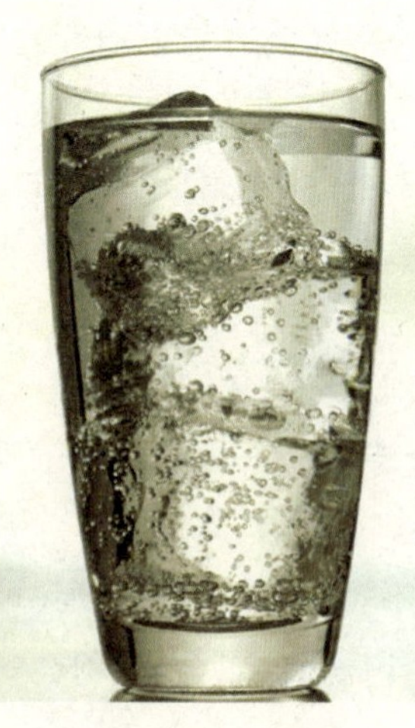

除去早晨起床后适量饮水，上午9～10时和下午3～4时也是补充水分的好时机。白天的工作、学习、活动排汗、食物的消化吸收等过程都需要消耗大量的水分，此时饮用一杯温开水，可以补充机体所丢失的水分，防止出现缺水现象。

睡前适量饮水也有一定的保健意义，有助于预防夜间不良心脑血管事件的发生。这是因为，人体入睡后，迷走神经兴奋，心跳减慢，血流速度减缓，对于一些本身血液黏稠度比较高的人群，比如肥胖人群、血脂异常人群、老年人等，容易在夜间形成血栓，这些血栓如果堵在心脏或脑袋的血管里，就容易发生心绞痛、心肌梗塞、脑梗塞等疾病，一旦不能及时发现和治疗，很容易致人死亡。睡前1小时适量饮水，可以帮助排除体内代谢废物，同时稀释血液、减少夜间血栓形成的机会，从而降低夜间不良心脑血管事件的发生率。

5. 宜喝白开水

水种的选择上，建议以白开水为好，或者选择绿茶或花茶。白开水含热量低，尤其是20～25℃的白开水，与人体细胞内所含的水非常接近，具有很大的“亲和力”，饮用这种温开水，水分可以很容易地被人体吸收并渗透进入组织和黏膜中去，迅速补充机体所需，有利于机体新陈代谢的顺利进行。现代有些人喜欢用碳酸饮料、果汁等饮品来代替白开水，认为白开水太普通、没什么营养，其实这种观念是不科学的。碳酸饮料、果汁等饮品，都是经过加工的，含有一定的热量，长期大量饮用这些饮品来代替白开水，不仅容易导致热量堆积，还容易破坏人体内的体液平衡，不利于健康；儿童饮用果汁过多，还会影响正常生长发育，导致身材矮短肥胖。因此，日常饮水的选择上，还是建议以白开水为佳。

二十二、营造健康居住环境

邓老的居住环境非常简单，不是华屋大厦，也没有亭台楼阁，只是简简单单的几间小房。虽然略显拥挤，但却布置得干净清爽、舒适宜人，阳台上花香扑鼻、赏心悦目……这是邓老居家生活的一片小天地。每日的生活起居、读书写字、接待访客都是在这里进行。邓老家楼下有一片绿荫垂地、芳草吐馨的楼间小花园，也是他散步健身、锻炼活动的场所。邓老就是在这样的环境中安享晚年。

人的一生，都要生活在一定的环境中，大环境有自然、气候，小环境有身边生活的居室。人所生活的环境的好坏对人的健康影响很大，居住环境的干净适宜是健康长寿的必备条件。

中国古代养生家都很重视居住环境的选择。如唐代孙思邈在晚年时选择在山清水秀的环境中造屋、植树、种花以养老，据说年过百四十余；清代的养生家曹

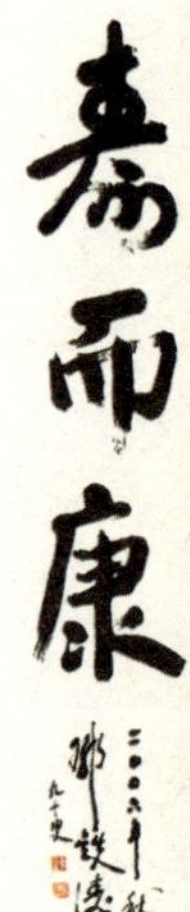

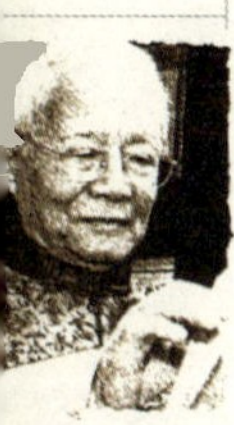

庭栋也是“辟园林于城中，池馆相望，有白皮古松数十株，风涛倾耳，如置身岩壑……至九十余乃终”等。

良好的居住环境可以为人们提供充沛的氧气、锻炼的场地，可以帮助人获得心情的平静、情绪的安宁，有利于养生保健。

虽然限于条件，大环境难以尽如人意，但是，在尽可能的条件下，我们还是可以修饰、美化身边的小环境，为自己营造一个舒适洁净的气氛。比如在居所周围多植树、种草、养花等，搞好绿化；居室内注意房间的通风与采光、室内布局合理、保持环境的干净清爽等等。当然，如果条件许可，可以选择一处绿化较好、环境清幽的地方作为居所，尤其是退休后老人的养老。

详细一点来讲，居住环境适宜选择一处空气新鲜，阳光充沛，水源清洁，土壤肥沃，山清水秀、洁净卫生的地方。居住环境最忌浓烟污雾，沙尘飞扬，遍地垃圾，污泥浊水，喧嚣嘈杂，这些外界的污染对人体的危害极大。一般，农村、山区及附近多树木的地方，是适宜养生的好环境。曾有报道：居住在山区、空气新鲜，日照较长、尘埃极少的广西都安、巴马等地的人们多是长寿之人，这与他们居住环境的得天独厚是分不开的。

除了选择在幽美洁净的地区居住之外，居室内的洁净卫生也是必不可少的。屋宇的洁净有益于身心健康，减少疾病的发生。我国古人十分重视居室的卫生，《礼记》中记载有：“凡内外，鸡初鸣……洒扫室堂及庭。”朱柏庐在《治家格言》中也强调：“黎明即起，洒扫庭除，要内外整洁。”《周书秘奥造册经》曰：“沟渠通峻，屋宇洁净，无秽气，不生瘟疫病。”这都说明了经常打扫卫生，保证居室内外环境的干净清爽，可以去除污浊秽气，减少疾病的发生。

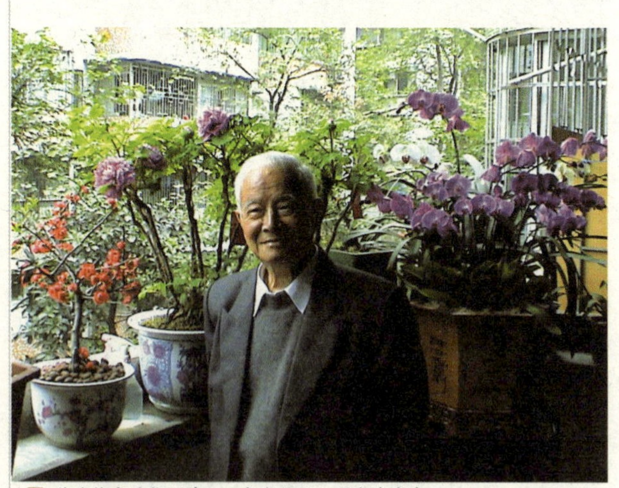

营造健康居住环境——新年伊始，邓老在家中

居室环境的清洁和保持，

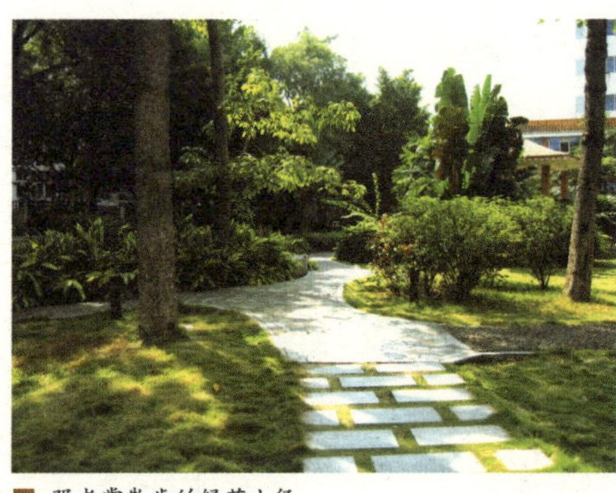
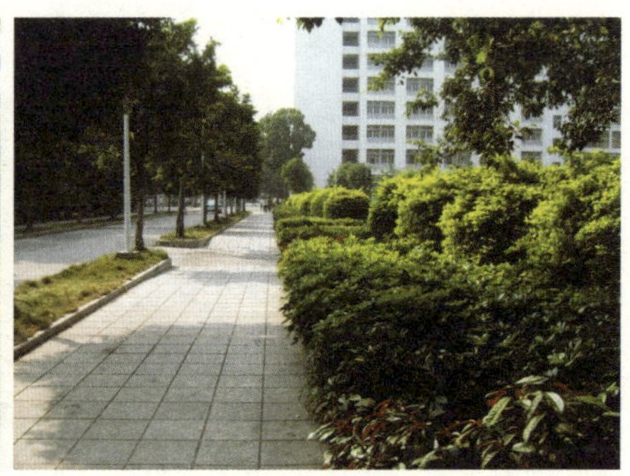

邓老常散步的绿荫小径

最需要我们自身的参与和爱护。环境的洁净清爽，除了有助于养生保健之外，参加家务劳动本身，也是一种很好的体育锻炼，不仅洁净了居室、美化了环境，还能起到锻炼身体的作用，一举两得，何乐而不为呢？退休后的老人，空闲时不妨也做一些家务劳动，权当活动锻炼。当然前提是要保证安全，不要做过于剧烈和大幅度的动作，以免出现意外。

以上关于日常养生小方法的介绍，取自于邓老日常的一些生活习惯，邓老年九十依然身体健康、精神抖擞，与他良好的生活习惯是分不开的。读者朋友可酌情参考，或许对您的养生保健会有一些启发。

二十三、养德

一个人的道德修养至关重要，邓老一贯倡导“仁者寿”、“养生德为先”、“大德者方得其寿”。良好的道德和优良的品行，不仅是为人处世、修身养性的根本，也是长寿保健的基础。古今中外的大量事例也证明，拥有良好品行的人更容易获得平静愉悦的心境，这对于保证身心的和谐与健康是非常必要的。

邓老出生于一个中医世家，受到家庭的熏陶，从小就很重视对德行的修养，懂得心怀善念、乐于助人，并立下献身中医、济世救人的志愿；此后便博览群书、研读经典、细心揣摩、刻苦钻研，以行医济世。

邓老自投身中医后，便数十年如一日的忘我工作着，时至今日，年已九十，

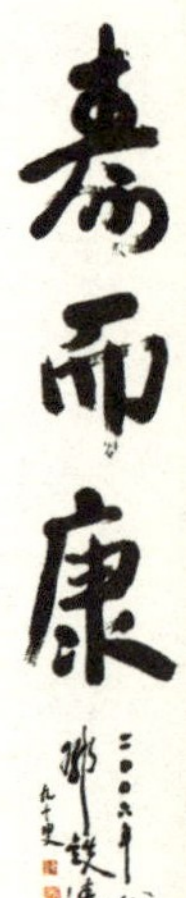

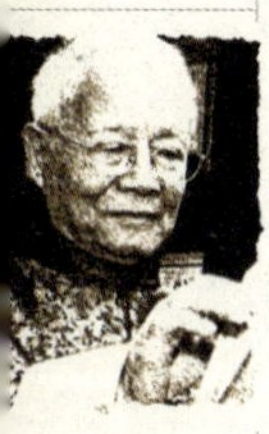

仍坚持治病救人，著书立说、笔耕不辍，经他救治的病人早已数不胜数。邓老几乎将所有的精力都放在了治病救人、济世传医上，丝毫不图回报和个人享受。在长达70年的从医生涯中，他始终怀着一颗仁慈关爱之心，为无数病人解除病痛的折磨，并蜚声中医界，成为国内外享有盛名的名老中医。

邓老对学术要求很严，对自己的生活要求却很低，生活非常简朴，并且时刻不忘教书育人、提携青年后辈；邓老用自己研究所获得的奖项资金及书著论文稿酬等开设了资助优秀贫困大学生的专项基金会，专门用以奖励资助贫困优秀的学生，自己却居室简陋、粗茶淡饭。不仅如此，邓老一生献身中医，将中医事业的发展作为自己毕生奋斗的目标，数十年来为振兴中医，团结同仁、奔走呼吁，恭献出自己的满腔热忱。

邓老一生献身中医，忘我工作，心怀天下，济世救人，生活简朴、乐于助人，数十年修身养性的结果为邓老带来的是平和宁静的心灵、健康愉悦的心境、心怀天下的宽容和淡定从容的康宁，虽年已九十高龄，依然心态爽朗、身体健康。

大凡见过邓老的人，都能深切感受到一位德高望重的长者所带来的人格魅力；随着了解的增多，那一件件感人肺腑的杏林佳话更是令人唏嘘感叹，深为他高尚的医德所折服。时至今日，邓老客厅的显著位置还挂着徐向前元帅亲笔题给他的“心底无私天地宽”的醒目字幅，这正是邓老一生心胸宽广、心怀天下的写照。

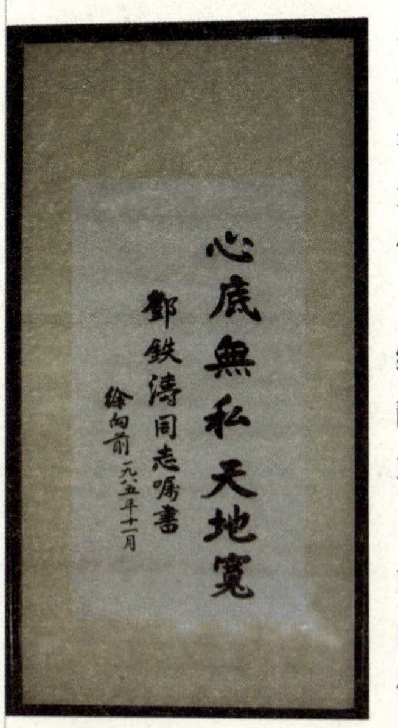

邓老以其自身事例向我们说明了“仁者寿”的道理，综观世间长寿之人，也多是心怀善念、乐于奉献、心灵宁静者，而少有奸佞诈猾之辈，从中亦不难看出，修身养德对于养生保健的重要性。

我国历史上有许多养生家对于修身养性都很重视，如唐代“药圣”孙思邈是我国古代有名的长寿医家，民间传闻其人活到140岁。孙思邈的养生观中很重视养性修德的重要性。他在《千金要方·养性论》中指出：“性

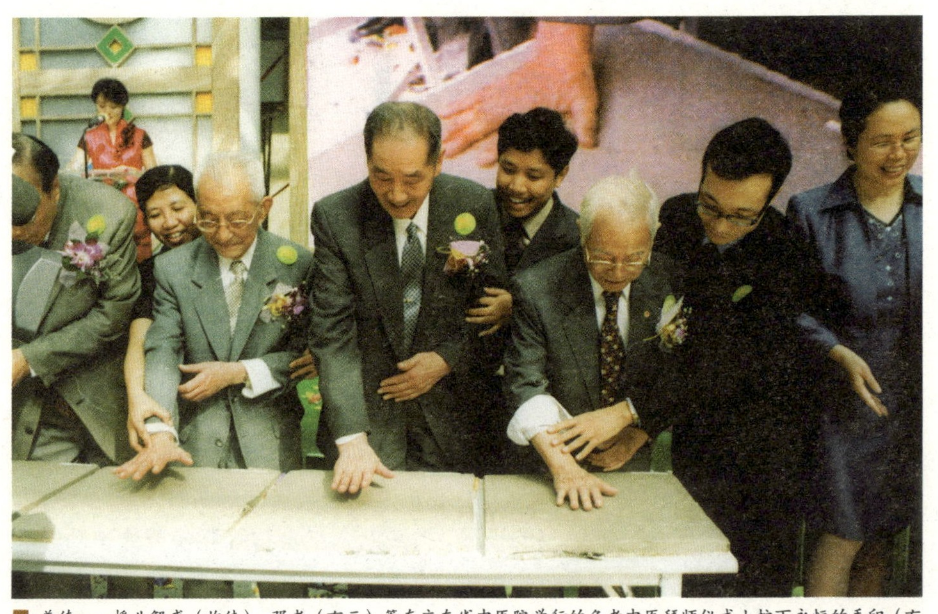

■ 养德——授业解惑（收徒）。邓老（右三）等在广东省中医院举行的名老中医拜师仪式上按下永恒的手印（右二为弟子吴焕林）

既自善，内外百病皆不悉生，祸乱灾害亦无由作，此养生值大经也。”“古养性者，不但饵药食霞，其在于兼于百行。百行周备，虽绝药饵，足以遐年；德行不克，纵服玉液金丹未能长寿”，认为良好的德行，胜于一切玉液金丹，有利于防病保健。

养德与保健长寿之间之所以关系密切，就在于通过德行的修养，可以帮助我们净化心灵，使思想纯正健康、精神恬淡愉悦、心神安宁，使人体气血调和、阴平阳秘，从而有助于身心的健康与和谐。

医学研究也证实：人体中，“精神系统—神经系统—内分泌系统”三者之间存在着密切的联系，一个人如果常怀仁爱之心、胸怀坦荡、乐于助人，就容易保持良好的心理状态，这样可以兴奋和提高人体的免疫力，促进有利于健康的激素的分泌，使人体各器官的功能协调在一种较佳的状态，从而有利于防病保健、延年益寿。

世界卫生组织也将对道德的修养纳入了健康的范畴，认为善良的品行、淡泊

寿而康

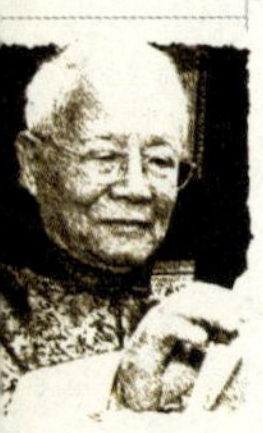

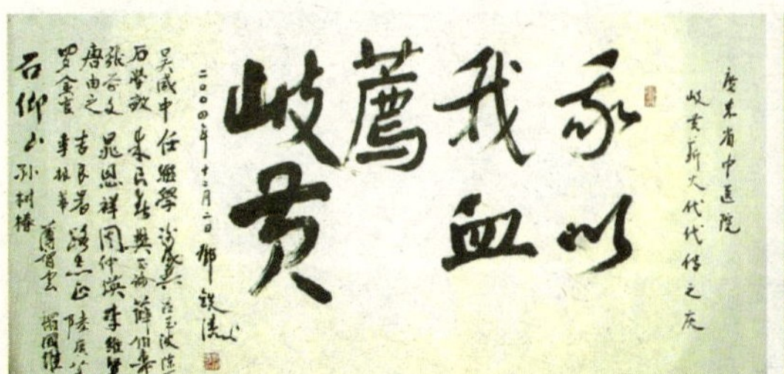

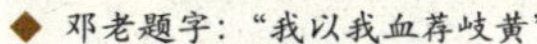
◆ 邓老题字："我以我血荐岐黄"

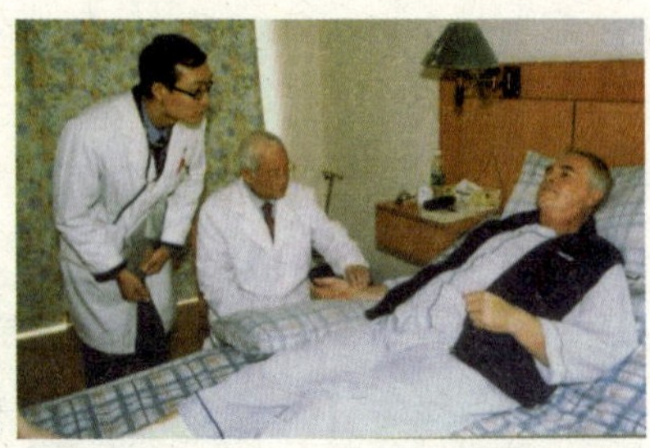
◆ 为患者诊病（左一为弟子吴焕林）

的心境，有利于维持良好的心态、保持心理的平衡，从而有利健康。

保持善良的品行、重视对道德的修养，不仅是修身养性的基础，也是保证身心和谐健康的需要。终日奔走忙碌的现代人，在每天的生活和工作之余，不妨放慢脚步，睁开眼睛，欣赏一下周围的世界，去帮助一下身边那些需要你帮助的人们，你会发现，给予的快乐原来也是人世间一种很美好的感觉，它能使你的心灵长久的充满幸福和愉悦的回味……

二十四、养心

养生须“养心”。中医认为“心”为“君主之官”，且“心主神明”，善养心者才能神全体健，而健康长寿。

邓老很重视对心神的调养，心态的乐观从容、平和内守，有助于获得身心的健康和谐。他每天生活的重心即行医治病；故心怀坦荡，不为名利所扰，所以心神安宁，真气充沛，年九十而体健。

“心主神明”，养神即养心，中医养神强调静养，即“神以静为养”，强调精神的恬淡内守。

精神的恬淡内守与健康之间关系密切，如《素问·上古天真论》中讲“精神内守，病安从来”；老子云“致虚极，守静笃”；葛洪言“心内澄则真神守其位”，“常其宽泰自居，恬淡自守，则身安静，灾害不干”……这些都说明精神的恬淡内守对于心神安宁和健康长寿是很重要的。

要保养心神，首先要重视“七情”的调节。中医所讲的“七情”是指喜、怒、忧、思、悲、恐、惊七种情感。正常范围内的“七情”是人的情感的正常表达，但表达过于强烈，则容易损伤心神，引起脏腑气血阴阳逆乱而生病。

如何才能减少七情对身体的损害呢？最重要的一点就是学会掌控自己的情绪，避免大悲、大怒、大喜等过激情绪的产生。人生在世，不如意事常十之八九，我们要学会正确的面对和处理，才有利于保持自己精神的健康。

邓老认为，人活世间，难免会遇到各种社会生活中不良因素的刺激，我们要有能力去应对它，有能力去处理生活中的各种变数，凡事看得开，不要患得患失，不要让它们过多影响我们的内心；树立起崇高的人生目标，颐养浩然之正气，精神有所寄托，才容易保持心神的安宁。这种浩然正气，也是天地间的正气、大气，对养生有着莫大的好处。

邓老是这么说的，也是这么做的。邓老一生将精力投入到中医事业的发展中去，这就是他的人生大目标；此外，还有治病救人，传道授业，舍小欲私念而心怀苍生……在面对亲人离去的巨大生活打击时，邓老能够在大悲中坚强地挺过来，也正是由于这种心怀天下、心系中医的宽广胸怀和强大信念的支持；这种支持，陪伴他渡过人生中最困难的关口……

“养心”是养生之要，良好的心态对于养生保健非常重要。调查研究发现，世间长寿者中绝大多数是豁达、开朗、待人谦和、对生活充满信心的人。

良好、健康、愉悦、适度的情志活动，可以促进脏腑的气机调畅，使人体气

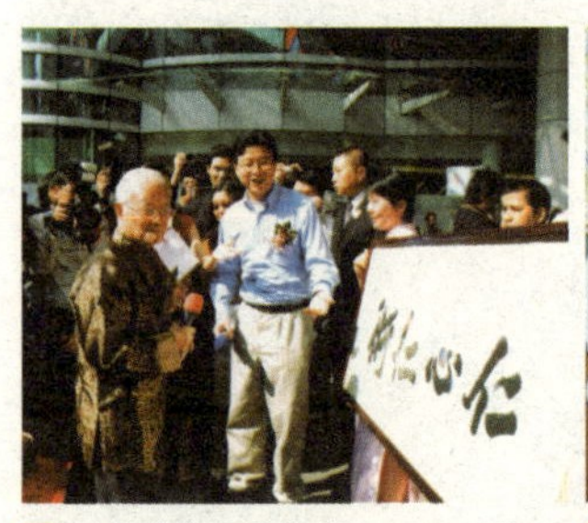

■ “大德者方得其寿”——网易创始人丁磊向邓老赠送“仁心仁术”牌匾

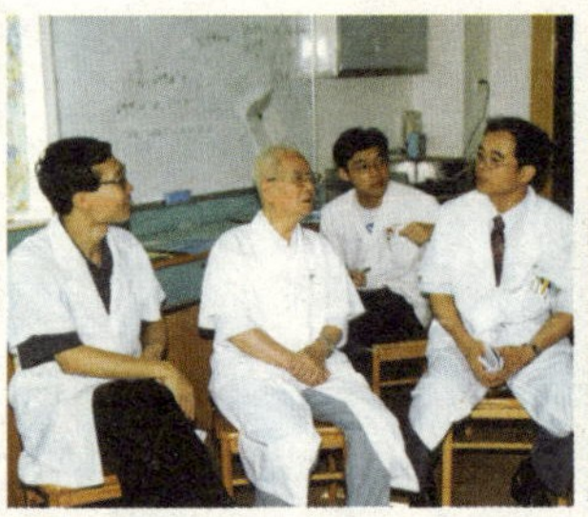

■ 授业解惑，邓铁涛教授指导弟子邹旭、吴焕林查房，讨论病例（右一为弟子邹旭，左一为弟子吴焕林）

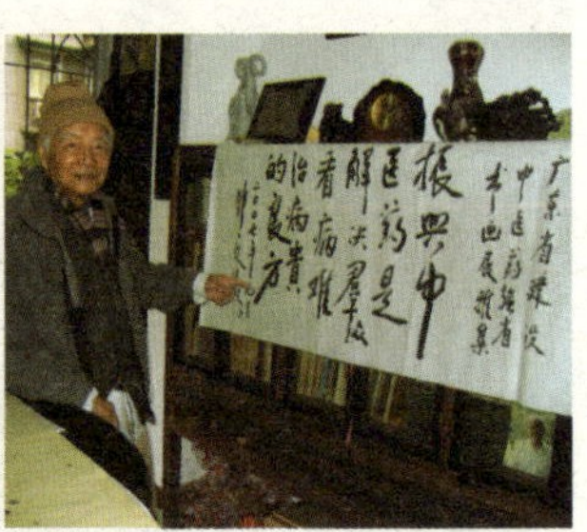

■ 心系中医、心系大众。邓老书法——“振兴中医药是解决群众看病难治病贵的良方”

寿而康

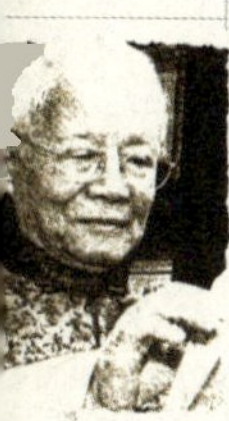

血调和，从而增进身体的健康，益寿延年。民间有“笑一笑，十年少”的说法。人体经常处于精神愉快的状态，可以提高大脑及整个神经系统的功能状态，使机体各器官的活动更加协调一致，人体适应环境的能力增加，从而起到保健延年的作用。

那么，如何才能保持健康良好的心态呢？当我们遇到烦恼和困惑的事情时该怎样去化解呢？每个人也许都有不同的解决办法，但总体而言，还是以调养化解为主导。

首先，做人要心胸开阔，性情豁达，待人谦和，开朗乐观，对生活要充满希望。站在一定的人生高度来面对生活，俯视众生，才能够视野宽广、纵览全局、信念高远，才能不易被眼前的生活琐事所扰，树立起高远的人生信念。

其次，当遇到烦恼和不开心的事时，应该静下心来仔细思索，找出原因并想办法、积极主动地去解决，而不是一味地沉浸在烦恼和不愉快中。可以向亲人

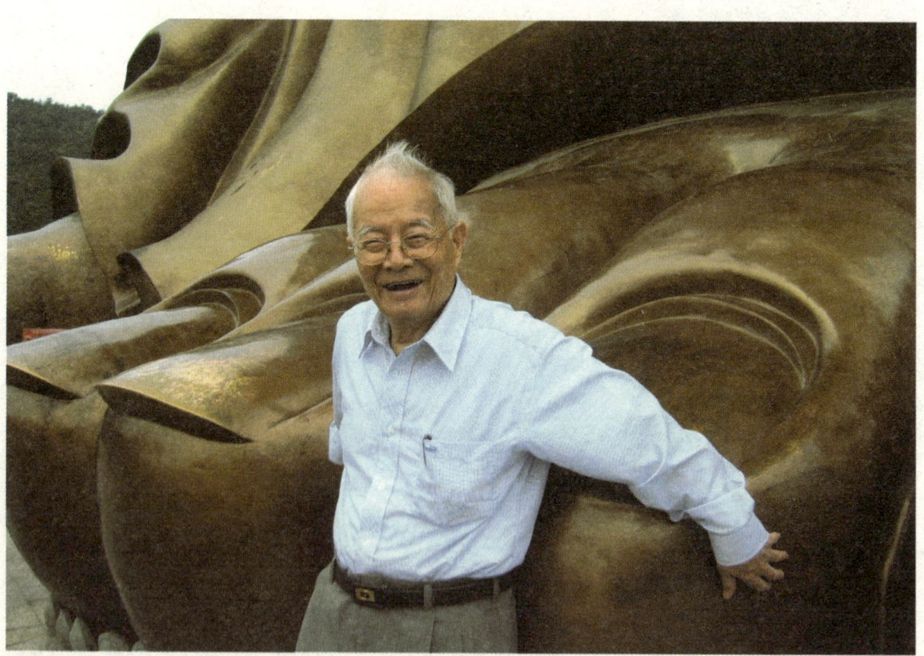

无锡灵山大佛——“心底无私天地宽”的邓老笑起来像个孩童

和朋友诉说，也可通过阅读心理分析辅导类书籍，或寻求专家的心理咨询，或适时地转移，或通过合理的情绪发泄等办法来化解和排遣自己的不良情绪，让自己的内心重归平静，千万不要一味的压抑自己的情感。此外，在生活中还应注意健康丰富的业余爱好的培养，比如书法、绘画、诗词、写作、养花、垂钓、戏曲、旅游、摄影、爬山等等，这些兴趣爱好除了可以丰富我们的业余生活之外，还有助于陶冶情操，帮助获得内心的满足和平静。

其实，只要你愿意静下心来，去细心体会生活、感悟生活，获得良好的心态其实并不难。繁忙的生活之余，放慢脚步，欣赏一下路边葱绿的小草和枝头绽放的娇艳花朵，抬头仰望白云朵朵，观远处群山婆娑；日有蓝天白云、鸟语蝉鸣相守，夜有繁星满天、清风雨露为伴，这些都是大自然无偿馈赠给我们人类的无价宝物，无论是阳光灿烂抑或阴雨绵绵，只要你留神细赏，大自然永远都会有美丽生动的一面展现在你面前，为你的漫漫人生路增添几缕风景和感动……

“神须静养”，对此诸葛亮有云：“非淡泊无以明志，非宁静无以致远”，只要我们常怀淡泊明净志、宁静志远念，知足常乐，心宽随缘，自然容易获得安宁祥和的心灵。中老年朋友养生，尤应重视养心，“且让心宽、万事随缘”，自然容易获得身心健康。有一首《宽心谣》说得很好，摘录如下，与读者朋友共享：

宽心谣

日出东海落西山，愁也一天，喜也一天；
遇事不钻牛角尖，人也舒坦，心也舒坦；
每月领取退休金，多也喜欢，少也喜欢；
少荤多素日三餐，粗也香甜，细也香甜；
新旧衣服不挑拣，好也御寒，丑也御寒；
常与知己聊聊天，古也谈谈，今也谈谈；
全家老少互慰勉，贫也相安，富也相安；
内孙外孙同样看，儿也心欢，女也心欢；
早晚操劳勤锻炼，忙也乐观，闲也乐观；
心宽体健养天年，不是神仙，胜似神仙。

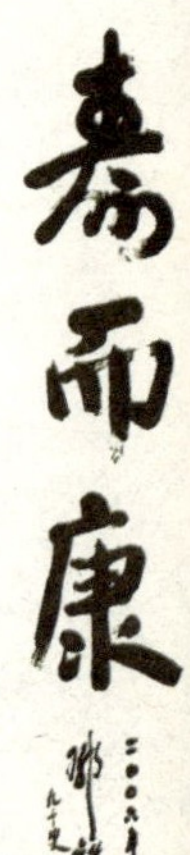

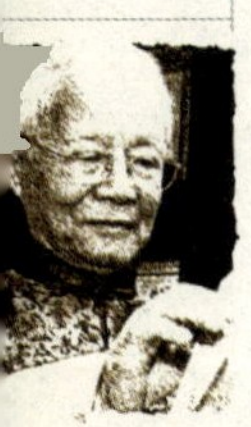

唐代孙思邈是我国古代有名的大医药学家和养生家，民间传其享 140 岁高寿，从他的作品中可以发现他对于中医养生方面颇有研究，现摘录其《孙真人养生谣》于下，从中我们可以看出他的某些养生观念，如调摄精神、防止夜醉、养生锻炼、修行养性等，这些认识对于指导我们今天的养生仍有着很重要的借鉴意义：

孙真人养生谣

怒盛偏伤身，思多太伤神；神疲心易役，气弱病相侵。
勿使悲观极，当令饮食均；再三防夜醉，第一戒晨嗔。
夜静鸣云鼓，晨兴漱玉津；妖邪难犯己，精气自全身。
若要无百病，常须节五辛；安神当悦乐，惜气保和纯。
寿夭休论命，修行本在人；若能遵此理，平地可朝真。

第二章　邓老养生观

“上工治未病”是邓老总体的养生指导思想。邓老提倡实施“百岁工程”，希望能以“上工治未病”的思想指导世人养生。“上工治未病”的养生保健方法，包括“未病先防”和“已病防变”两个方面的内容。

“上工治未病”这句话出自我国现存最早的医学典籍《黄帝内经》一书，书中《素问·四气调神大论篇》中有一段话，原文是这样的：“是故圣人不治已病治未病，不治已乱治未乱，此之谓也。夫病已成而后药之，乱已成而后治之，譬犹渴而穿井，斗而铸锥，不亦晚乎。”其中“圣人不治已病治未病”这句话的意思是说“好的医生懂得如何去治疗（预防）尚未发生的疾病”，即在疾病未发生之前，先做好充分的预防工作，阻止疾病的发生，能做到这一点的就是“上工”（好的医生）。其中的“不治已病治未病”的观念，可以说是我国早期典型的预防医学思想的体现。**邓老养生吸取了《黄帝内经》的这种预防思想的精华，认为“养生重于治病”，做好养生工作比起去治疗疾病更重要。**了解邓老的这种养生思想，有助于更好地理解和学习他的一些具体的养生保健方法的由来和目的，也有助于更好地指导我们的日常养生。

那么，什么是“养生”呢？理论上来讲，（**邓老认为，养生是讲一个人的生命活动要“形神统一”。所谓“形”是指整个形体、身体，“神”是指心神、意志、思维等，“形神统一”就是说身体和心理要相互和谐统一，也就是要达到“身心和谐”的状态，做到了“身心和谐”才有助于养生保健。**）人是在大自然这个环境里生活的，人与大自然之间是息息相关的，自然界的各种变化，都会对人体产生影响，适应自然界的各种变化，即做到“天人合一”，合理安排好日常的饮食起居，才有利于达到“身心和谐”的状态。除了大自然之外，还有人与人之间的关系，也就是各种社会的因素。养生就是要统筹协调好人与自然之间，以及人与各种社会因素之间的关系，使人体达到“形神统一”、“阴平阳秘（阴阳平衡）”的状态，达到这种和谐状态，就可以减少疾病的发生，有助于获得长寿。“身心和谐”和“天人合一”这两部分，反映了“未病先防”的思想，即通过日常调理，

寿而康

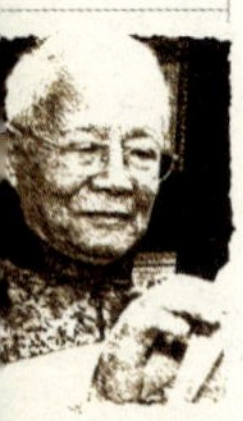

减少疾病的发生；除此之外，养生保健还需要做好“已病防变”（防止疾病继续发展）。人活世间，没有人不生病的，生病之后积极地调养和治疗，让病情不再继续发展，这也是养生工作中很重要的一部分。要做到这一点，需要我们了解必要的疾病预防和治疗的相关知识，所谓“知己知彼，百战不殆”，只有充分认识了敌人，才有助于打败它。

所以，简单来讲，养生就是要协调好生活中的各个方面，使自己的身体和心理都达到很健康的状态，减少疾病的发生；对于已患疾病，做好病后的防治工作，防止疾病进一步的进展，做到这些，就容易使我们获得健康长寿。

养生保健的目的，就是为了要拥有健康。健康的真正涵义，包括了两个部分：健康的身体、和谐的心理。只有身体和精神（心理）两方面都健康了，才是拥有完整的健康。而说起健康，很容易让人联想到一个词——亚健康，这是近些年来养生保健领域经常会提到的一个词，也是对人们健康状况进行描述的一个词。对于这种说法，心理上要有一个客观的认识，它只是起到一个警戒和提醒的作用，提醒你需要关注自己的健康状况了，但是却不要过于为此担心，过于担心自己是否亚健康、是否患病，反不利于健康，不利于养生保健。

为什么这么说呢？因为一说起亚健康的种种表现，对照一看，发现几乎人人都有，有些人心宽乐观，看后也不会过于担心。如果是敏感的人看到了，心里不免会想：“啊，怎么会这样？我已经不属于健康人群了？我快要生病了？……怪不得最近总感觉怪怪的，原来我真的快要生病了……”等等，产生诸如此类的、负面的、不良的心理暗示。这样一来就会增加人的心理负担，不利于良好心境的保持，不仅影响正常生活，时间长了，原本没病或仅有一点小毛病的人在这种不良心理的暗示下可能真的就生病了。

发现自己处于“亚健康”，并不是宣判你马上就会生病，如果这时就把自己归入患病人群，就太早了，也有“误判”的嫌疑。正确的对待方法，首先应该是引起对自己健康状况的必要的关注，其次通过积极的日常养生保健调理，改善不良的身体或心理状态，恢复身心的健康与和谐。千万不要对“亚健康”这种判断耿耿于怀。

中医讲“心主神明”，当一个人心里有了不好的情绪和想法时，很容易对健康产生不良的影响，这对防病保健很不利。我们讲养生保健，很重要的一点就是“防病于未然”，也就是预防疾病的发生。这需要我们多想些健康、向上的东西，抛开那些不好的心理负担和想法，因此，需要我们从正面、积极的角度去思考问题。在生活中，可能会遇到这样或那样的毛病和不舒服，经过检查发现没什么问题，这说明我们的身体或心理状态已经开始出现不协调了，这种不协调的状况是很普遍的，不要太担心。按照哲学相对论的思想，一切事物的“动”和“静”都是相对的，没有绝对的“动”和“静”；同样道理，平衡也是一个不断变化的过程，人体的各项生理机能本来就处于一个不断调整、不断转化的动态变化过程。身体有其自身主动调整的本能，发现短时间的不平衡，并不一定真的是病态。这时我们需要做的，是在科学的养生保健知识的指导下，正确对待、积极调整，而不是一味地担心和忧虑。一般而言，通过积极的调理保健，小的不平衡是很容易恢复正常的，中医养生有调理保健和预防疾病的功能，我们要树立起这个信心；其次，对于已经确诊的疾病，就不要再一味的否定和不承认了，中医的养生保健，不仅可以预防疾病的发生，对于已经发生的疾病，还可以通过积极的调养，延缓疾病的进展，改善生活质量。

那么，如何才能做好养生保健工作呢？**邓老认为，首先，需要学习掌握必要的养生保健常识，做好养生保健的基础工作，如养成良好的生活习惯、去除各种不良因素的影响等，以减少疾病的发生；其次，对于已经发生的疾病，要懂得如何通过积极的日常生活调理，阻止疾病的进一步发展，即做好“未病先防”和“已病防变”两部分的工作。**

“未病先防”和“已病防变”是祖国医学的瑰宝，我们的祖先在几千年前就认识到了“预防”和“防变”的重要性，这也是中华文化优秀性的体现。中医防治疾病的优势在于将预防和治疗相结合，重视人的主观能动性以及精神调养的重要性。几千年来华夏文明的繁荣昌盛史以及众多长寿医家的典型事例也都证明了中医养生的优越性。

为什么中国古代的许多医家都拥有健康长寿呢？难道他们的生存环境和医疗环境都比现代人优越吗？不是的，原因就在于他们掌握了宝贵的养生保健知识，只要

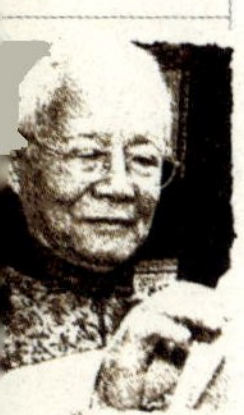

我们也掌握了必要的养生保健方法，拥有健康和长寿也是不难的。

关于养生保健方法，邓老认为比较有代表性的是《黄帝内经》中的一段话："法于阴阳，和于术数，食饮有节，起居有常，不妄作劳，故能形于神聚，而尽终其天年，度百岁乃去。"效法自然界阴阳消长的变化规律和特点，调养身心；施行合宜的养生术，如导引、吐纳诸法；饮食和五味、忌偏嗜、适寒温、节饥饱等；起居有常，生活、工作有规律；不妄劳作，无论身心劳作还是房事，均应适度，如此，才能保持身体的健康强壮，各项生理功能旺盛持久，精神饱满，寿满百岁。

具体来讲，可以通过三个方面来实现，即"身心和谐"、"天人相应"和"识病防病"。

"身心和谐"：人的健康，包括"身"和"心"两方面的健康。人若想健康长寿，除了要有健康的身体，还要有一个好的精神状态。我国古代有"精神内守，病安从来"的论点，是说有了平和安宁的精神，就不容易生病，说明了精神的健康对于养生保健的重要性。人是社会的人，是生活在社会中的，社会中有许多契机和不良因素的影响，需要我们去摆平和化解，才有利于保证精神的健康，拥有宽广的胸怀，才能不易为这些事情所困扰。除了注意对精神的调养，日常养生还需要注意饮食、起居、运动等方面的安排，这些对于养生保健也都是必不可少的。只有做好了上述"身"、"心"两方面的保健工作，才有助于保持精神和身体的双重健康，达到"身心和谐"的状态。

"天人合一"：自然界的四季变迁，对人体都会有影响。养生要"法于阴阳、顺应自然"，就是要顺应四季阴阳消长的规律和气候变化的特点来安排日常生活，如天冷了就要添衣避寒，天热了就要防暑降温，只有顺应自然界的变化规律，才有助于达到"天人合一"的状态。

"识病防病"：人生于世间，需要经受自然界的风霜雨雪、虫扰疫行，难免会生病，养生保健自然少不了对疾病的治疗和调养。掌握基础必要的养生保健知识，可以帮助我们尽早发现疾病、延缓疾病的进展，减少疾病对身心的损害，为长寿保健作贡献。

身心和谐

世界卫生组织（WHO）对健康提出的新概念是："健康不仅仅是不生病，而且是在身体上、心理上和社会适应能力上都处于完好的状态。"只有心理和身体都健康、适应社会能力良好、身心和谐的人，才拥有完整的健康。

从养生保健的角度来讲，"身心和谐"是健康长寿的基本保证，只有当人体处于身心和谐的状态时，身体各项生理机能才处于较佳的状态，生机旺盛，对疾病抵抗力强，才有利于防病保健和健康长寿。"身心和谐"，顾名思义，包括身体和精神（心理）两方面的内容，两方面的调养对于养生保健都很重要，只有两方面都健康了，才能达到整体的健康和谐，才有利于健康长寿。它不仅要求身体的健康，还要保持心态的愉悦平和，情绪的饱满稳定，身体各部分机能配合默契、运转正常，以及自我控制和调节能力强，化解矛盾、平抑怨气、排解焦虑的能力强等诸多方面的内容。

自然界四季更换，草木随之荣枯盛衰；人生活在自然界当中，也会随岁月变迁而渐趋衰老，这是生命的永恒趋势，无法更改。除了人类自然衰老的进程之外，日常生活中，各种不良生活习惯和不良社会因素的刺激，也会对我们的身心产生不利的影响，导致疾病的发生和衰老的到来。

人的衰老可以分为身体的衰老和心理的衰老两个方面，这两方面会相互影响。衰老虽然不可避免，但是我们可以通过日常的养生保健，延缓衰老的到来。

在身体和精神两者的日常调养中，邓老认为精神的调养较之单纯的身体保养更为重要。这是因为，人的精神状态的好坏对整体健康而言非常重要。一个人如果拥有很好的精神状态，身体的修复和代偿能力就强，这样即使疾病缠身，也容易获得痊愈；相反，如果一个人心理状态很糟糕，对自己的生存状态很不满意、经常牢骚满腹，即使原本身体条件很好，在这种恶劣的心境影响下，也很容易罹患多种疾病。

一个人生存在这个社会中，总会遇到各种因素的刺激，需要面对各种挑战。学习如何正确面对和处理这些问题，尽量让自己保持一个良好的心理状

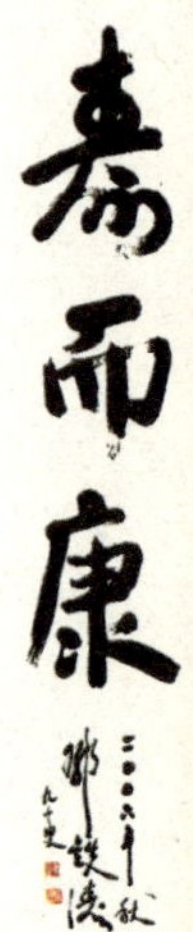

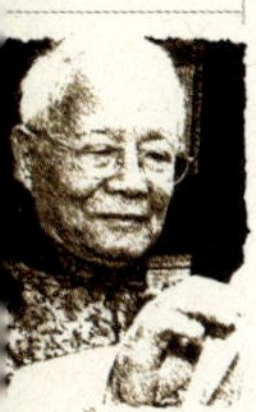

态，有助于维持自身气血的阴阳平衡，增强身体的免疫力，从而有利于健康长寿。

中医讲究整体观，人是一个整体，人的精神和身体也是相互影响、密不可分的统一整体，养生保健除了要注意维护心理的健康，也需要重视对身体的顾护。人类的任何生命活动和社会活动，都必须在物质身体存在的基础上才能完成，“皮之不存，毛将焉附？”如果身体这个“躯壳”都保护不好，那么精神又以何处为“居所”呢？因此，要想达到“身心和谐”的状态，不仅要重视对精神的调养，对身体的保养也不可忽视。

身体是生命之本，精神是生命质量的体现，关于这两者的日常保健，邓老在吸取《黄帝内经》中关于养生的精辟论述的基础上，结合自身体验，形成了自己的观点：

◆养身

常用的“养身”方法有三：一是适应自然环境，减少外邪侵袭；二是运动锻炼，增加机体抵抗力；三是减少各种不良生活习惯对身体的危害。三者相互配合，才有助于保持身体的健康。

保养身体，首先要适应自然环境，减少外邪侵袭，中医讲“虚邪贼风，避之有时”，自然界的外邪侵袭人体，容易导致各种外感疾病的发生，耗伤人体精气，危害健康。

其次，需要进行一定的体育运动锻炼，增强体质，增加对疾病的抵抗力。

再次，日常生活中的一些不良生活习惯，如饮食不节、起居无常、劳欲失度等，都会影响人体的气血畅达和阴阳平衡而损害健康，导致疾病的发生。

因此，养身保健，需要从这三个方面来注意，才更容易获效。

◆养心

“养心”要重视对精神的调养，《素问·上古天真论》中有云：“恬淡虚无，真气从之；精神内守，病安从来？”意思是说，精神的恬淡虚无、平静内守是摄生养神的大前提。

中医认为，“心藏神”为一身之主。《素问·灵兰秘典论》中有云：“主明则下安，以此养生则寿，殁世不殆，以为天下之大昌；主不明则十二官危，使道闭塞不通，形乃大伤，以此养生则殃，以为天下者，其宗大危。”指出了心神的健康，有利于长寿保健；心神若出现问题，则很容易损害健康。

精神情志是生命活动的体现，调养精神，首先要注意七情适宜。所谓“七情”，是指“喜、怒、忧、思、悲、恐、惊”七种情志。“七情”发于五脏，反过来又影响五脏的功能。不良的情志活动容易引起人体气血逆乱，导致脏腑功能失调，是形成各种内伤疾病的重要原因。保养心神，首先要重视对七情的调节，避免情志过激，如避免大怒、大悲、狂喜、忧思、惊恐等情绪，保持精神的平和内守，如此才有助于人体气血阴阳的平衡，才不易生病。

除了注意“七情”的调节，调养精神还可以通过一定的功法锻炼，如静坐养神功、气功入静以及近些年来逐渐流行的瑜伽等，这些功法的锻炼，都有助于保养心神。

一、养身

下面就具体谈一谈日常养身的一些注意事项。

1. 适应自然环境、减少外邪侵袭

自然界春、夏、秋、冬四季变迁，气候的变化，对人体会有一定的影响，养生保健需要适应自然界的这种变化，减少外邪的侵袭。

按照中医养生理论的指导，日常养生保健应做到“法于阴阳、和于术数”、“春夏养阳、秋冬养阴”以及“虚邪贼风，避之有时”，这几句话的意思是说要顺应自然界四季阴阳变化的规律来安排日常生活，并有意识地进行一些养生活动（春夏两季重视养阳，秋冬两季注意养阴），同时还应注意避免自然界各种邪气（如风寒之邪）的侵袭，减少患病的几率。

关于“法于阴阳、和于术数”的养生方法，《黄帝内经》中对此有形象的描述，原文是这样的：“春三月，此谓发陈。天地俱生，万物以荣，夜卧早起，广步于庭，被（披）发缓行，以使志生，生而勿夺，赏而勿罚，此春气之应，养生

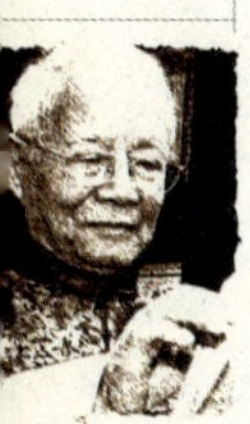

之道也。逆之则伤肝，夏为寒变，奉长者少。夏三月，此谓蕃秀。天地气交，万物华实，夜卧早起，无厌于日，使志无怒，使华英成秀，使气得泄，若所爱在外，此夏气之应，养长之道也。逆之则伤心，秋为痎疟（疟疾的总称），奉收者少，冬至重病。秋三月，此谓容平。天气以急，地气以明，早卧早起，与鸡俱兴，使志安宁，以缓秋刑，收敛神气，使秋气平，无外其志，使肺气清，此秋气之应，养收之道也。逆之则伤肺，冬为飧泄，奉藏者少。冬三月，此谓闭藏。水冰地坼，无扰乎阳，早卧晚起，必待日光，使志若伏若匿，若有私意，若有已得，去寒就温，无泄皮肤，使气亟夺，此冬气之应，养藏之道也。逆之则伤肾，春为痿厥，奉生者少。”这部分内容，在后面的“天人合一”章节里会有较详细的介绍，此处不多谈。这段话要表达的总体思想是，春、夏、秋、冬四个季节，每个季节中的作息起居、情志调摄等方面都各有不同，都有一定的原则需要遵循。

关于“虚邪贼风、避之有时”，是指在日常生活中要注意避免自然界的各种不良气候的影响，减少它们对人体的损害，从而减少疾病的发生。所谓“虚邪贼风”，是指容易导致人体发病的各种气候。自然界中常见的有“风、寒、暑、湿、燥、火”六种气候，称之为“六气”，正常范围内的“六气”是自然界正常气候的表现，一般不会致人发病。只有当这六种气候出现异常时（过于强烈或在不该出现的时候出现）；或者由于人体正气虚弱，对于正常的六气也不能抵御时，才容易侵袭人体而致人发病，此时的气候就称为“六淫”了，也可称做是“虚邪贼风”。

四季气候不同，“虚邪贼风”也各有差异，保养之道应顺应四季气候的特点，如春避风温、夏避暑邪和火邪、长夏避湿邪、秋避燥邪、冬避寒邪，减少外邪对人体的侵袭。

2. 运动锻炼，增强体质

通过运动锻炼，可以使人体增强体质、增加身体抵抗力，有助于防病保健。汉代华佗倡导练习“五禽戏”，并指出：“人体欲得劳动，但不当使极耳。动摇则谷气得消，血脉流通，病不得生。”意思是说，人体需要运动锻炼，但却不能过度；运动有益于健康，可以帮助饮食物的消化，促进血脉的流通，使人不容易生病。

这段话所体现出的运动观“人体欲得劳动，但不当使极耳。”就是邓老一向最赞成的运动观：“生命在于运动，但却不要过度。”

“生命在于运动”，适当的运动锻炼可以增强体质，增加对疾病的抵抗力；但是，一旦运动量过大，超过人体所能承受的范围，则容易损害健康，国外有很多运动员死在运动场上，就是很生动的例子。

既然适度运动有利于健康，那么我们就选择做运动。可供选择的运动种类有很多，散步、爬山、体操、跑步、拳术、气功、八段锦、太极拳、五禽戏等，都是很好的运动项目，各人可根据自身情况加以选择。

这里介绍几种邓老推荐的、适宜作为养生保健的大众健身运动：散步、八段锦、太极拳，这些运动都比较简单、容易练习，而且动作柔和、不易损耗精气，易于坚持，因此，更适宜中老年人群。

3. 减少各种不良生活方式对人体的危害

除去各种“虚邪贼风”容易侵袭人体而发病；人类自身各种不良生活习惯也会对身体造成很大的危害，引起多种疾病的发生。有调查发现，在所有的人类疾病中，高达60%的疾病都是由不良生活方式引起的，这个数字不能不引起我们的警示了。要养生保健，就必须注意这方面的问题。

现代人常见的不良生活方式有很多种，如熬夜，睡眠不规律，不吃早餐，三餐不规律，高脂肪、高蛋白、高热量饮食，缺乏运动，吸烟，嗜酒等等，这些不良的生活方式和习惯会对健康造成很大的危害，而且危害是多方面的、严重的。

比如熬夜，不仅会影响第二天的工作，使工作效率下降；长期睡眠不规律，还容易引起失眠、健忘、记忆力下降、神经衰弱等疾病。早餐随便应付，甚至不吃早餐，不仅影响上午的工作和学习，还容易引起多种消化系统疾病，如胆囊炎、胆结石。长期高脂肪、高蛋白、高热量饮食，容易引起热量堆积，引发肥胖、血脂异常、糖尿病、冠心病等疾病。现代人随着生活节奏的加快，汽车、电梯等各种代步工具的普及，缺乏运动的现象也日渐增多，长期如此，会导致体质下降、对疾病的抵抗力下降，容易罹患感冒、发烧、头痛、咳嗽、慢支、肺炎等

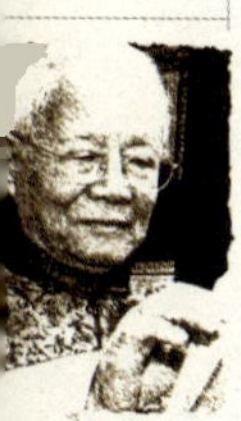

多种疾病。办公室一族，经常要伏案工作，如果长期缺乏运动，则容易引起颈椎病、头痛、神经衰弱、早衰等疾病，此外还容易导致肥胖症、血脂紊乱、高血压、糖尿病、冠心病、中风等疾病的发生。至于吸烟、酗酒等不良生活嗜好，更是健康大忌，容易引起诸如急、慢性支气管炎、肺炎、肥胖、酒精性肝病、糖尿病、高血压、冠心病、中风，甚至肺癌、肝癌等疾病……上面所列举的各种不良生活习惯，对身体的危害都很大，需要引起我们足够的重视，有则改之，无则加勉。

既然不健康的生活方式容易导致这么多疾病的发生，那么养成良好的生活方式无疑是养生保健的重要内容，不由得我们不重视。日常看似不起眼的小事，如吃饭、穿衣、运动、睡觉等，却往往是左右我们健康的关键。亲爱的读者朋友，想一想，你的生活习惯健康吗？你有没有上述各种不良生活习惯呢？

要减少各种不良生活习惯对人体的危害，需要我们从日常小处做起，处处留心：饮食习惯不健康者，需要戒除各种不健康的饮食习惯，坚持绿色饮食；缺乏良好作息节律者，需要调整自己的作息安排，保证充足的睡眠；缺乏运动者，需要增加运动量，制定出一个适合自己的运动计划，并且从今天就开始执行……

对于已因生活方式不健康而发病的人群，更需要调整自己的生活方式了。除了正规的治疗之外，努力改正各种不良生活习惯，可以更有效的配合医生的治疗，延缓疾病的进展，从而提高生活质量。

总之，从日常生活的小事做起，并持之以恒，才有助于拥有一个健康的身体，才能逐渐品尝到养生保健的乐趣和益处。

二、养心

日常养心保健，也需要做好两方面的工作：第一，重视对精神神志的调养，避免不良情志因素对人体的损害；第二，进行适当的调心锻炼，维护精神的健康。

1. 调养神志

养生须先养心，调养神志是养生的重要内容。

《黄帝内经》中提到了调养心神的关键：“恬淡虚无，真气从之”、“精神内守，病安从来？”用现代话来解释就是指，思想要保持安闲清净、少杂念，精神守于内而不随意外耗，这样才能使真气充沛而不易发病。

邓老吸取了《黄帝内经》的精华，认为“神须静养”，调养神志首先要控制各种嗜欲贪念，保持思想的安闲清净，使心神宁静内守，不为外物所惑。

此外，还须重视“喜、怒、忧、思、悲、忧、恐”七种情志的调节。七情发于“心、肝、脾、肺、肾”人体五脏，与五脏间相互影响，只有发乎于情、节制有度，才有利于气血的调和、脏腑功能的正常；如果七情过极、节制无度，则会损伤脏腑气机，引起气血运行紊乱，从而引发多种内伤疾病。

具体的调养方法，也是从上述原则出发：减少各种欲望，保持精神的安闲清净；七情正常有节制；同时避免各种不良因素对心神的刺激。

精神的恬淡虚无、平静内守，属于个人认识和修养方面的内容，仁者见仁，此处不多做介绍。下面重点谈一下现代社会常见的、容易影响人们心理健康的各种不良因素方面的内容。

现代社会中，有很多容易引发负面情绪的不良因素，如果不懂得合理化解，容易对心理造成不好的影响，影响身心健康。很多人都曾有过类似的体会：早晨起床后本来心情很好，一旦迈出家门，人潮的拥挤、都市的喧嚣、快节奏的生活……扑面而来，让你本来宁静的心平添许多躁动。随着生活压力的加大和竞争的增多，许多人都会感觉思想负担加重，这种过重的心理负担容易引发多种不良情绪，如紧张、焦虑、忧郁、恐惧、急躁、易激动等，如果不懂及时调节，则容易形成焦虑症、抑郁症、神经衰弱等精神疾患和高血压、冠心病等多种身体疾病。这些疾病严重影响着人们正常的工作和生活，因而，需要我们想办法去化解。

每个人都是社会的一分子，社会生活总体的节奏快慢是由整个人类社会决定的，我们无法改变，但是我们可以掌控自己的情绪。在面对各种不良社会因素刺激的时候，如果我们能正确地认识，积极乐观地去面对，学会排遣和化解，就可

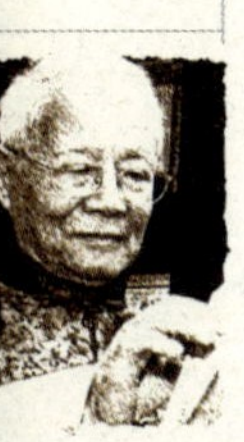

以在很大程度上减少它们对身心的危害。积极正面的思考习惯是维护我们好心情的法宝。

首先，我们需要对所生活着的这个时代和周围的环境有一个全面、客观、正确的认识。

社会大环境是由人类社会发展的进程所决定的，我们无法改变；我们所能做的就是尽量以平和、坦然的心情去接受它，以积极、乐观的态度去对待它；勇敢去面对，不害怕、不退缩、不逃避；努力的面对工作、学习和生活；勇敢地接受生活所带来的各项挑战，也尽情享受工作和生活所赋予的各种乐趣；凡事尽力而为则可，顺其自然、不强求；不与别人攀比；正确认识自己和接纳自己；对生活和工作抱有必要的热情；乐于助人的同时也懂得寻求帮助；爱自己、爱家人、爱朋友、爱学习、爱工作、爱生活……这些积极良性的思想有助于减少各种不良情绪的困扰，使我们保持积极乐观的心态。

其次，在遇到大的、难以排遣的心理困扰时，需要懂得及时释压，将不良情绪及时宣泄出去，或者向周围的亲人、朋友寻求帮助。

比如，当你堆积了很多不好的情绪和想法，如悲伤、愤怒、忧郁等，可以选择适当的方法来排遣，将这些不好的情绪化解掉，如可以通过运动、旅游、休息、做瑜伽的方法，帮助自己平息情绪，重拾心灵的宁静。如果通过这些方法，不良情绪还是无法排遣，不妨试用发泄的方法，如大哭一场、找人诉说、剧烈运动等方式。当然，前提是发泄的途径要健康、分场合、考虑影响，不要给自己和他人带来不好的影响。

最后，如果真的遇到了自己能力范围之内解决不了的问题，通过以上各种办法仍无法化解时，要懂得及时向周围的人寻求帮助。

比如可以向身边的亲人、朋友、老师、心理医生等寻求帮助，也可以向各种社会机构，如报刊新闻媒体、政府机关等寻求帮助。“尺有所短，寸有所长”，每个人都有自己的强项和优势，也都有弱点和不足，我们要坦然面对自己的不足，必要时懂得向周围的人寻求帮助，这并不是什么丢脸的事。凡事不要钻牛角尖，也不要所有事情都一个人扛。许多心理疾患都是由于心理问题得不到及时有效的解决而逐渐形成的，不要将各种不良情绪和压力长期堆积在心里，要懂得自我排解和寻求帮助，这也是日常调养神志的重要内容。

2. 调心锻炼

除去上述介绍的调养神志的方法，养心还可以通过一定的调心锻炼来获得。

先来介绍一种可以为心灵减压的好方法——“静心功”。

静心功，是指通过积极良性的思考和暗示，将心中不必要的负担和压力以及不良的情绪及时的排遣出去，使自己的内心保持平静的一种养生保健方法。

静心功是立足于静心养生法的基础上的。静心养生的方法，也即《素问·上古天真论》所说的“恬淡虚无，真气从之”、“精神内守，病安从来”。拿到现在来说就是注意修炼自己的精神世界，摆脱各种物质和名利的困扰，使自己内心平静，精神愉悦、情绪稳定。

练习静心功的形式有静坐、冥想、瑜伽、气功等，练功过程中通过有意识的思想和心灵的放松、积极良性的思考，把心中的不利于精神健康的情绪化解掉，使自己内心重获平静。

在现代社会这个竞争日益激烈的环境中，每个人都忙得焦头烂额、心浮气躁，如果能练就“静心”这门学问，对于养生保健，作用真的很大。

除去静心功的练习，还可以通过一些舒缓柔和的运动锻炼来帮助自己释放压力、消除不良情绪。

如通过练太极拳、打八段锦，旅游，跳一些比较轻松的舞蹈等，都是不错的选择。这些和缓的运动形式，可以帮助人体气血的流通，改善机体各部位的供血，既有利于身体健康，又可减轻心理负担，具有很好的保健效果。

上面简单谈到了一些常用的、可以帮助我们重获内心愉悦的方法，当然，这方面还有许多其他的方法可供学习，也有很多专业的书籍可供参考，此处就不多做介绍。

总之，科学合理的养心方法，可以帮助我们释放心灵压力，排除不良情绪，获得内心的平静，对于养生保健，很有帮助。

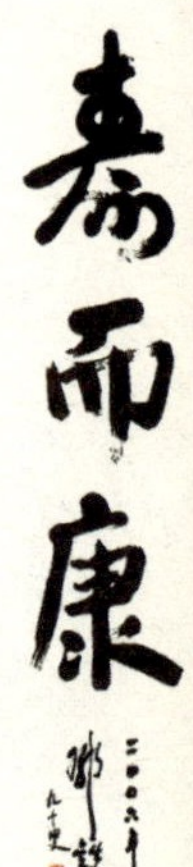

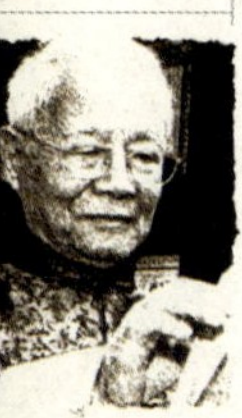

天人合一

前面谈到了，养生应顺应自然界的气候变化规律安排日常生活，以摄生保健。

顺应四时养生，是祖国医学养生的重要环节，在《灵枢·本神篇》中有“智者之养生也，必顺四时而适寒暑”，即真正懂得养生的人，会顺应四时的气候变化来安排自己的日常饮食起居。《素问·四时调神大论》中也提到“夫四时阴阳者，万物之根本也”、“阴阳四时者，万物之始终也，死生之本也，逆之则灾害生，从之则苛疾不起”、“是故圣人春夏养阳，秋冬养阴，以从其根，故与万物沉浮与生长之门，逆其根则伐其木，坏其真矣”。即是说顺应自然界四季的变化规律安排日常生活，才有助于健康长寿；否则逆其道而行之，则容易化生百病、顽疾缠身。

这些是很有生活道理的，举两个简单的生活中的小例子：人们日常的衣物着装需要遵循自然界的气候变化规律相应增减，天气冷时为了保暖御寒需要增加衣物，天气热时为了帮助汗液排泄和通风降温需要减少衣物。冬天时，气候寒冷，人们喜欢进食温热的食物来保暖御寒；夏天时，气候炎热、出汗较多，人们喜欢饮凉茶、食瓜果来帮助降温解暑、补充水分。这些都是人类主动适应四时气候变化的表现。

在具体的起居调理方面，古人提出了“春夏养阳，秋冬养阴”的原则，并针对四时起居提出了“春……夜卧早起，广步于庭；夏……夜卧早起，无厌于日；秋……早卧早起，与鸡俱兴；冬……早卧晚起，必待日光”等四时起居所宜，邓老养生，将古人的这些宝贵养生经验贯穿到实际生活中去，并结合自己数十年的摄生保健经验，形成了有关四时养生的看法。

一、春季养生

春季是万物复苏的季节，大地开始回暖，草木开始发芽，万物生机勃勃，人体也同万物一样，经过了寒冬的考验，迎来了春天。随着气温的回暖，人体内阳气开始升发，腠理疏松开泄，各组织器官功能开始活跃，细胞代谢逐渐趋于旺盛，新陈代谢加快。

顺应春季的气候变化特点和人体生理变化特点，合理安排日常生活起居，才有利于养生保健。下面谈一谈春季养生保健的注意事项。

1. 春季起居注意

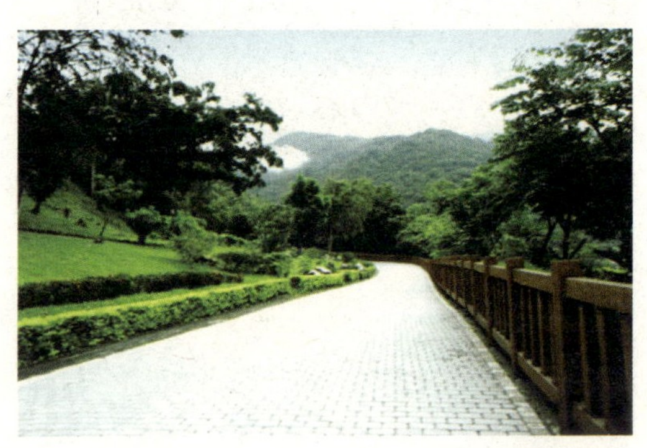

关于春季的起居养生，我国古代医书《黄帝内经》有言："春三月，夜卧早起，广步于庭、被发缓行，以使志生，此春气之应，养生之道也。"就是说，在春季中，我们的作息安排最好是能适当的晚睡早起。

俗话说"一年之计在于春，一日之计在于晨"。春季的早晨是一天中阳气升发之时，是一年中生机最旺盛的时候，春季早起后进行适当的户外运动，可以顺应春季的升发之机，促进体内外的气体交换和吐浊纳清，有助于人体的新陈代谢，使人体精力充沛。

2. 春季着装——"春捂"

中医讲春季五行属"木"，木性轻扬开泄、主升发，故春季多风邪，加之春季气候乍暖还寒，昼夜气温变化较大，此时人体如果穿衣不当，就很容易感受风寒之邪而发病。

因此，虽然春季气候已经转为渐转温热，但也不宜过早去除棉衣，而应适当的晚脱衣，保持身体的温暖，也就是民间所称"春捂秋冻"中的"春捂"。

3. 春季宜增加运动量

严冬季节，由于气候寒冷，热量流失快，人们为了保暖而多躲于温暖的室内，缺乏户外运动；加上冬季时人们为了补充热量的散失、防寒保暖，往往进食大量的肥甘温热之品，到了春季，人体已经堆积了大量过剩的油脂。春天来了，气候转暖，万物复苏，此时增加运动量，不仅能够活动筋骨、帮助气血流通、加快身体的新陈代谢、促进阳气的升发，还可以帮助消耗体内多余的脂肪与热量。因此，春季是一年中很好的锻炼季节。

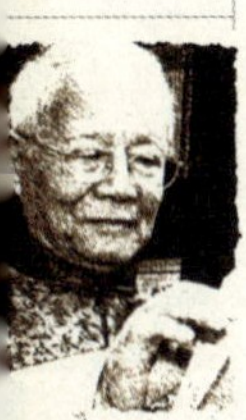

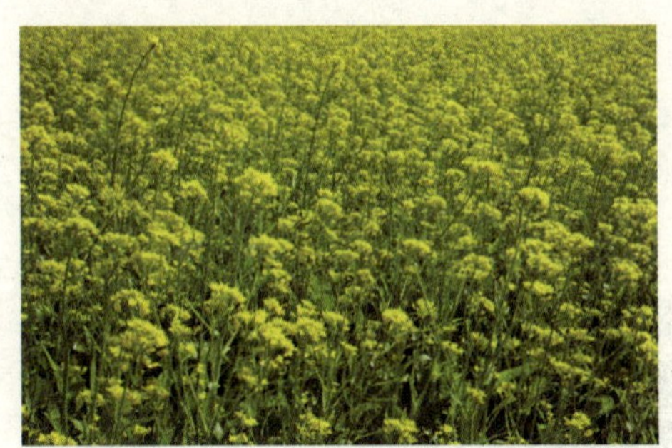

但是春季锻炼时也要注意，由于春季气候乍暖还寒，昼夜温差较大，且春季时自然界风邪较多，因此进行户外运动时，运动量不宜太大，宜微汗即止，不必大汗淋漓、气喘吁吁，以免运动后汗出当风、感受风邪而发病。

4. 适宜春季的运动项目

说到春季户外运动，自然少不了户外踏青。古人早已有了春季踏青、远足的习惯，各种史书、游记等对此多有记载。阳春三月，气候温暖舒适，春风拂面，万物峥嵘，树木吐绿，小草发芽，处处赏心悦目，此时若能与家人、朋友相约到广阔的大自然中去踏青游览一番，不仅一扫冬日的郁闷，还能呼吸新鲜空气，荡涤心胸，实乃人生一大畅事。

另外，郊外空气新鲜，空气中饱含有益身心的负离子，人们多到郊外走走，多呼吸这种新鲜空气，可以促进细胞代谢，使人精神振奋、心胸舒畅，大脑清醒，帮助提高工作学习效率。尤其对于平时工作很辛苦的上班一族，周末时间，约上三五知己，或陪同家人，到公园、郊外，湖畔、山巅去走一走，实在是闲暇休息的上上之选，而且有益身心健康。

其次，散步、气功、太极拳或八段锦等也都是很适宜春季进行的运动项目，可以选择在清晨或傍晚，在公园等空气清新的地方来进行。这类运动项目一般动作比较柔缓，没有很激烈的动作，可以有效帮助人体活动筋骨、畅通气血、升发阳气，是春季很好的运动选择。

5. 春季进食注意

春季时，人体阳气升发，腠理疏松开泄，各组织器官功能开始活跃，细胞代谢逐渐趋于旺盛，新陈代谢加快，人体于此时需要进食富含营养、有助扶助正气、升发阳气的食物，以供给机体所需、升发人体阳气。

具体选择上，可以选择清温平淡的食物，如新鲜蔬菜、水果、优质蛋白等食品，少食含脂肪较高的动物性食品，以清理胃肠、排除积滞。另外，可以适当进食如葱、蒜、韭菜等辛、温之品，以助体内阳气升发。

适宜春季进食的食疗药膳：

◆猪肝粥

材料：粳米200克，猪肝60克，食盐、葱、姜、香菜等调味品各适量。

做法：将猪肝切碎备用，先将粳米洗净，入锅加水，大火煮沸后约15分钟，将猪肝放入继续煮，待将熟时放入食盐、葱、姜、香菜等调味品即可。

功效：猪肝粥具有补血明目、养肝健脾的功用，常人服食可补肝强身，患有贫血、头晕、目疾、肝病者更适宜服用。

◆芹菜粥

材料：芹菜300克，粳米200克，食盐、葱、生姜、香菜等调味品适量。

做法：将芹菜洗净切成细丁备用，粳米洗净入锅加水煮，待粥八成熟时放入芹菜丁，最后放入适量食盐、葱、生姜、香菜等调味品即可。

功效：芹菜粥清淡易消化，含有丰富的植物纤维素，是适宜春季常服的粥类。芹菜粥还具有清肝明目、解毒利水的作用，对于头痛、眩晕者尤为适宜。

◆菠菜粥

材料：菠菜300克，粳米200克，食盐、葱、生姜、香菜等调味品适量。

做法：先将粳米洗净，入锅加水，上火煮，将菠菜切碎备用，待粥快煮熟时加入菠菜及食盐、葱、生姜、香菜等调味品再煮片刻即可。

功效：菠菜粥清淡易消化，具有疏肝养血、润肠明目的作用，适合所有人服用，尤其适合于年老体弱、血虚肠枯，也适合习惯性便秘的人群及视力下降人群服食。

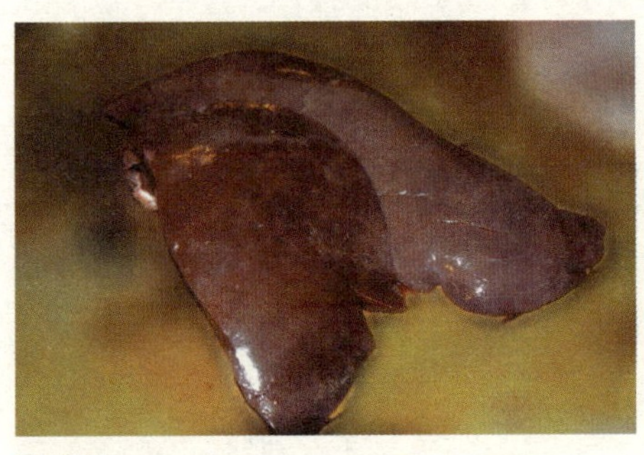

■ 猪肝

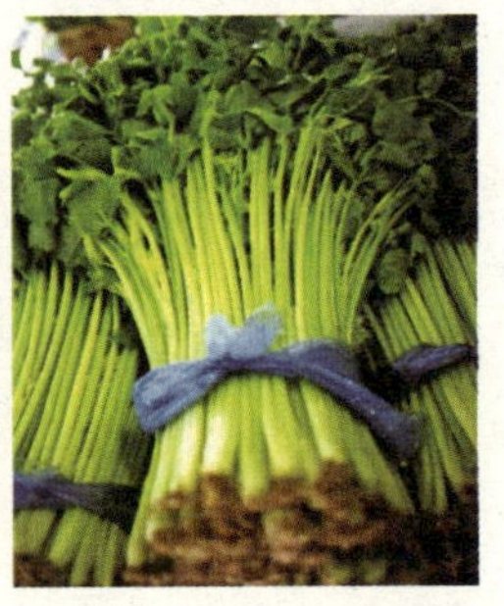

■ 芹菜

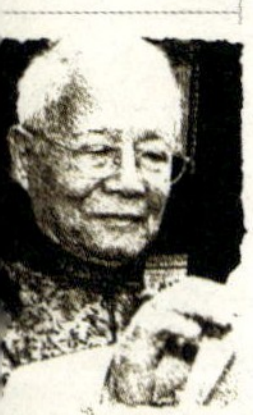

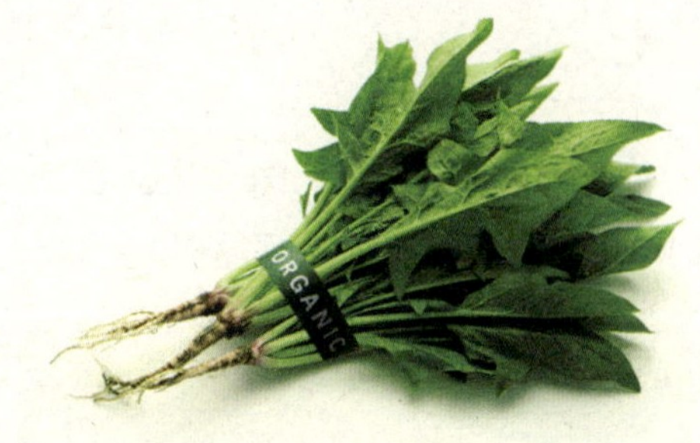

■ 菠菜

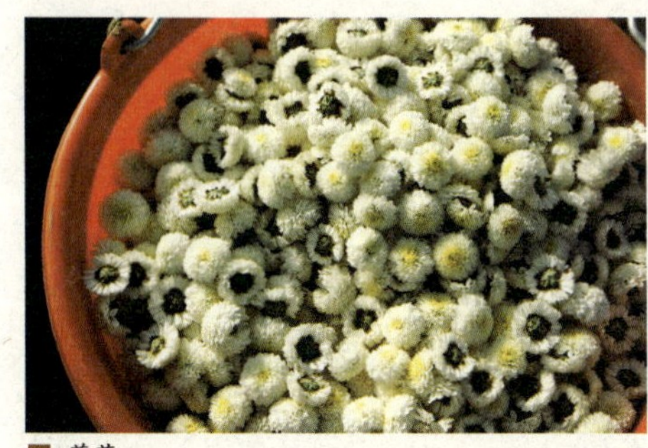
■ 菊花

◆菊花粥

材料：粳米200克，干品杭白菊15克，白糖或冰糖适量。

做法：先将粳米洗净，入锅加水，上火煮开，将杭白菊放入共煮，待粥煮熟后放入适量白糖或冰糖即可。

功效：菊花具有清肝明目、凉血解毒的作用，春季适量服食菊花粥，对于有头晕目眩、目赤肿痛者及高血压病人更适宜服用。

◆葱豉豆腐汤

材料：豆腐400克，淡豆豉适量，葱白1根，油、食盐、香菜、生姜等调味品适量。

做法：先将葱白切段、豆腐切块备用，将油烧热放入豆腐略煎，然后放入淡豆豉、生姜，加适量清水炖煮，先武火后文火，快成时放入食盐、葱白、香菜等调味品即可。

功效：葱豉豆腐汤具有疏散风寒、理气温中的作用，适合于感冒风寒、有头痛、鼻塞、流涕、咳嗽、畏风怕冷者趁热服食。

◆山药红枣糯米粥

材料：山药100克，红枣10枚，糯米100克，白糖或冰糖适量。

做法：山药洗净削皮切块，将糯米、红枣洗净于山药一起放入锅中，加水共煮，先武火煮开再转文火慢煮，至粥成时加入适量白糖或冰糖即可。

功效：山药红枣糯米粥可健脾补气、养胃和中，常服可健脾养胃。

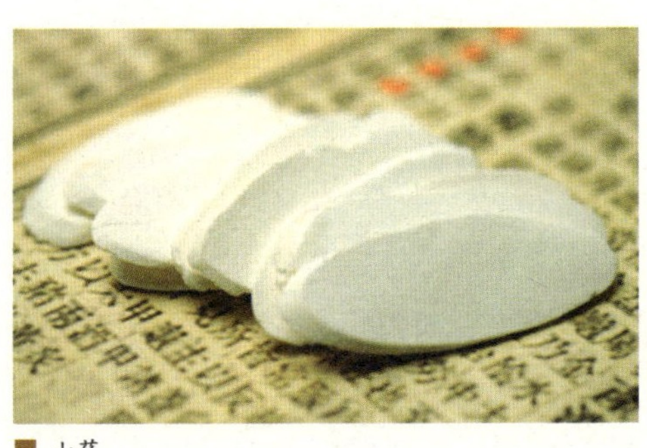

■ 山药

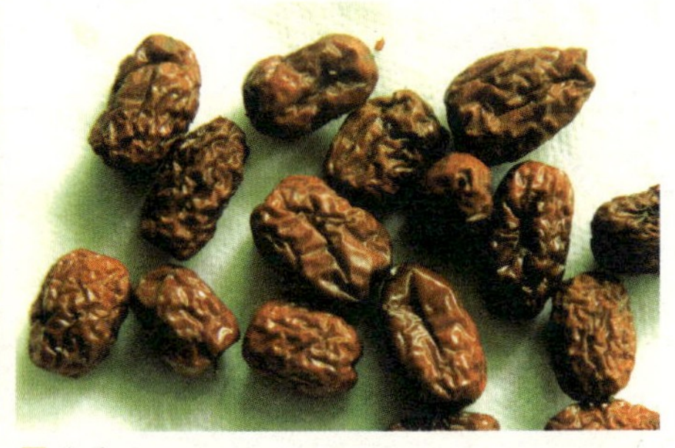

■ 红枣

6. “春困”的预防

春季时，人们经常容易感觉困乏无力、昏昏欲睡，也就是人们常说的“春困”。“春困”是春季的一大特点。

“春困”常见的原因有睡眠不足、缺乏运动等。“春困”虽说不是病，但如果不注意调整，不仅会使人工作和学习效率下降，还会对人体健康产生不利的影响。

这是因为，如果人们不去主动克服“春困”现象，就会终日睡眠过多，从而影响人体气血的流通和阳气的升发开泄，使人体的新陈代谢减慢，不能适应春季气候大环境的变化，对人体的整体精神面貌将造成不良的影响。另外，由于缺乏运动，冬季体内堆积的代谢废物不能及时排出体外，会对健康造成不利的影响。

因此，对于“春困”现象，我们需要给予必要的重视，并采取一定的办法予以预防。

克服“春困”的办法有多种，此处简单介绍几种：

第一，顺应大自然和人体的变化规律，晚卧早起，增加运动量，晨起后适当的运动，以提神醒脑；

第二，保证充足的睡眠，白天可以适当的安排一定时间的午睡；

第三，注意居室内空气的流通，保证人体呼吸到新鲜的氧气；

第四，闲暇时间多进行踏青等户外运动，以欣赏春季大自然的美景，开阔心胸，吐浊纳清，培养积极、上进的精神面貌。

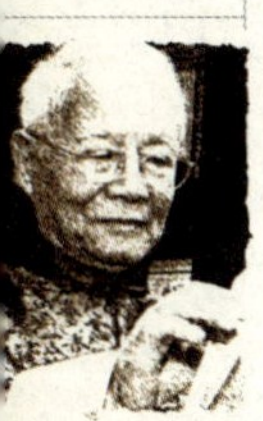

7. 春季易患疾病的预防

春季是万物复苏的季节，也是多种疾病好发的季节。

春季常见的疾病有风寒感冒、流行性感冒，支气管哮喘、鼻炎、荨麻疹、花粉热、肝病、宿疾等，这些疾病之所以在春季多发，与春季特殊的气候环境特点是密切相关的。如果我们能注意从发病的原因上去预防，就可以有效减少此类疾病的发生。

春季人体易患风寒感冒，往往是由于春季气候渐渐转暖，人们的户外运动量也增加，有些人不注意及时增减衣物，导致风寒之邪侵袭人体而发病。因此，解决的办法，除了要注意春季的防寒保暖之外，还要注意饮食的清淡营养，并适量进食辛、甘、温等助阳气发散的食物，帮助人体阳气升发，以及增加运动锻炼、帮助气血流通，增强体质，从而减少患感冒的几率。

流行性感冒的发病多是由于空气中的细菌、病毒等微生物的传播，因此，预防的办法主要是增加居室内空气的流通和对空气进行杀菌消毒，消灭传染源。比如经常开窗通风换气，使用空气净化剂，以及在居室内放置具有杀菌作用的薄荷油等挥发性物质来帮助空气的净化，在流感流行期间，还可以在居室内采用食醋熏蒸的方法来杀灭流感病毒；此外，还要注意多进行体育锻炼，以增强体质，增加对流感病毒的抵抗力。

支气管哮喘、鼻炎、荨麻疹、花粉热等过敏性疾病的发生，主要是由于在春季时，春暖花开，百花齐放，空气中的花粉微粒增多，由于其微粒较小，很容易随风到处传播。一些属于易过敏体质的人群，在吸入了这些花粉微粒或皮肤接触到花粉微粒后，即会因花粉的抗原刺激作用，引发人体的过敏反应，而表现为支气管哮喘、鼻炎、荨麻疹、花粉热等疾病。因此，预防此类疾病的方法主要是减少与花粉微粒接触的机会。对于容易对花粉过敏人群，春季应当尽量减少外出的机会，外出时最好戴上口罩、穿戴包裹性好的遮体衣物以减少与花粉微粒接触的机会。另外，最好随身携带抗过敏药物，一旦出现咽喉发痒不适、咳嗽、气促、气短、皮肤发痒、全身发热时，应尽快离开此地，以远离过敏源，症状较重者，应口服抗过敏药物或及时到医院就诊治疗。

春季也是慢性肝病、高血压、眩晕等疾病容易复发的季节，这与春季的季

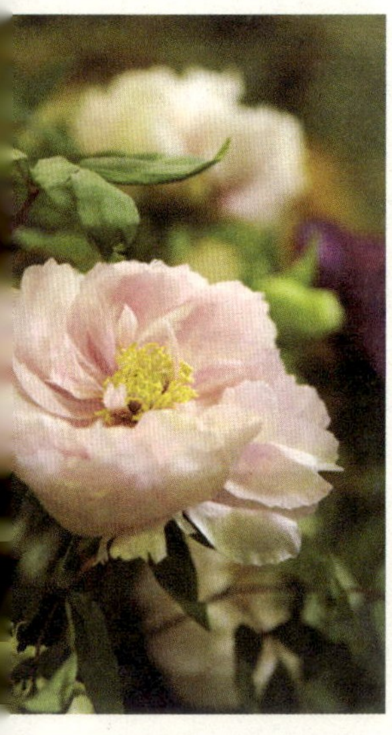

节特点关系密切。中医讲，春季五行属“木”，木性轻扬易发散，肝脏五行也属“木”，其性开合，喜升扬疏散；春为肝之季，木令太过则易生风伤阴，甚至肝风内动、肝阳上亢，而发生诸如高血压、眩晕、慢性肝病的复发等疾病。预防的办法，可以服用一些具有滋阴柔肝功用的花茶、药膳，如菊花茶、桑葚茶、银耳粥等以益阴柔肝，熄风潜阳。另外，还要注意减少或避免使肝火亢奋的因素，注意饮食清淡营养，不宜过食大热、大辛之品，如人参、鹿茸、附子等，多食新鲜蔬菜和水果，不要过度劳累，保持情绪稳定。

宿疾，是指既往已患且缠绵已久的顽固性疾病。宿疾的发生，不仅与春季气候变化特点相关，还与人的冬季保养不当或年老体虚等因素密切相关。春季是一年中气候交替较明显的季节，有些人冬季保养不当，过食肥甘厚味，或居室内气温过于温热，导致痰邪内蕴，春季时，风令主行，宿痰受风邪牵引，因此容易出现头晕、胸闷、恶心、呕恶、倦怠困顿、肢体乏力等症状。对于一些老年体弱且患有宿疾者，就容易导致旧病复发。因此，为了预防春季宿疾的复发，应当在日常生活中的饮食、起居、运动各个方面做好保健工作，增强体质，积极预防疾病复发。

8. 春季精神调摄

按照祖国传统医学理论，春季属“木”，肝木之气当令。春季时，万物生机勃勃，给人以生命的希望；中医讲“肝藏志”，志即志气之意。民间谚语讲“一年之计在于春”，我们应当顺应春季的这种特点，在一年之首立下宏伟的志向、制定好本年度的工作和生活计划并积极去实施。

此外，春季调畅情志还包括“制怒”。春季为“木”，“木”应肝令，喜条达而恶抑郁，气机不畅则易生怒，怒是七情中对人体危害最大的一种情志，“怒伤肝”、“怒则气上”，发怒容易损伤肝脏，还容易诱发高血压、脑血管意外等疾病。因此，春季调养情志时，“制怒”是很关键的工作。

尤其对于经常容易发怒、肝阳上亢的人群，如果春季不注意对情绪的调控，

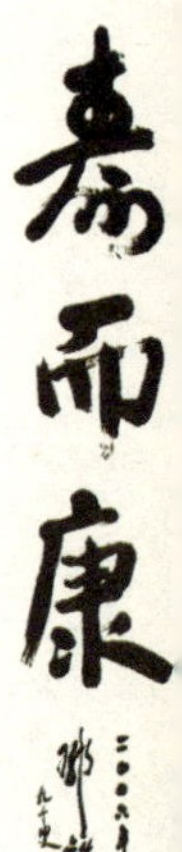

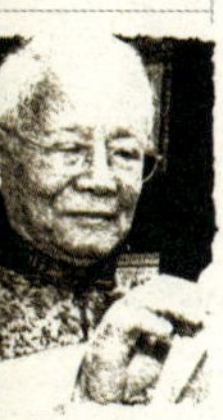

更容易在春季时使得高血压、眩晕等疾病复发或加重，甚至诱发心脑血管等疾病而严重危害健康。这类人群在春季时，适宜到户外多走动，以梳理、条达体内的抑郁之气，舒畅情志，使心情平静，减少怒气的产生。

二、夏季养生

夏季是一年中最热的季节，烈日当空、气候炎热、绿树成荫、蝉鸣阵阵；夏季也是果实、树木生长最繁茂的季节。炎热是夏季最突出的特点，人体在夏季阳气旺盛、趋于体表、气血运行畅快、腠理疏松、汗孔开张、排汗增多、新陈代谢达到一年中最旺盛的状态。

顺应夏季的气候变化特点和人体生理变化特点，合理安排日常生活起居，才有利于养生保健。下面谈一谈夏季养生保健的注意事项。

1. 夏季起居注意

关于夏季的起居注意，古人对此已有论述，如《素问·四气调神大论》中言："夏三月……夜卧早起，无厌于日，使志无怒，此夏气之应，养长之道也。"夏季阳气旺盛，人体需要适应气候的这种变化来安排自己的起居，睡眠时间的安排以晚卧早起为宜。

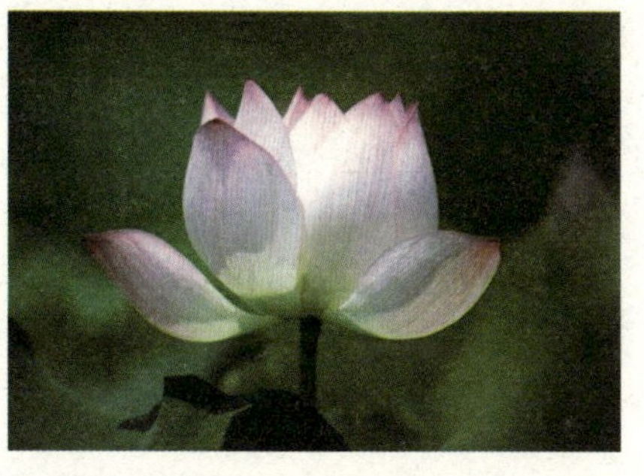

这是因为，白天气候炎热，到了傍晚太阳落山以后气温才渐渐降低，因此，傍晚后是夏季乘凉的好时间，另外由于气候闷热，人在这样的环境下，也很难早早进入睡眠，所以夏季的睡眠时间可稍稍延迟、晚些再睡；由于阳气充盛外浮，气血流通快，人体不像冬天那样需要长时间的睡眠，因此夏季早些起床为好，此外早些起床，也可趁凉赶赴工作场所，避开上午的阳光照射。夏季白天时间较长，天气炎热，出汗较多，经过一整个上午的劳作后，到中午时，人体已经丧失了大量的水分和体力，因而容易感觉疲劳、昏昏欲睡，加上夜晚睡眠时间也相对缩短，因此中午时最好能有一会儿午睡，以补充上午丧失的体力，也为下午的工作做好准备。

夏季天气炎热，居所的选择以阴凉通风舒适为宜，但是注意不要贪凉太过。有些人喜欢将空调温度开得很低，或者将风扇对着自己长时间猛吹，人体如果长时间暴露在这种环境下，很容易因受凉当风而引发热伤风感冒、腹泻、头痛等疾病。

为了身体健康，夏天的起居需要注意：适宜选择较阴凉的地方居住，而且温度不宜太低，如不要将空调温度开得过低，睡眠中应适当加盖衣被，顾护好胸腹及关节部位，以免受凉；睡眠中不宜让风扇对着人体直吹，如果天气太热，可将风扇对着床旁墙壁或周围方向吹，利用风扇的反流风来降温；不宜贪凉露天而卧或睡于草地等阴凉潮湿之地，以免感受寒湿之邪。

另外，夏季气候炎热，人体腠理疏松、毛孔张开，出汗很多，通过皮肤途径排泄的废物比较多，还需要适当增加沐浴次数，以清除皮肤表层的污垢，保持汗孔畅通；除了具有清洁的功用之外，沐浴还有助于解暑降温。

沐浴时水温的选择不宜太热或太凉。人体由于出汗已经大量丢失水分，如果沐浴水温太热，人体容易在沐浴过程中丢失更多水分，加剧血液黏稠的程度，容易发生意外，尤其对于血管弹性下降、血液黏稠度本已增高的老年人，更容易发生脑血管意外。水温太低的话，容易使毛孔突然闭合，汗水混杂污垢淤阻于毛孔内排泄不畅而发生痤疮等皮肤疾病。

2. 夏季着装——“宽松透气”

夏季气候炎热，人体散热主要通过皮肤排汗的方式。因此，夏季着装宜选择宽松舒适、透气性好、吸湿性和传导性均好的衣物，如以真丝、棉、麻织品为原料所做成的夏装；颜色的选择上以白色、浅蓝、淡绿等浅、冷色系为好，并且要经常清洗和更换，保持衣物的卫生，以帮助皮肤通风换气，减少痱子、皮肤瘙痒、湿疹等夏季皮肤病的发生。

3. 夏季宜减少户外运动时间

夏季时，由于太阳光照射比较猛烈，紫外线也较强，我们应该尽量减少户外运动的时间。人如果过多的暴露于阳光下，皮肤容易被晒伤。夏季外出活动最好避开上午10时至下午4时的这一段时间，因为这个时间段的太阳紫外线光线最强，对皮肤的损伤也最大。

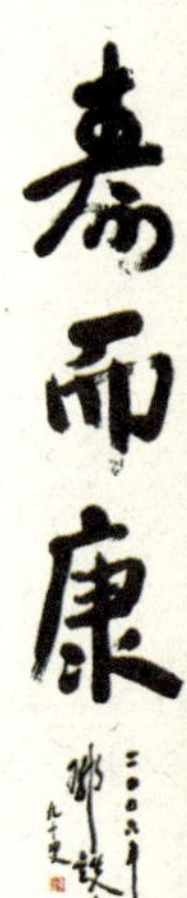

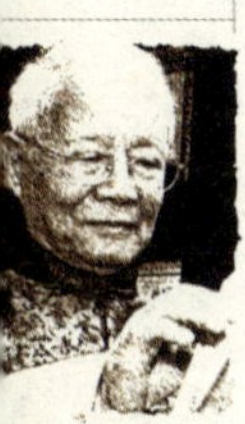

另外，夏季外出时要做好防晒工作，如涂擦防晒霜，打遮阳伞，佩戴遮阳帽、太阳镜等，以免阳光灼伤皮肤。

4. 夏季运动项目的选择

夏季运动不宜过激烈，由于气候炎热，人体腠理疏松，出汗增多，已经大量丢失水分，此时如果进行过于激烈的运动项目，容易使人体丢失更多的水分，从而影响人体正常生理活动的进行。由于阳光强烈、气候炎热，运动的选择以室内、轻运动为好，比如游泳就是一项夏季很好的运动项目，既可锻炼身体、舒展筋骨，又可降温避暑。

另外，散步、气功、太极拳、八段锦等不太激烈的运动也是夏季很好的运动选择。

5. 夏季进食注意

夏季，气候炎热，人体出汗多，丢失的水分、矿物质和微量元素也多，因此，我们应该从饮食中补充足够的营养物质和水分。

一般来讲，夏季适宜进食清淡、易消化、清暑祛湿之品，多食水果、蔬菜，少食肥甘厚味难消化之物，同时还要注意脾胃的保健，不要因贪凉而过食寒凉冰冻之品，否则容易损伤脾胃，引起多种消化系统疾病。

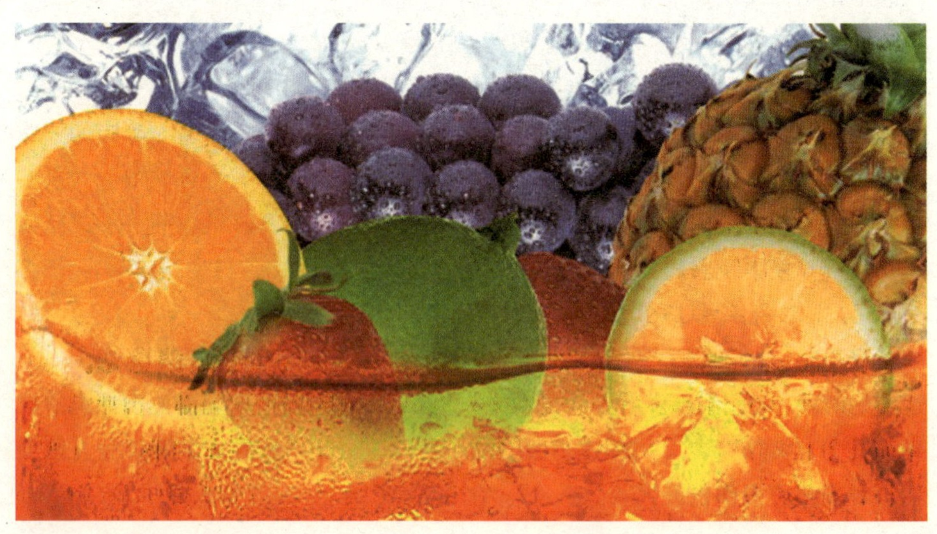

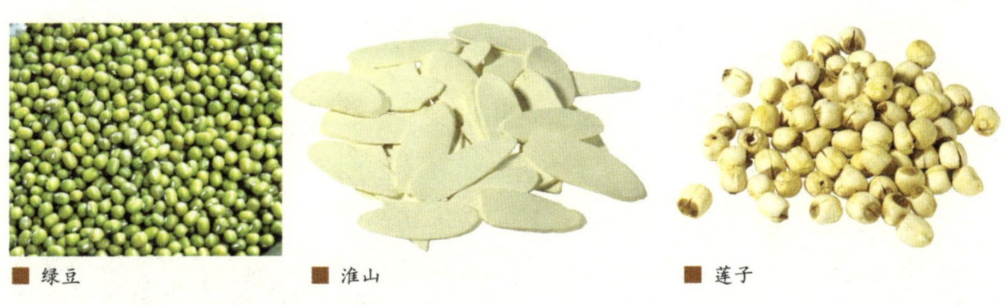

■ 绿豆 ■ 淮山 ■ 莲子

常见适宜夏季进食的食品有：西瓜、绿豆、苦瓜、冬瓜、黄瓜、丝瓜、番茄等，这些食品具有很好的消暑、解渴、祛湿的功效。

适宜夏季进食的食疗药膳：

◆淮山扁豆薏仁汤

材料：淮山30克，白扁豆15克，薏米30克，猪骨或鸡肉数块，生姜、葱、食盐、香菜等调味品适量。

做法：将猪骨或鸡肉洗净与淮山、扁豆、薏米、生姜一道放入锅中，加水熬煮，先武火后文火，最后放入适量葱、食盐、香菜等调味品。

功效：淮山扁豆薏仁粥具有健脾益气、化湿和中、消暑止泻的作用，适合于夏天时煮服，尤其适合于夏季暑湿困脾而引起食欲不振、腹胀吐泻、水肿、头晕沉不适等症状者服食。

◆绿豆粥

材料：绿豆适量，白糖或冰糖适量。

做法：将绿豆洗净，放入锅中，加水，上火煮，先武火后文火，待粥成后根据各人口味放入适量糖调味即可。

功效：绿豆粥做法简单，具有很好的降温祛暑作用，适合夏季常食，也是一道广为大众喜爱的、老少皆宜的夏日粥品。

◆荷叶莲子百合粥

材料：粳米200克，新鲜荷叶2张或干荷叶15克，莲子（去心）30克，百合30克，白糖或冰糖适量。

做法：先将荷叶、莲子、百合放入锅中，加水上火煮，煮开稍待片刻后，将

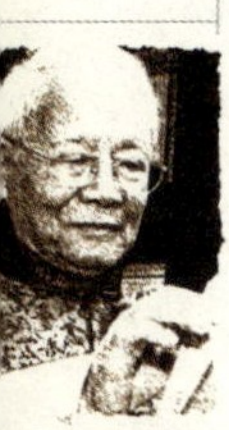

荷叶捞出，放入洗净的粳米继续小火煮熬，待粥成后放入白糖或冰糖适量调味即可。

功效：荷叶莲子百合粥具有很好的清心解暑、除烦安神功效，适合暑天服用，适宜有口渴心烦、食欲不振、失眠等症状人群服食。

◆**清心荷叶粥**

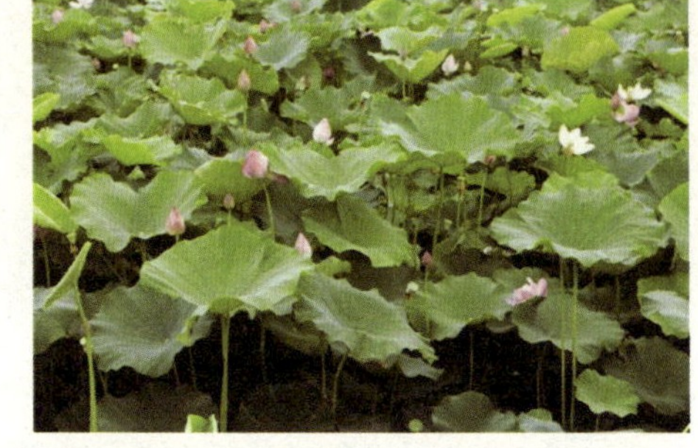

材料：鲜荷叶2张，粳米或糯米适量，冰糖适量。

做法：将荷叶洗净切成小片入锅，加水煮，水开后拣除荷叶，取汁，加入粳米，再上火煮，待粥成时放入适量冰糖即可。

功效：清心荷叶粥是一道很好的夏季祛暑粥品，具有清心解暑、祛湿消肿的作用，适宜夏季服食。

◆**枇杷芦根竹叶粥**

材料：粳米200克，枇杷叶30克，芦根20克，淡竹叶15克，白糖或冰糖适量。

做法：先将枇杷叶、淡竹叶、芦根洗净入锅加水，上火煮，待水开后再煮数分钟，将枇杷叶、淡竹叶、芦根捞出，放入粳米以小火继续煮熬，待粥成时放入适量白糖或冰糖调味。

功效：枇杷芦根竹叶粥具有祛暑清心、消烦止渴的作用，适宜夏季服食，尤其对于口渴心烦者尤为适宜。

◆**茯苓赤小豆薏仁汤**

材料：茯苓30克，赤小豆60克，薏仁50克，猪骨或鸡肉数块，生姜、葱、食盐、香菜等调味品适量。

做法：将猪骨或鸡肉洗净入锅，放入洗净的茯苓、赤小豆、薏仁、生姜，上火煮，先武火后文火慢炖，待快成时放入适量食盐、葱、香菜等调味品即可。

功效：茯苓赤小豆薏仁汤具有很好的健脾祛湿、解暑消肿的作用，对于水肿病、脚气足肿，眼睑浮肿、食欲不振、皮肤疮疖等症尤适合服用。

◆荷叶菊花粥

材料：新鲜荷叶2张，杭白菊15克，粳米50克，白糖或冰糖适量。

做法：先将荷叶、杭白菊洗净放入锅中加入水煎取浓汁，将荷叶捞出，放入粳米加水继续煮，快熟时放入适量白糖或冰糖即可。

功效：荷叶菊花粥具有解暑清心、疏肝明目的作用，适宜夏季服用，以及口渴、头晕、目赤、心烦、食欲不振者服食。

◆清暑益气汤

材料：西洋参10克，麦冬10克，石斛10克，淡竹叶10克，黄连5克，荷梗15克，西瓜翠衣（西瓜皮除去外面绿色薄皮）30克，知母5克，甘草5克，粳米30克。

做法：将上述材料洗净后入锅中，加水炖煮后服食。

功效：清暑益气汤具有清暑益气、养阴生津的作用，适宜夏季服用，尤其适宜身热多汗、体倦乏力、口渴心烦者服食。

6. 夏季易患疾病的预防

由于夏季特殊的气候条件，常易发生多种季节性疾病。夏季养生保健，自然少不了对此方面的预防。常见的夏季易患疾病有暑湿感冒、腹痛腹泻、中暑等。从发病原因上入手，就可以很好地预防此类疾病的发生。

夏季时，人体如果长时间待在闷热潮湿的环境中，或在大量出汗后因顾护不当而感受风寒以致暑湿闭郁，或因乘凉饮冷等原因，而发生头痛、胸脘闷胀、恶心呕吐、腹痛腹泻等不适，常常是感受了暑湿之邪。此时可适当服用些藿香正气水以祛暑解表、化湿和中，多可以有效缓解症状；或取藿香、佩兰、荷叶、香薷、西瓜翠衣、竹叶等适量水煎服，也可有效缓解不适症状。预防办法就是尽量减少以上不良因素的影响：比如不要长时间待在闷热潮湿的环境中，出汗后不要立即进入温度较低的环境如冷气开得太足的空调房，不要因贪凉感受风寒湿邪或饮用太多冷饮冰冻之品，睡眠时不要温度太低或直吹风扇、顾护好胸腹、关节等部位，这些都是可以有效预防感受暑湿之邪的方法。夏季生活中我们应该对此给予足够的重视，做好防病保健工作。

夏季时，人如果长时间暴露于强烈阳光下或高温环境中，就容易发生中暑，

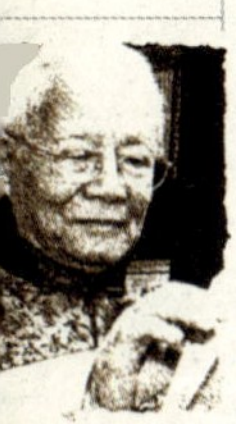

表现为虚弱无力、头晕、面色红赤、恶心、呕吐、皮肤灼热，严重者甚至神志昏迷。一旦发现有人中暑，应将病人迅速搬离高温环境，转移至阴凉且通风良好的地方，用冷水擦拭病人面部及全身，喂服凉开水、淡盐水或较清凉的饮料，同时口服藿香正气水等防暑药品；对于重度中暑者，应尽快转移至医院救治。

7. 夏季情志调摄

夏季暑气当令，气候炎热，人体腠理疏松开泄，汗出过多，中医讲“汗为心之液”，大量失液后“气随汗脱”，容易耗伤心气；心之气阴受损，就容易使人心情烦躁，做事情缺少耐性，从而导致工作和学习效率的下降。

因此，在炎热的夏季，精神的调摄很重要。我们需要想办法保持心情的平静，俗话说“心静自然凉”，保持心情的平静，有利于帮助我们平静愉快地度过夏天。另外，多想些轻松愉快的事、参加一些有意义的文娱活动，如旅游避暑、赏花垂钓等，也有助于保持愉悦良好的心境。

三、秋季养生

秋季是万物收获的季节，秋高气爽、日照减少、气温渐降，自然界的各种动物都在忙着储存食物和能量，为即将到来的严冬做准备。人体在秋季时，阳气逐渐由表趋里，气血运行减缓，新陈代谢相应减慢，腠理汗孔开闭有时，汗液排泄减少。

顺应秋季的气候变化特点和人体生理变化特点，合理的安排日常生活起居，才有利于我们的养生保健。

下面谈一谈秋季养生保健的注意事项。

1. 秋季起居注意

关于秋季的气候特点，古人已有概括的记载，如《素问·四气调神大论》中说：“秋三月，此为容平，天气以急，地气以明。”秋季，自然界的阳气由疏泄渐趋收敛、闭藏，与之相应的，人体之阳气也转趋于里。秋季是收获、闭藏的季节，因此，秋季的起居也应顺应这种特点，以早卧早起为宜。

进入秋季，气候渐转凉，尤其入夜之后，温度降低很快，人们此时不宜在户外乘凉太久，以免感受深秋风寒之邪，而应该早早进入梦乡，以帮助人体精气的收敛闭藏；起床时间应延续夏季的习惯，以早起为宜，趁早起的凉爽，赶去工作的场所及安排准备一天的活动。

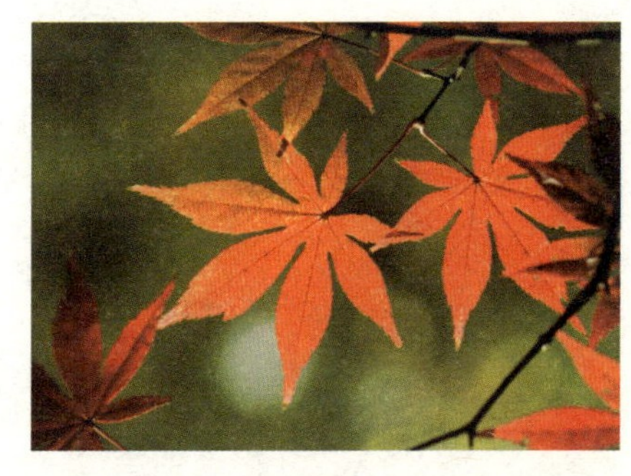

秋季时，“燥邪主令”，气候多干燥，空气湿度小，汗液蒸发快，人容易出现皮肤干燥的症状，因此，秋季时，应注意保持居室内空气一定的湿度，减少洗澡的次数和时间。老年人在秋季更容易出现皮肤干燥、瘙痒的症状，所以老年人在秋季时应减少洗澡的次数，尤其避免用太热的水洗澡；另外，洗澡之后，可以适当涂擦些具有润肤作用的乳液，以缓解皮肤干燥、瘙痒的症状。

2. 秋季着装——“秋冻”

秋季气候渐转凉且多变，昼夜温差增大，因此，应该及时的增添衣物以避寒。一般来讲，秋季着装要比夏季适当增多，适应气候的转冷改变，减少热量的散失，维持体温恒定。

另外，从养生保健的角度来讲，秋季衣物的增添，不宜太快，最好是在人体能耐受的前提下逐渐、少量增加衣物。衣物增添太快，不利于身体对气候转寒的适应力；使人体保持适当的微冷状态，可以增加对寒冷的耐受力，有利于防病保健，即民间“春捂秋冻”所讲的“秋冻”。

3. 秋季宜增加耐寒锻炼

秋季是炎热的夏季向寒冷的冬季转换的过渡季节，经历了由热转寒的整个变化过程，为了适应气候的这种转变，秋季时最好适当增加耐寒锻炼，以增加人体对寒冷环境的适应能力、增强机体的抵抗力。

冷水浴是一项很好的耐寒锻炼项目。对于决定要开始洗冷水浴的人来说，有一些事项还是要注意的：首先，初洗冷水浴时，不要太突然，不要一次用冷水冲洗整个身体，以免机体适应不了而产生不适症状。可以先用冷水泼洗面颊、手臂等处，待身体适应后再逐渐增加脖颈、胸腹、下肢、背部等处，这样循序渐进地进行。另外，在水温的选择上，可以先用稍温热的水，然后每次逐渐降低水

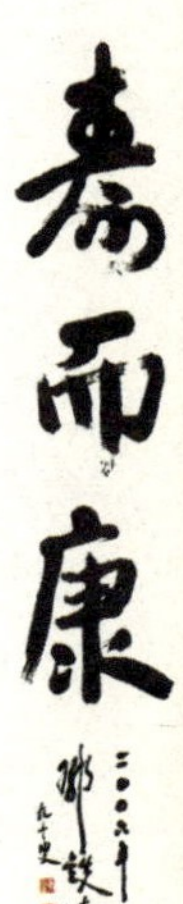

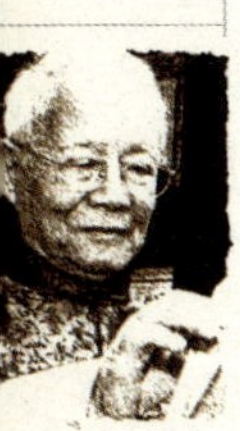

温，直至变为凉水。

除了洗冷水浴这种耐寒锻炼之外，上面提到的“秋冻”穿衣方法，也是一项很好的耐寒锻炼。此外，在微冷的环境中进行户外晨练、爬山、慢跑、游泳等运动，也可以增加人体对寒冷的适应能力。

4. 适宜秋季的运动项目

金秋时节，秋风送爽、气候转凉，人们经过了一整个炎热夏季的避暑“蛰居”，秋季成为重新开始身体锻炼的好季节。秋季时，人体精气转趋于里，因此，秋季的运动最好选择一些具有安神宁志、帮助精神内敛功效的运动项目，如内气功、静坐等，以帮助人体精气的内敛和闭藏。

除去以上的运动项目，还可以选择稍微激烈的运动项目，以舒展筋骨、活动气血，如年轻人可以选择打球、爬山等，老年人可以选择散步、慢跑、太极拳、八段锦等运动项目。

秋季在增加运动锻炼的同时，也应当根据气候的变化特点，注意一些日常生活保健。秋季燥邪当令，气候多干燥，温度渐转凉，且昼夜温差大，因此，运动锻炼时要根据情况及时增减衣物，不要怕麻烦，避免太热、出汗太多；运动前宜饮用适量温开水，以补充水分，减轻呼吸道黏膜干燥状况；运动以微出汗为度；出汗后，不要立即脱去衣物，以免感受风寒。

5. 秋季进食注意

初秋时分，气温仍偏高，民间称其为“秋老虎”，但阳光已不似夏季时毒辣，此时仍应继续注意降温防暑工作，避免阳光久射，饮食宜清淡、易消化，同时注意及时补充水分，以弥补汗液丢失。

仲秋至深秋，燥邪当令，气候干燥，人体容易缺失水分，出现皮肤干裂、皱纹增多，毛发干燥易脱落，咽喉燥痛等症状或不适。因此，秋季应多喝水、补充足够的水分，饮食以“酸、甘、润”为主，少食辛、温发散之品，如葱、姜、蒜、韭菜等物，以免助燥伤阴。

中医五味学说认为，酸、甘可化阴生津。秋季气候干燥，因此适宜多食酸、甘、润之品，如梨子、蜂蜜、甘蔗、牛奶、银耳、百合、莲子、核桃、红枣、花生、黑芝麻等食品，以养阴、生津、润燥，缓解人体干燥症状。

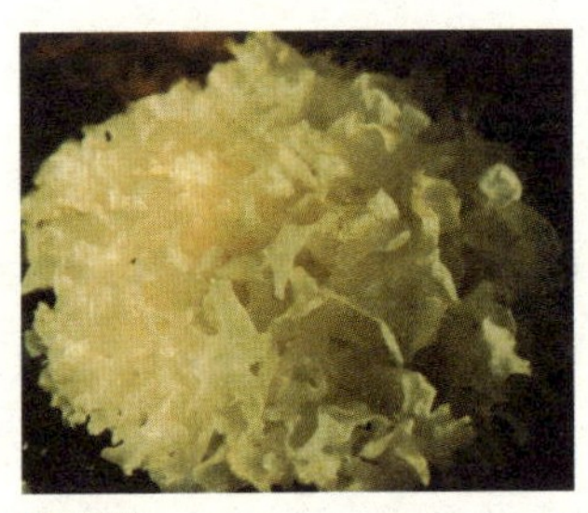

■ 银耳

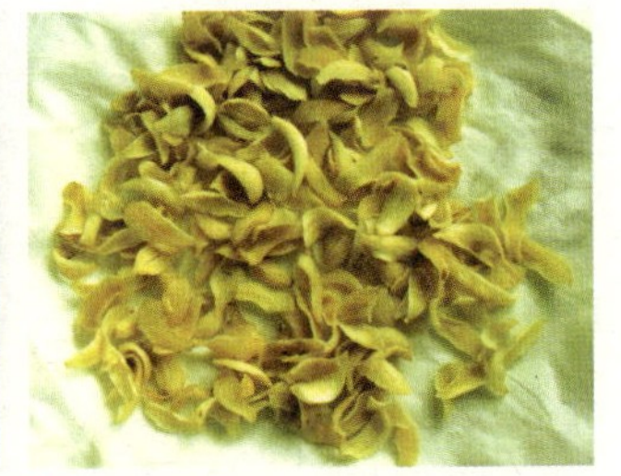

■ 百合

适宜秋季进食的食疗药膳：

◆银耳雪梨粥

材料：银耳适量，雪梨 1 个，糯米 60 克，白糖或冰糖适量。

做法：将银耳洗净泡入温水中至黏软后撕成小块备用，雪梨洗净去核切小块，将糯米洗净入锅加水煮沸，放入银耳、雪梨块改文火继续煮，待粥稠时放入适量白糖或冰糖调味即可。

功效：银耳雪梨粥可滋阴润肺、美肤养颜，适宜大众常服，尤其适宜在气候干燥的秋季服食。

◆莲子银耳百合粥

材料：银耳适量，莲子（去心）20 克，百合 30 克，红枣数枚，糯米 50 克，白糖或冰糖适量。

做法：将银耳泡软洗净、用手撕成小块，莲子、百合、大枣、糯米洗净，一起放入锅中，加水上火煮，先武火后文火，待快成时放入适量白糖或冰糖即可。

功效：银耳莲子百合粥可清心润肺，健脾补气，适宜干燥的秋季常服，是秋季日常润燥佳品。另外，粥中也可放入枸杞适量，以增加滋阴润燥功效。

◆生地天冬粥

材料：生地 30 克，天门冬 30 克，粳米 100 克，白糖或冰糖适量。

做法：将生地、天门冬洗净切细入锅中，加水适量清水煮沸，取汁加入粳米再煮，待粥快成时加入适量白糖或冰糖调味即可。

功效：生地、天门冬都是很好的滋阴润燥之品，做出的药膳具有很好的润

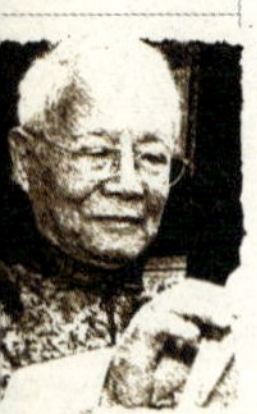

肺、滋阴、止渴功效，适宜秋燥症状较严重者服食。

◆**杏仁川贝粥**

材料：杏仁15克，川贝粒20克，糯米60克，白糖或冰糖适量。

做法：先将糯米洗净加水煮沸，加入干净的杏仁、川贝粒，改小火同煮至粥稠，放入适量白糖或冰糖调味即可。

功效：杏仁川贝粥具有滋阴润肺、化痰止咳的作用，适宜因气候干燥而引起的咽喉干燥肿痛、咳嗽痰少难咯出、口渴者服用。

6. 秋季易患疾病的预防

秋季气候干燥，人体水分很容易流失，加上夏季出汗太多，体内水分相对不足，到了秋天很容易引起“秋燥”的症状。人们经常会感觉嘴唇干燥脱皮、全身皮肤变得紧绷绷的，有时还会有瘙痒、咽喉部位干燥疼痛、大便干结等，这些都是“秋燥”的表现。空气干燥，人体呼吸道黏膜对病毒微生物的抵抗力也随之下降，加上昼夜温差增大，如果不注意防护，很容易发生伤风感冒、支气管炎等疾病。

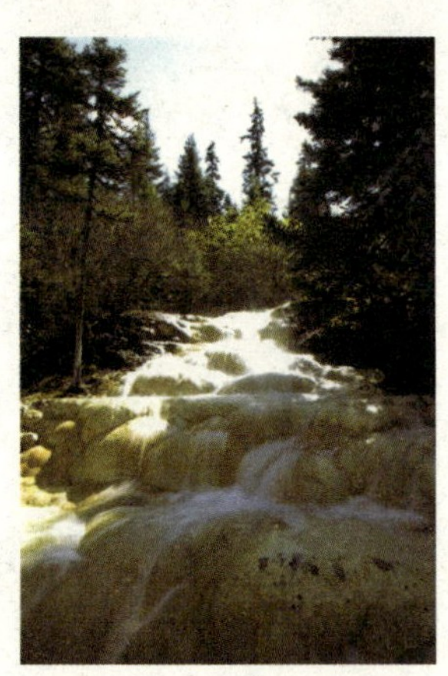

“秋燥”最容易损耗人体的津液，因此，秋季适宜多饮开水、蜂蜜水、花茶、果汁、牛奶等，以补充人体阴液；饮用时以少量、频服为好，不要一次喝得太猛，反不利于胃肠道的吸收。多食新鲜蔬菜和水果，不仅可以补充水分，还可以补充丰富的矿物质和维生素。另外，多食梨子、甘蔗、银耳、百合、莲子等食品，以滋阴润燥，缓解秋燥症状。

预防伤风感冒、支气管炎等疾病，多是由于衣物添减不当以及人体抵抗力下降引起的。秋季时气候转凉、昼夜温差大，我们需要及时地添减衣物，注意防寒保暖，不宜赤身露体，也不宜穿得太厚。另外，可以适当增加体育锻炼和耐寒锻炼，以增强体质，增加对疾病的抵抗力。

7. 秋季情志调摄

秋季，肃杀之气当令，万物由荣转衰，人很容易受到自然界这种变化的影响，产生悲愁伤感的情绪。因此，秋季情志的调摄，主要是保养神志、收敛神气，减少秋杀之气对人体的不良影响。可以多参加些户外活动，比如爬山就是秋季很好的户外运动项目。我国古人有“重阳登高”的习俗，这对于秋季情志调摄是很有帮助的。秋高气爽的季节，选择一个好天气，与亲朋好友一道去登山畅游，饱览美景，可使人有心旷神怡、轻松愉悦之感，有利于消除忧郁、悲伤的情绪。

四、冬季养生

冬季是一年中气候最寒冷的季节。冬季时，自然界阴气盛极，阳气闭藏，万物蛰伏、草木凋零、冰封大地，自然界的万物都处在冬眠状态，生机闭藏、养精蓄锐，为来年春天的复苏做准备。人体的新陈代谢在冬季也处于一年中最缓慢的水平，气血趋向于里，毛孔闭合，排汗减少，精气闭藏。

顺应冬季的气候变化特点和人体生理变化特点，合理安排日常生活起居，才有利于我们的养生保健。

下面谈一谈冬季养生保健的一些注意事项。

1. 冬季起居注意

冬季的特点，《素问·四气调神大论》概括其为：“冬三月，此谓闭藏，水冰地坼，无扰乎阳。”冬季气候寒冷，阴气盛极，人体精气闭藏，阳气内敛，冬季的起居以早卧晚起为宜。

冬季时入夜后至太阳出来的这一段时间是一天之中最寒冷的时候，人体于此时睡眠休息，可以避开严寒，有利于精气的敛藏和能量的储备。

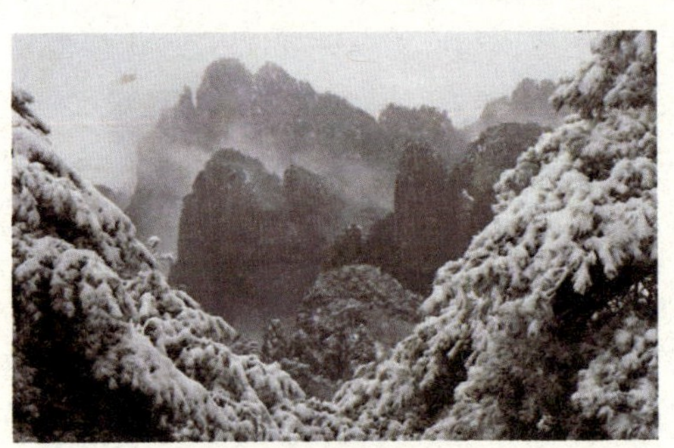

另外，冬季养生还有一些起居注意，如居室内注意保持温暖舒适、温度恒定，室内外温差不要太大，出门及时增加衣物，每天保持一定时间的通风换气，保证居室内空气的新鲜等。

总之，冬季的起居保健应顺应

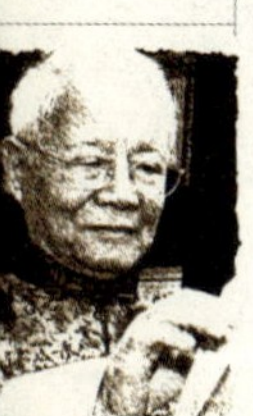

自然界的节令变化特点，蛰居防寒、敛藏精气。

2. 冬季着装——“防寒保暖”

冬季气候寒冷，衣物的选择首重防寒保暖。宜选择保暖性好的衣物，内衣以棉质为好，既暖和又透气；冬季衣物一般较厚重而多数影响活动，因而可以选择稍微疏松宽大些的外衣，减少对肢体的束缚、帮助气血流通。随气温的变化相应合理增减衣物，如从外面的冰天雪地进入温暖的室内，可脱去外面厚重的棉衣；从温暖的室内出去到外面寒冷的空气中之前，要添加足够御寒的衣物，防止寒邪的侵袭。另外，冬季时最好出门戴帽子，这样可以有效减少头部的热量散失。

3. 适当体育锻炼

冬季，由于气候寒冷，人们一般很少参加户外运动，多数时间都躲在温暖的室内，而且在室内时也缺少运动。其实，冬季进行适当的运动锻炼，对于增强体质、防病保健是很有必要的。

冬季时，为了御寒，人们喜欢进食大量的温热肥甘高热量食品，而又普遍缺乏运动，这样就容易使得过剩的能量、脂肪堆积体内。气候寒冷时，人体血管收缩，血流相对减慢，加之能量和脂肪堆积，容易使血液黏稠度增高，这对于老年人是很危险的，容易发生冠心病、脑血管意外等疾病。

冬季时进行适当的体育锻炼，可以活动气血、舒展筋骨、增强体质，起到很好的防病保健作用。另外，冬季时人体新陈代谢缓慢，肌肉腠理相对密闭、出汗少，运动时能量的消耗以燃烧脂肪为主，因此，冬季还是运动减肥的好季节。

在具体项目的选择上：天气较好、气候较温暖时，可以选择室外运动锻炼，如跑步、球类、滑雪等。老年人可以选择较缓慢些的运动项目如散步、快走、慢跑、太极拳等；天气不好、气候寒冷或雨雪天气时，可以进行小范围室内运动锻炼，如气功、按摩、八段锦等。

4. 冬季进食注意

冬季气候寒冷，人体需要从食物中补充足够的热量来御寒。冬季进食宜选择营养丰富、富含热能的食品，摄入足够的碳水化合物、蛋白质和脂肪。多食温热食物，少食寒冷食品。温热类食物具有温经助阳、活血散寒的功效，常见适宜冬季服用的温热类食品有羊肉、鹿肉、狗肉、葱、姜、蒜、荔枝、桂圆、核桃、板栗等。

另外，冬季是一年中进补的好时节。冬季时，人体顺应自然界气候变迁，以收藏为主。人体此时的新陈代谢减慢，肠胃吸收功能好，摄入的营养物质很容易被吸收、利用率高，因而，此时进食补品，多能收到很好的滋补功效。民间对此有言："三九补一冬，来年无病痛。"

冬季的进补可分为食补和药补两种，一般而言"药补不如食补"，冬季进补以食补为宜，可以选择营养丰富的各类食物进补，上面提到的羊肉、鹿肉、狗肉、立志、桂圆、核桃、板栗等都是冬季很好的保健进补食品。除此之外，冬季还需要补充充足的新鲜蔬菜和水果，避免过食肥甘肉类，以补充人体必需的各类矿物质、维生素、纤维素和微量元素，防止饮食偏颇。

药补需根据各人体质的不同选择适宜的药物来进补。气虚人群，可以选择人参、黄芪、党参、白术、五爪龙、茯苓等药物进补；血虚人群，可以适当进补熟地、阿胶、当归、何首乌、龙眼等药物；阴虚人群可以适当选择生地、枸杞、西洋参、百合、沙参、麦冬、玉竹、天冬等药物进补；阳虚人群可以适当选择鹿茸、杜仲、肉苁蓉、仙茅、巴戟天、淫羊藿等药物来进补。以上药物选择应根据各人体质不同，合理加以选择。药补时一定要慎重，药补不当，反受其害。

适宜冬季进食的食疗药膳

◆当归生姜羊肉汤

材料：当归15克，党参20克，黄芪20克，生姜数块，羊肉适量，葱、食盐、香菜等调味品适量。

做法：将羊肉洗净切块，连同生姜、当归、黄芪、党参一起放入锅中，加水大火煮沸，再改小火慢炖，至快成时放入食盐、葱、香菜等调味品。

功效：当归生姜羊肉汤源自西汉名医张仲景的著名药膳方剂，具有很好的温阳补气、祛寒保暖作用，适宜于寒冷的冬季服食，可治疗气血虚弱、营养不良、贫血及手足冰冷等症。

寿而康

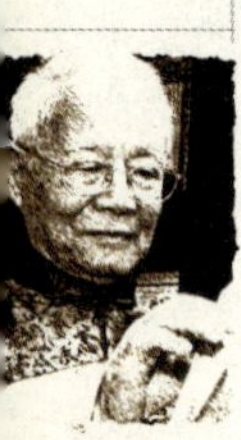

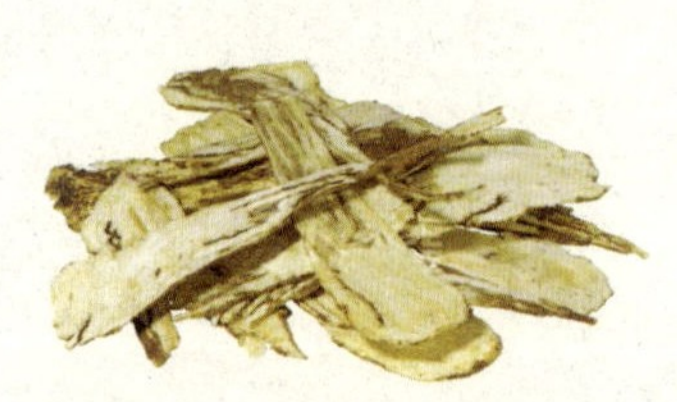
当归

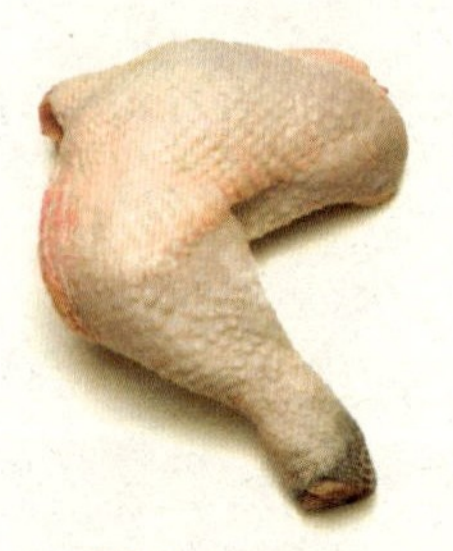
鸡肉

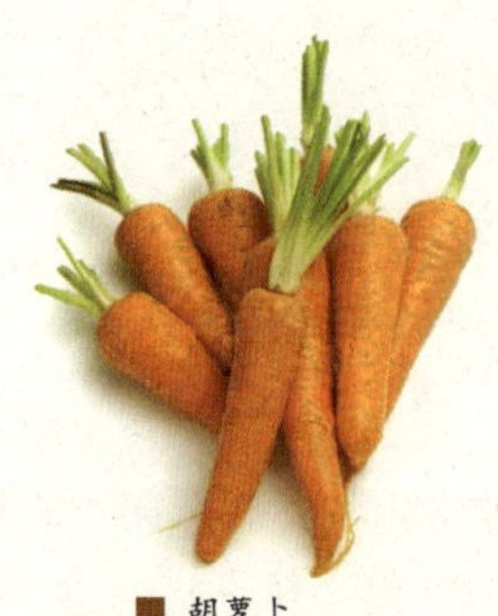
胡萝卜

◆鸡肉蔬菜汤

材料：鸡肉数块，萝卜、胡萝卜、黄豆、豌豆、花生、冬瓜、白菜等新鲜蔬菜适量，香菜、葱、姜、食盐、胡椒粉等调味品适量。

做法：将鸡肉洗净切块放入锅中，加水大火煮开片刻，放入萝卜、胡萝卜、黄豆、豌豆、花生、冬瓜、生姜改小火慢炖，至八成熟时放入白菜等茎叶类蔬菜，最后放入香菜、葱、食盐、胡椒粉等调味品适量。

功效：鸡肉蔬菜汤含有丰富的蛋白质、多种维生素等营养物质，冬季常服可增强体质，尤其适宜于体质较弱及年老者服食。

◆骨头汤

材料：新鲜猪骨数块，冬瓜、萝卜、豆类适量，生姜、葱、香菜、食盐等调味品适量。

做法：将新鲜猪骨洗净剁块放入锅中，加水大火煮开，然后放入冬瓜、萝卜、豆类、生姜等，改用小火慢炖，至快成时放入葱、食盐、香菜等调味即可。

功效：骨头汤中含有丰富的骨胶原、钙、磷脂等营养成分，冬季时常服可增强体质、强壮骨骼，很适宜老年体弱者及发育中的小儿服食。

◆羊肉萝卜肉苁蓉汤

材料：羊肉适量，萝卜500克，肉苁蓉20克，肉桂，生姜、葱、香菜、食盐、胡椒粉适量。

做法：将羊肉洗净切块放入锅中，加水先大火煮沸片刻，再放入萝卜、生

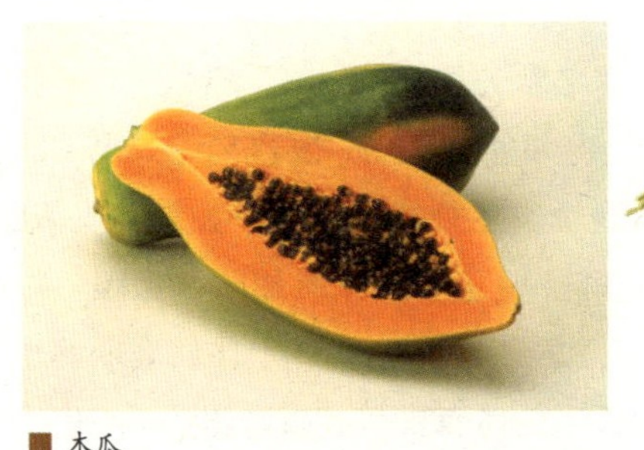

■ 木瓜

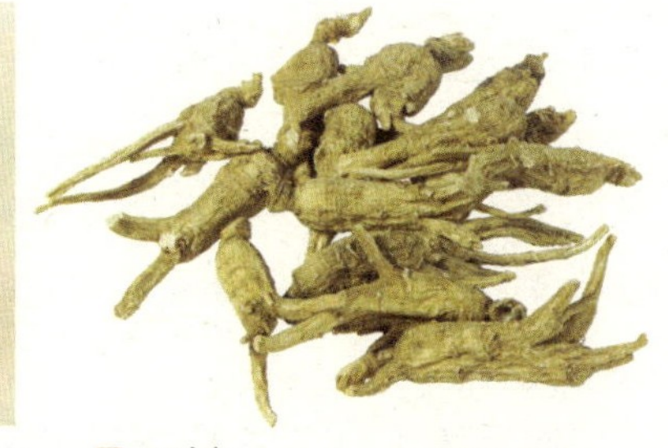

■ 西洋参

姜、肉苁蓉，改用小火慢炖，待快成时加入葱、食盐、香菜、胡椒粉等调味品适量即可。

功效：俗语说："冬吃萝卜夏吃姜，不找医生开药方。"萝卜是冬季一味很好的保健食品，冬季常喝萝卜汤，可强健体质、增强机体抵抗力。萝卜配羊肉、肉苁蓉一起熬成汤，具有温阳补气、防寒保暖的功效，很适宜冬季服用。

◆洋参木瓜排骨汤

材料：花旗参15克，木瓜60克，猪排骨500克，陈皮5克，生姜、葱、食盐、香菜、胡椒粉等调味品适量。

做法：将猪排骨洗净剁成块放入锅中，加水大火煮沸片刻，放入花旗参、木瓜、陈皮、生姜，改用小火慢炖，至快成时放入葱、食盐、香菜、胡椒粉等品调味即可。

功效：冬季人们一般进食较多肉类等肥甘厚味之品，一些脾胃素虚的人容易产生消化不良，食欲不振、腹胀等症状，因此，冬季除了注意进补之外，最好多喝一些具有清补作用的汤汁。洋参木瓜排骨汤具有很好的清润补气、健脾消滞的作用，适宜冬季服食。

5. 冬季易患疾病的预防

冬季气候寒冷、人体运动减少、气血运行减慢，感冒、支气管炎、冠心病、脑血管病成为冬季的高发疾病。冬季的养生保健需要针对这些疾病，合理地加以预防。

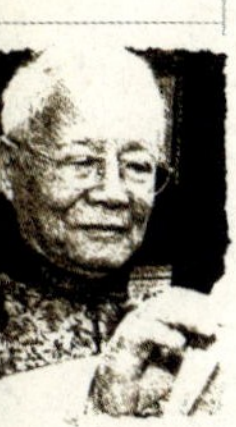

感冒和支气管炎的发生，与感受风寒之邪关系密切。冬季气候寒冷，体质虚弱人群如小儿和老人，气管、呼吸道黏膜屏障能力较弱，很容易受到风寒的侵袭而感冒；另外，冬季寒冷多变的气候容易诱发多种慢性疾病，如慢性支气管炎、支气管扩张等疾病。预防此类疾病的关键主要是增强体质和防寒保暖。中医讲"正气存内，邪不可干"、"邪之所凑，其气必虚"，因而，对于体质虚弱的小儿和老年人群，应注意日常的饮食营养以及适当的体育锻炼，以增强体质，使人体正气充沛，增强对疾病的抵抗能力。同时，冬季时居所要温暖，衣物要保暖、轻便、舒适，防止感受风寒之邪，减少发病的机会。

冬季时容易发生冠心病和脑血管意外，这与冬季的气候特点和人体在冬季的生理特点有着很密切的关系。冬季，气候寒冷，饮食肥甘，人体相对缺乏运动，气血运行减慢，血液黏稠度增高，对于既往已经存在心、脑血管基础病变的人群以及血管弹性下降的老年人来讲，容易导致血栓形成、血管堵塞或血管破裂，而引发冠心病、脑血管意外等疾病。因此，预防此类疾病的关键在于适度增加体育锻炼以帮助气血流通、改善机体的血液循环状态，少食肥甘厚味，情绪稳定。既往有心、脑相关基础疾病如高血压病、血脂紊乱、糖尿病的人群应坚持服药治疗，将血压、血脂、血糖控制在一个比较稳定和安全的范围，减少心、脑血管疾病的发生率。

冠心病和脑血管疾病的发生多以夜间睡眠中和清晨起床时为多见。这与夜间睡眠中人体血流减慢、血液黏稠度增加有关，容易形成血栓而发病，导致人夜间猝死；或者血栓在夜间已经形成，但血栓较小且尚未脱落，清晨起床时，由于突然的动作，导致血栓脱落，随血流进入心脏或脑袋里面的血管，引起相应血管的堵塞而发病。因此，老年人睡前饮一杯温开水，可以有效稀释血液，减少夜间不良心、脑血管事件的发生率；另外，在清晨起床时，不要突然坐起或动作过于激烈，尤其对于老年人，最好是醒来后稍在床上躺几分钟，然后再缓慢起身下床穿衣，也可以一定程度上减少此类疾病的发生。

邓老在此告诫人们：存在心、脑血管相关疾病如高血压、血脂紊乱、糖尿病、冠心病的人群，尤其老年人，一定要坚持规律的服药治疗，不可掉以轻心，最好是将血压、血脂、血糖等控制在一个较安全的范围，减少不良心、脑血管事件的发生率。

6. 冬季情志调摄

冬季时，冰封大地、万物沉寂、气候寒冷、日晒时间缩短、户外活动减少，这些都容易使人的情绪处于较低落的状态，精神不振。针对这些特点，可以通过增加运动量、培养健康丰富的兴趣爱好、多与人交流等办法来改善和调整低落的情绪状态。室外运动锻炼、欣赏音乐、老友相聚等都有助于打破冬日里沉闷的生活，丰富日常活动，激发对生活的热情，从而使精神振奋、情志高涨。

识病防病

前面介绍了“已病防变”的观点，积极有效的预防疾病，可以减少疾病对人体的危害，是养生保健工作中很重要的一部分，而要预防疾病，首先应对疾病有一定的认识。

人生在世，难免会生病，患了疾病并不是最可怕的，可怕的是身患疾病却不能及时发现。有些疾病如果不能早期发现和治疗，对人体的危害是很大的。例如糖尿病、血脂紊乱、高血压病。这些疾病在发病初期，由于缺少典型临床症状，比较隐蔽，因而不容易被发现。但是如果得不到及时有效的治疗，发展到后期，就会对人体造成很大的危害。如长期的高血糖、高血脂、高血压，容易对人体的血管壁造成损害，造成血管壁弹性下降，甚至使动脉血管壁发生粥样硬化的病理改变，从而引发冠心病、中风等危及生命的疾病发生。

生活中常见到有些人因为对疾病的不了解，不能及早的发现疾病，使得疾病一步步的发展，疾病对身体的损害不断进行，等到发现的时候已经错过了最佳的治疗时机，因此付出了沉重的代价，这是最令人痛心疾首的事情。

因而，具备一定的疾病知识，增加对常患疾病的认识，也是养生保健必不可少的内容。本节就针对一些常见疾病进行简单的介绍，了解这部分内容，相信对您的防病保健工作会有一定的帮助。

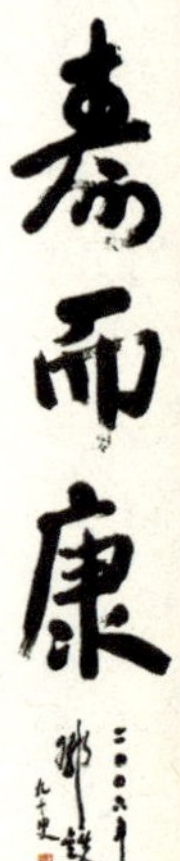

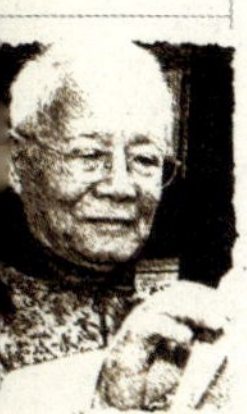

一、高血压病

我们先来了解一下高血压病这种疾病。中医没有高血压病的病名，按照高血压的主要临床症状和疾病发展过程，可划属于祖国医学“眩晕”、“头痛”、“肝风”、“中风”等病证的范畴，临床以血压升高为主，伴或不伴有头晕、头痛等临床表现，如果控制不好，后期可发展成为冠心病、中风等疾病。

我们平时所说的高血压病，从西医专业名词来讲，指的是原发性高血压，即没有确切发病原因的高血压。这类高血压在所有的高血压病人中占绝大多数，约占到95%以上，治疗上比较麻烦，是临床常见的一种心血管疾病。另外还有一种类型的高血压，是由某些明确的疾病或原因所引起的，我们称之为继发性高血压，这一类的高血压临床不太多见，所占比例不足5%，去除病因后有些可以治愈，有些还需继续服药治疗。我们主要介绍日常中常见的原发性高血压（也即高血压病）方面的相关知识。

1. 高血压病的发病原因

◆中医认识

关于高血压疾病的发病原因，中医认为，本病的发病可分为虚、实两种。虚者由于年老肾衰、劳伤过度，损伤肾精、阴血，致使肝肾阴虚、虚阳上扰而发病。实者多由于机体的阴阳平衡失调，再加上忧思郁怒或精神紧张而致肝阴亏耗、肝阳上亢；或者由于饮食厚味，嗜食肥甘，烟酒过度，以至损伤脾胃，脾失健运，而致痰浊中阻，上蒙清窍而发本病。

邓老认为，高血压病的发病原因主要在“肝”。这是因为，“肝为风木之脏，有相火内寄，体阴用阳”、“其性刚，主动主升”，因各种病因造成肝木不得条达，都容易引起肝脏的阴阳失去平衡而发生高血压的疾病。

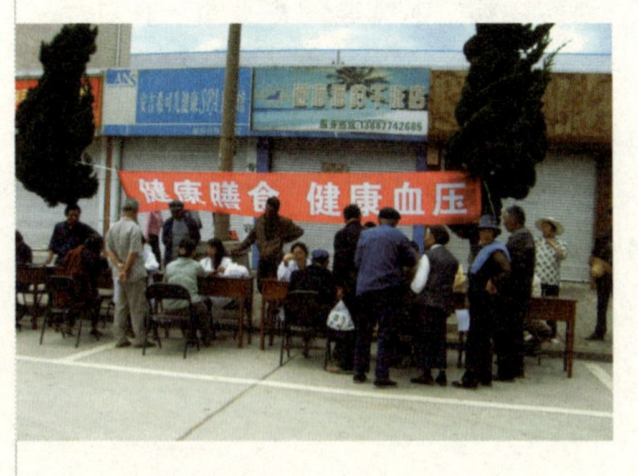

具体来讲，容易引起高血压病的常见病因有：

情志失节，心情失畅，恼怒，精神紧张等情志因素。“喜、怒、忧、思、悲、恐、惊”七种情志活动中，以怒气最容易损伤人体；中医讲“怒伤肝”，因而，各种不适宜的情志活动最容易损害到肝脏，加之肝主气机，其性主动主升，肝气失其调畅，容易引起肝的阳气过于亢盛，而引发肝阳过亢的高血压病。

由于先天不足或后天生活失宜导致肾中阴气不足。中医理论认为，“肾主水”、“肝属木”，肾中阴气不足，则“水不涵木”，引起肝脏阳气偏亢，而发生阴虚阳亢的高血压病。

由于忧思劳倦损伤人体脾脏或由于劳心过多损伤心脏。中医理论认为“思伤脾”，“脾主运化”、“脾为生痰之源”，忧思劳倦等容易损伤脾脏，导致脾的运化功能下降，体内痰浊增多，痰浊上扰，“土壅木郁”致使肝气失其条达，而发生高血压的疾病。另外，劳心过度，心阴心血受损，肝失濡养，也会导致肝气横逆而引起高血压疾病。而且，由于心脾相互影响，忧思劳倦损心伤脾，容易引起心脾共同受损而引发兼见心脾症状的高血压疾病。

2. 高血压病的早期临床表现

只有对高血压疾病的常见早期临床表现有一定的认识，才容易尽早发现高血压疾病。下面我们就对此做一简单的介绍，了解了这方面的知识，将有助于早期识别高血压病，争取最佳治疗时机。

首先，要知道的一点，并非所有高血压病人早期都有很典型的临床表现，有些病人有各种临床症状，有些却没有。

其次，即使是有症状的高血压病人群，其早期的临床表现也是多样化的。如有些人会伴随有头痛、眩晕的症状；有些人会有心跳心慌的不适感；有些人会有阵发性的头颞部血管波动感；有些人经常会有情绪易波动、烦躁易怒、健忘失眠等表现。所以，如果你发现自己有了以上所说的身体不适或情绪不稳定的表现，或者有其他方面的异常，最好测量一下自己的血压有没有问题。如果有问题，就应该及时到医院就诊，让医生确定自己有无患高血压病。

总体而言，临床上大多数高血压病患者起病是很隐匿的，早期时并没有明显的临床不适表现，往往在偶然的体检测量血压时才发现血压升高。

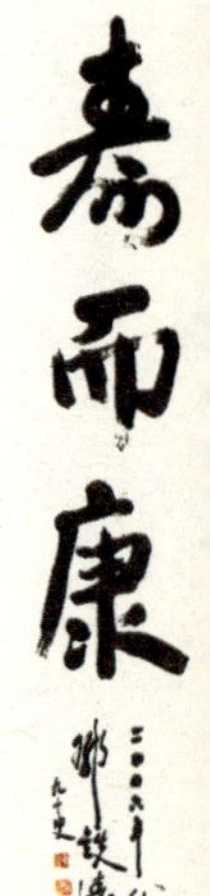

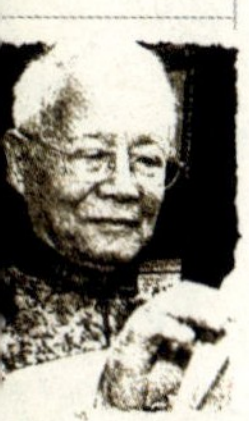

基于上面介绍的早期高血压病的隐匿性，临床早期发现并不是一件简单的事情，但是请你记住一点：提高高血压病早期检出率的最简单有效的办法，就是定期监测自己的血压。

3. 人体正常血压的波动范围

既然高血压病主要是依据测量时发现血压升高来诊断，那么究竟怎样才算血压升高？正常血压的范围是多少？一点点的血压升高算不算高血压病？你可能会存在这些疑问，因此，我们有必要了解一下正常血压波动范围方面的知识。

首先，在判定血压是否属于正常范围之前，我们需要做的工作是准确了解自己的血压水平，这需要通过标准的血压测量来实现。

一般而言，大家都是到社区诊所或到医院测量血压，这是一种方法。但其实我们也可以自己在家中测量血压，尤其随着电子测压计的普及，只要对照说明书所介绍的步骤就可以很容易的掌握。

每个人由于体质、性别、遗传因素、后天环境等多种因素的不同，血压也各有差异。即使是同一个人的血压，在不同情况下测量，其结果也相差较大。因而，血压是一种很个体化、波动性很大的指标，对此需要有所认识。

血压的测量结果包括两个数值：收缩压和舒张压。一般我们到医院或社区诊所测量血压时，医生都会告诉你测得的血压中收缩压和舒张压分别是多少，比如一个人测得的血压值是110/75mmHg，那么他的收缩压就是110mmHg，舒张压是75mmHg。血压是否正常需要同时参考两个值才能确定，即收缩压和舒张压必须都在正常范围内的才是正常的血压。目前国际上统一常用的血压测量值单位是“mmHg（毫米汞柱）”，但也有些地方仍使用“kPa（千帕）”作为单位，两者之间可以互相换算，平均1kPa≈7.5mmHg。如果你确实存在血压升高，医生测量后就会告诉你你的收缩压和舒张压血压值分别是多少，是收缩压升高了还是舒张压升高了，或者两个值都升高了。

根据大样本、多种族人群的血压调查，并参考占人口绝对比例的绝大多数健康者的血压波动范围，医学上对正常人体血压的波动范围规定了一个标准，即正常人血压的波动范围，在此范围内的，我们认为它是正常的血压，超过了此范围，就成为血压升高。

了解了前面有关血压方面的基础知识，现在就来谈一谈正常血压的具体范围。注意，在这里我们所称的“正常血压”，其实是一种广义的说法。根据血压的不同，“正常血压”又分为三种：理想血压、正常血压和血压的正常高值。

根据世界卫生组织（WHO）有关血压的统一规定

(1)理想血压范围

是指收缩压<120mmHg，并且舒张压<80mmHg 范围内的血压。

(2)正常血压范围

是指收缩压<130mmHg，并且舒张压<85mmHg 范围内的血压。

(3)血压的正常高值范围

是指收缩压波动在130～139mmHg，并且舒张压波动在85～89mmHg范围内的血压。

了解了这些有关正常血压范围方面的知识，我想你现在应该可以对自己的血压归属于哪个范围有了大概的认识。如果体检测量血压时发现自己的血压超过了这个范围，你就应该怀疑自己是否患有高血压病了。当然，最后的“高血压病”诊断还需要经过医生的确定才可以。

4. 高血压病的诊断

接下来，我们接着介绍关于高血压病诊断方面的知识。

首先，高血压病的诊断，需要由专科医生测量了解了实际血压水平并排除了相关影响因素后才能得出。因此，本部分内容的介绍，不是为了让你给自己做出“高血压病”的诊断，而是希望通过对本部分内容的了解，增加你对“高血压病”诊断方面的认识，不至于在和医生交谈时一头雾水。

那么，高血压病的具体诊断标准是什么呢？一般来讲，在未服用抗高血压药物的情况下，连续两次或两次以上的不同日测得的血压值(每次不少于3次读数，取平均值）收缩压 140mmHg 和（或）舒张压 90mmHg，并排除继发因素，就可以诊断为高血压病。

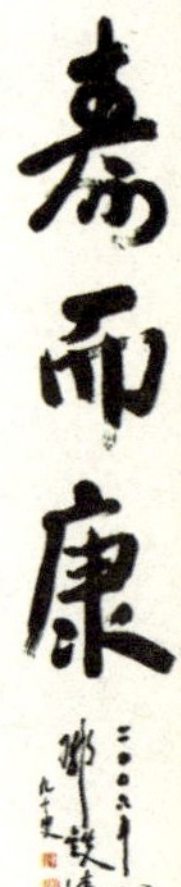

高血压病的诊断需要依赖于临床测量发现血压升高，但这并不像有些人想的

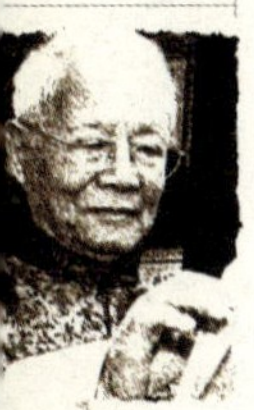

那样，一发现血压升高，就很紧张，认为自己一定得了高血压病。

一些疾病会引起血压升高、很多诱发因素也可以引起血压的暂时性升高，如情绪激动、精神紧张等，正常人遇到这些也容易引起血压暂时性升高，但这并不能说明你就是得了高血压病了。而且还要注意，有种情况下测得的血压升高也不能反映真实的血压水平：有些人平时在家中时自己测血压都在正常范围（当然不能排除误差的因素），但是到医院后测得的血压却发现升高很多，这种情况临床上很常见，过去多称作是“白大衣高血压”，这与到医院后精神状态过于紧张有关，此时测得的血压升高并不能作为诊断高血压病的标准，应另选其他时间测量或选用其他测量方法加以证实或排除，如采用全天24小时血压监测的方法。

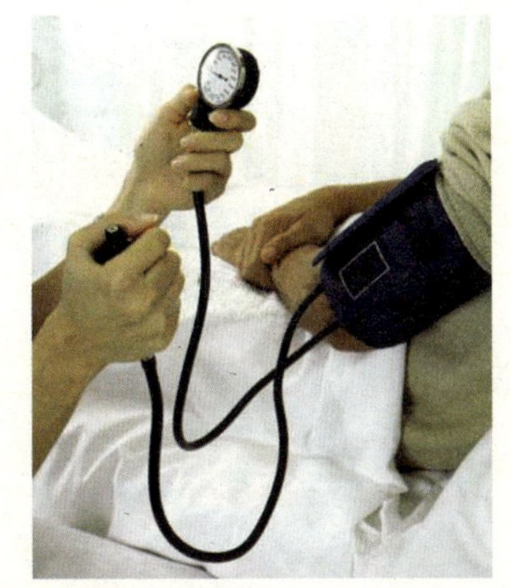

高血压病的早期血压多呈波动性，出现诱发因素时会升高，祛除诱因后血压可降低或恢复正常。随着病情的进展，血压逐渐呈稳定和持续性升高。

对于已经确诊的高血压病，根据血压升高的幅度不同及类型不同，还可以继续划分为几种类型：1级高血压（轻度高血压）、2级高血压（中度高血压）、3级高血压（重度高血压）和单纯收缩期高血压。

(1)1级高血压（轻度高血压）：

收缩压在140～159mmHg，和/或舒张压在90～99mmHg；

(2)2级高血压（中度高血压）：

收缩压在160～179mmHg，和/或舒张压在100～109mmHg；

(3)3级高血压（重度高血压）：

收缩压在180mmHg以上，和/或舒张压在110mmHg以上；

(4)单纯收缩期高血压：

收缩压　140mmHg，且舒张压<90mmHg。

单纯收缩性高血压一般在老年人比较多见，很多是由于年龄的增长，血管壁弹性逐渐下降所致。

上面几种类型的血压中，随着级别的增长，对身体的损害是逐渐增加的；不同级别的高血压病对身体的危害程度不同，因而临床治疗措施时也是有所差异的，此处不作详谈。

5. 高血压病不及时治疗的危害

高血压病贵在早期发现和积极干预治疗，如果不及时治疗，迁延日久，随病情进展，将导致多种靶器官损害及多种并发症，严重危害健康。我们之所以重视高血压病的早期识别和预防，目的就在于通过这种手段，尽早干预，减少高血压对身体的损害。

高血压具体有哪些危害呢？简单来讲：

◆心脏损害

长期血压升高得不到有效控制，会对患者的生活质量造成很大的影响。如可引起高血压性心脏病而影响心脏功能；或合并冠心病而有发生心绞痛、心肌梗塞和猝死的可能；晚期可由于心脏泵血功能严重受损发生心力衰竭而危及生命。

◆脑血管损害

长期血压升高控制不好，还容易引起脑血管意外事件的发生，如脑出血、脑梗死等，中医称此“中风”，具有较高的致残率和致死率，严重影响患者的生命安全和生存质量。

◆微血管损害

长期高血压还会引起眼底血管以及肾脏血管等微血管的损害，引起诸如进行性视力下降、肾功能减退等疾病。如果病情继续进展，还可导致失明或肾功能衰竭等严重后果。

◆直接影响生活

高血压病患者中如以眩晕、头痛等不适症状起病的，血压升高时会伴有眩晕、头痛等不适症状，在发病早期就会影响到患者的正常生活，后期随病情进展，症状还将继续加重，严重影响生存和生活质量。

以上对高血压病相关知识方面的介绍，是希望能提高大家对高血压病的认识

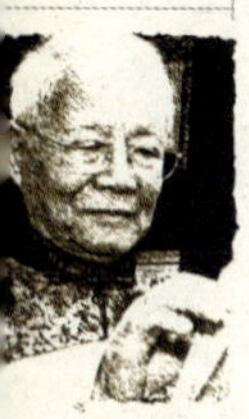

和警惕，生活中多留心自己的血压情况，一旦患病能及时察觉，以便早期开始积极治疗和控制血压。如果自己的家人或亲属中有人患了高血压病，通过对上面知识的了解，你可以教助他们如何正确了解自己的血压情况、如何更好地配合医生的治疗以控制好自己的血压、如何更好地监测血压波动情况等方面的知识，这些知识对于减少高血压病的危害、提高生活和生存质量都是很有必要的。

6. 高血压病的治疗

关于高血压病的治疗，邓老赞成使用中西医结合的方法，这种治疗方法可以取中、西医之长，互为补充，达到更好的治疗效果。

一般来讲，西医治疗疗效较快，但作用不持久；中药治疗，可以治本、比较巩固，但疗效较慢。中西结合治疗的方法，可以根据病情，因势选择，选择最有利于治疗效果的搭配方案。比如，突然间血压很高、发生高血压危象时，可以先用西药或针灸治疗尽快控制血压水平，然后再中、西药合用，后期可以纯用中药调理，以调整人体阴阳，使阴平阳秘，达到最佳疗法，甚至根治高血压病。

中、西两者常见的治疗原则及一些注意事项

◆西药治疗

在具体的服药治疗过程中，医生们最不愿意看到的就是一些病人不遵从医生的嘱咐，随意服用降压药物。如有些病人根据自己测得的血压值随意减药、停药或改变服药时间和服药剂量，殊不知，这样做对身体造成损害的风险是很大的。

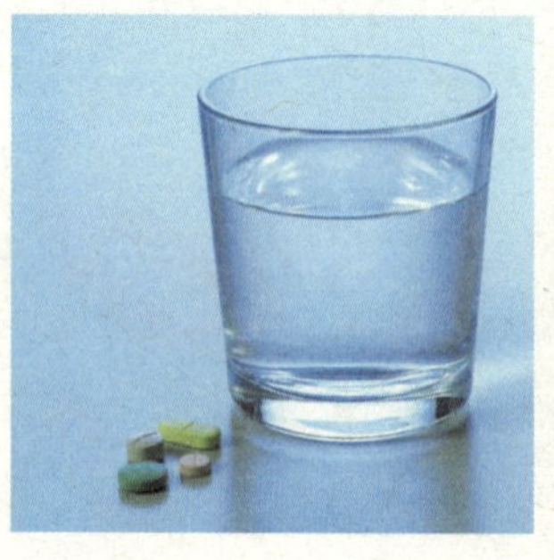

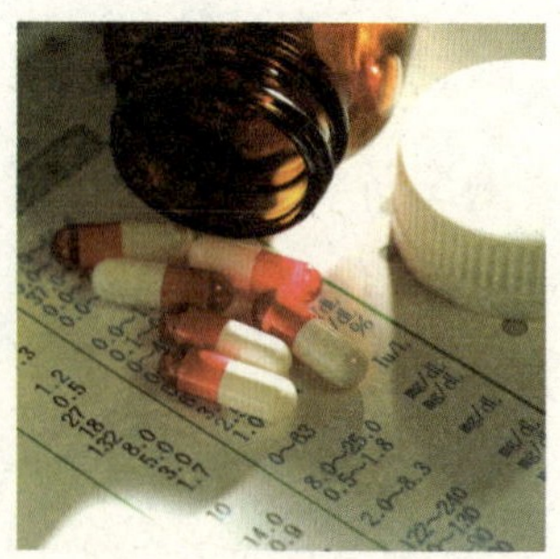

因为，降压药物服用不规律会造成血压的不稳定，而血压忽高忽低的波动比起单纯的血压升高对血管壁的损害更大，也更容易引起靶器官的损害及并发症。所以，在遇到服药疑问时，最好到医院咨询专科医生，由医生决定你的服药方式。

除了服药要规律之外，为了获取实际的血压波动情况，便于清楚地掌握病情，高血压患者最好能每日监测自己的血压情况并记录下来，形成一份血压监测单。在每次就诊时把监测单带给医生看，这样有助于医生更好地了解你的血压控制情况，决定下一步的治疗措施，从而达到更好的治疗效果。

家中自行监测血压，需要买一个性能良好的血压计（电子血压计或水银血压计都可），按照前面介绍的方法学会测量血压，每日定时几次测量并记录下具体收缩压和舒张压的血压值，旁边写明测量时间。如果发现血压有异常，升高或过低，还要在旁注明有无可能的诱因，如情绪激动、忘记服药、服药过量等等。这样在下次去医院看病时，通过这份详细的记录单，医生便可以很清楚地了解你的血压波动情况，并据此来调整用药方案，以达到更好的稳定血压、减少对身体的损害的目的。

◆中医中药治疗

邓老认为，高血压病的发病与肝的关系至为密切，调肝治疗是治疗高血压病的重要一环。当然，疾病是变化多端的，治疗时仍应遵循中医的辨证论治，根据辨证，确定具体的治疗措施。

根据高血压病多发于肝的病机特点，邓老在临床诊治高血压病时，一般将高

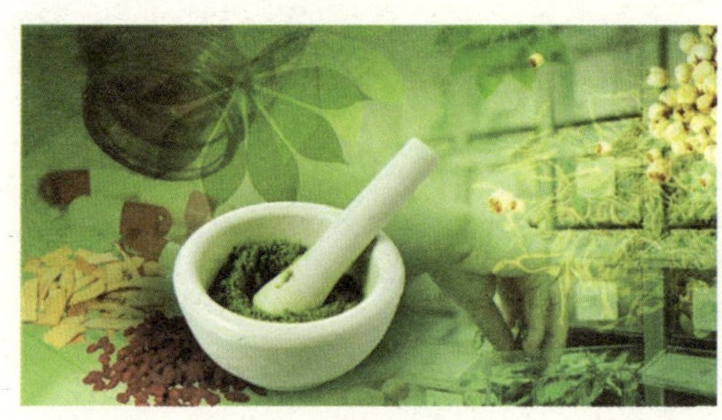

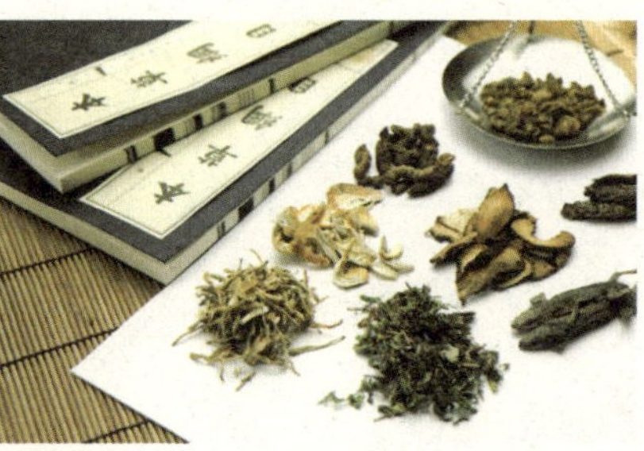

寿而康

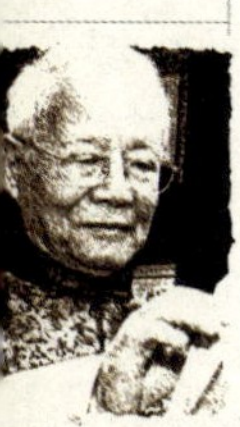

血压病分为四种证型，即肝阳上亢型、肝肾阴虚型、阴阳两虚型、气虚痰浊型。不同证型间，治疗也各有差异。

肝阳上亢型

此型病人临床上多有头晕，头痛，心烦易怒，夜睡不宁，口苦或干、舌边尖红（或如常），苔白或黄，脉弦有力的表现，多见于高血压病早期，常见于因情志不遂，郁而化风而发病的患者。

此型治疗以平肝潜阳为主，方药可选择天麻钩藤饮或邓老自拟方“石决牡蛎汤”(石决明、生牡蛎、白芍、牛膝、钩藤、莲子心、莲须)等为主加减治疗。

肝肾阴虚型

此型临床上多有眩晕耳鸣，精神不振，心悸失眠，腰膝无力，记忆力减退，盗汗遗精，形瘦口干，舌质嫩红，苔少，脉弦细或细数的表现，常见于由于各种原因所致肝肾阴津不足的病人。

此型治疗上以滋肾养肝、养阴填精为主，方药可选择左归丸、镇肝熄风汤或邓老自拟方“莲椹汤”(莲须、桑椹、女贞子、旱莲草、山药、龟板、生牡蛎、牛膝)等为主加减治疗。

阴阳两虚型

此型病人临床上多有头晕眼花，耳鸣，腰酸，腰痛，阳痿，遗精，夜尿增多，自汗，盗汗，形寒肢冷，舌淡嫩或嫩红，苔白厚或薄白，脉虚弦或紧，或沉细尺弱的表现，可因肝阳过亢高血压或阴虚阳亢高血压病久引起阴阳两虚所致，常见于高血压病的后期。此类病人由于病程较长，病情多较重。

此型治疗上以补肝肾潜阳为主，方药可选择二仙汤或邓老自拟方“肝肾双补汤”(桑寄生、何首乌、川芎、淫羊藿、玉米须、杜仲、磁石、生龙骨)为主加减治疗。

气虚痰浊型

此型病人临床上多有眩晕，头晕头重、头脑欠清醒，胸闷、食少，怠倦乏力、或恶心，泛吐痰涎，舌胖嫩，舌边有齿印，苔白厚或浊腻，脉弦滑或脉虚大而滑的表现。本型属本虚标实，多见于高血压病中期的病人，多由于忧思劳倦或劳心过度，损伤心脾而致发病。

此型治疗上以健脾益气为主，方药可选择半夏白术天麻汤或邓老自拟方“赭决七味汤”(黄芪、党参、陈皮、法夏、云苓、代赭石、草决明、白术、甘草)等为主加减治疗。

7. 日常调理

治疗高血压病，除了通过正规的中、西医结合方法治疗之外，配合适当的日常调理，有助于取得更佳的治疗效果。

日常生活调理在高血压病的后期治疗中具有很大的优势，具体应根据不同的高血压辨证分型、不同的发病因素，确定相应的调理措施。

◆根据中医辨证分型确立日常调理措施

肝阳上亢型

此类病人的日常生活应保持情绪的轻松愉快，避免过激情绪；饮食可以适当食用具有平肝潜阳作用的食物或中药，饮食宜低盐高钾，多食芹菜。《本草推陈》中记载，芹菜可“治肝阳头昏，面红目赤，头重脚轻，步行飘摇等症”。另外，冬瓜、莴笋、苋菜、苦瓜、黄瓜、白菜等蔬菜，因性微寒、利水轻身，对于因水液储留所致的高血压病有着很好的效果。平日里也可以用夏枯草、苦丁茶、菊花、草决明、枸杞子等用水煎煮代茶饮，效果也不错。

肝肾阴虚型

此类病人日常饮食可以适当食用具有滋补肝肾阴津的食物或药物，生活起居中要注意节制房事、爱惜肾精、避免劳伤过度；饮食上可多食滋补肝肾的食物，如黑芝麻、黑豆、桑葚等；也可适当配伍熟地、生地、何首乌、白芍、桑葚、女贞子、旱莲草等药物做成药膳食用；或者以生地、白蒺藜、怀牛膝等用水煎煮，代茶服用，都会有不错的效果。

阴阳两虚型

此类病人日常生活中应注意饮食营养、培补肾中精气，同时爱惜肾精、避免房劳损伤；饮食上可选用黑芝麻、黑豆、桑葚等服用；也可根据阴阳虚损的不同，合理选用具有滋补肾阴作用的熟地、生地、何首乌、白芍、桑葚、女贞子、旱莲草做成药膳，或选择具有温补肾阳作用的杜仲、牛膝、肉桂、桑寄生等做成

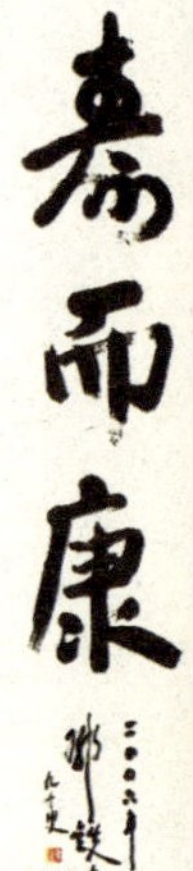

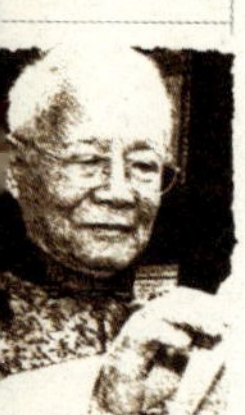

药膳食用。

气虚痰浊型

此类病人日常饮食中要注意避免忧思劳倦过度或劳心过度，劳逸结合，饮食宜清淡、有节制，戒除烟酒不良嗜好，少食荤腥油腻之品，多食蔬菜、水果、豆制品，如冬瓜、白菜、黄瓜、莴笋、番茄、蘑菇等，多进行运动锻炼。另外，可以将山楂、麦芽、茯苓、白术、陈皮等用水煎煮，代茶饮用，效果也都不错。

◆根据不同发病因素确立相应调理措施

由于高血压病的发病与患者的七情失宜、情绪紧张等内在的精神因素关系密切，因此，高血压病人，尤其是伴随不良情绪表现的高血压病人，日常调理应注意病人的情绪调理，妥善安排好工作、学习等生活环境，尽量让病人保持健康愉悦的心境，避免情绪的过分激动。

因先天或后天的因素导致肾中阴津不足，从而肝阳偏亢而发病的病人，日常调理应注意顾护肾中阴津，减少损耗，养成良好的生活方式。

因忧思劳倦或劳心过度损伤心脾而发病的病人，日常调理应注意健脾养心，劳逸结合，注意休息，减少心脾的受损。

◆其他日常调理措施

邓老也有高血压的老毛病，不过在通过日常饮食、起居、气功锻炼、药物等共同的调理下，血压一直维持得比较稳定，身体状态也一向很好。邓老在这方面有很多见解，他常说高血压病患者，应该起居有常，不妄作劳，冬不极温，夏不极凉，珍惜精气，节戒色欲，情志舒畅，饮食清淡、勿过咸等。

具体的生活调理根据各人情况的不同而各有侧重：如好食肥甘者需要改变饮食习惯，以清淡饮食为主；平时缺乏体育锻炼者需要增加运动量；体重过重者需要减轻体重；饮食摄盐过多者需要限制食盐的摄入量；有饮酒嗜好者需要控制饮酒量；情绪波动大者需要稳定情绪；合并其他容易引起高血压病的疾病者需要积极治疗其他疾病等等。

另外，推荐体育疗法。体育疗法是一种很好的调养方法，如气功、太极拳、八段锦等，不论是针对高血压的治疗还是预防，都具有可靠的调节作用。适当的体育锻炼，可以运动肢体，能使气血流通，柔和筋骨，安养精神。邓老自己多年以来也坚持不懈地练习气功、八段锦、太极拳等，效果良好。

此外，中药浴足和针刺太冲穴也是邓老很喜欢采用的两种方法，对于调控和稳定血压也很有帮助。浴足是具有中医特色的一种外部调养法，对高血压病有着较好的辅助治疗作用。邓老常用的浴足方：牛膝30克，川芎30克，天麻15克，钩藤10克，夏枯草10克，吴茱萸10克，肉桂10克。方法：加水2000毫升煎煮，水沸后再煮10分钟。每日晨起、睡前浴足，每次30分钟， 2～3周为一疗程，常可获得较好的疗效。对于突然血压过高者，邓老常用针刺双侧太冲穴的方法来降低血压，效果也是很好的。

二、糖尿病

中医没有糖尿病病名，根据其临床表现，归属于中医“消渴”的范畴。

西医认为，糖尿病是临床常见内分泌疾病，是由遗传和环境因素共同作用而引起的一组以糖代谢紊乱为主要表现的临床综合征。

近年来，糖尿病的患病人数逐年增加，已成为严重影响人们身体健康的一类疾病。据最新资料统计，截止到2011年年底，我国糖尿病患者逾9000万人。

糖尿病如不尽早治疗，可引起多个系统的急性和慢性并发症，对人体危害极大。下面我们就对糖尿病相关方面的知识作一简单的介绍，以提高大家对该病的认识。

1. 糖尿病的发病原因

糖尿病的发病原因，中医来讲，多因为恣食肥甘厚味，损伤脾胃，运化失常，淤久生热，热久化躁，伤津耗谷；或因各种原因致肾精受损，肾阴不足而水亏火旺，上蒸肺胃，从而肾亏、肺躁、胃火三者交织而发病。

肥胖、高热量饮食、缺乏体力活动等是引起Ⅱ型糖尿病的最主要的环境因素。

许多人都知道糖尿病病人最主要的改变就是血糖的异常升高。那么，导致血糖升高的原因是什么呢？简单来讲，是由于各种原因导致人体胰腺内胰岛β细胞受到了破坏，不能够分泌出足够的胰岛素来供人体使用或根本丧失

寿而康

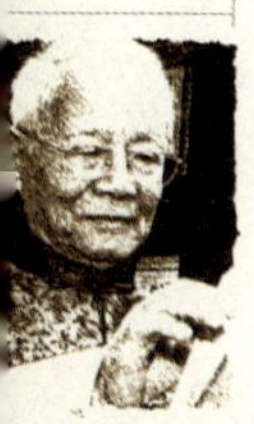

分泌胰岛素的功能。人体内能够降低血糖的激素只有胰岛素一种，胰岛素不够用了，血糖自然就会升高。

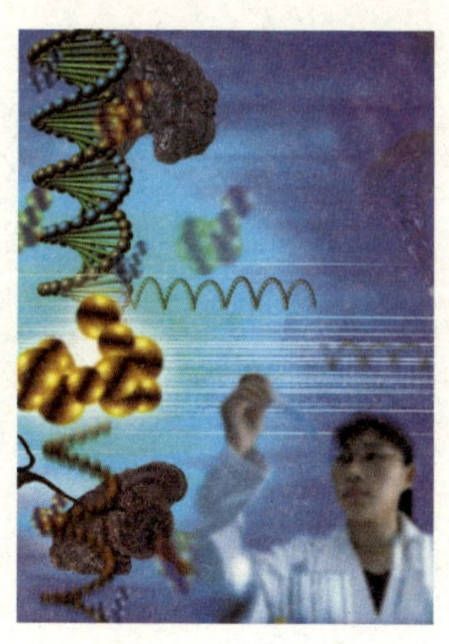

因此，不管哪种原因导致的糖尿病，都是因为人体胰腺的胰岛β细胞分泌胰岛素的功能受损而引起发病。Ⅰ型糖尿病患者体内的胰岛β细胞由于各种原因被大量破坏、体内胰岛素分泌绝对不足而引起发病；Ⅱ型糖尿病患者是由于各种原因所导致的体内胰岛β细胞分泌功能受损而致胰岛素分泌相对不足或分泌延迟而引起发病。

2. 糖尿病的早期临床表现

了解这部分内容，有助于我们识别早期糖尿病，以便尽早对其进行治疗。

糖尿病属祖国医学“消渴”的范畴，其典型的临床表现是“三多一少”，即以口渴多饮、多食易饥、尿量增多、体重减少为特征。

但有些人早期甚至到了晚期都没有这种“三多一少”的典型临床表现，比如部分Ⅱ型糖尿病患者。因此，不能单纯依赖典型临床表现来判断自己有无糖尿病。

尽早发现糖尿病的最好方法：首先，在思想上对该病引起足够的重视；其次，定期测试自己的血糖水平，尤其在有上述典型不适症状时。

凡糖尿病者血糖测定时一般都会发现血糖有不同程度的升高，因此，如果你在体检中发现自己的血糖有异乎寻常的升高，应该想到有患糖尿病的可能，最好到专门的内分泌门诊咨询医生，以便做进一步的检查来确定有无糖尿病。

Ⅰ型糖尿病和Ⅱ型糖尿病，由于发病机理不同，两者之间的发病特点及早期的临床表现是有差异的。

◆ Ⅰ型糖尿病的早期临床表现

Ⅰ型糖尿病的发病年龄相对较小，多数在青少年时期起病，少数在成年后起病。一般来讲，起病时年龄越小，胰岛细胞破坏越严重，临床表现也较严重，许多儿童和青少年常因为一种很严重的糖尿病急性并发症——糖尿病酮症酸中毒才被发现患有Ⅰ型糖尿病。

Ⅰ型糖尿病患者初起病时多数人有多尿、烦渴多饮、乏力等表现，此时测血糖会发现血糖明显升高；如果没有及时治疗，病人会出现食欲减退、恶心呕吐、头痛、烦躁、嗜睡等症状，同时还伴有呼吸深快、呼气中有一股类似烂苹果的味道（酮症酸中毒）；病情进一步发展，还会出现严重失水、尿量减少、皮肤眼窝凹陷等症状，如不及时救治，将会导致病人昏迷甚至死亡。因此，一旦你发现身边有人出现上述症状时，应想到病人是否患有糖尿病的可能，最好赶快将病人送到医院急诊科检查、救治。

为什么Ⅰ型糖尿病患者往往都有很典型的“多食、多饮、多尿、消瘦”表现呢?

我们知道，血糖在人体内的生成和利用过程称为糖代谢，胰岛素对人体的糖代谢有着非常重要的作用，是人体内唯一可以降低血糖的激素，可以增加组织细胞对葡萄糖的利用，使血糖维持在正常的水平。另外，胰岛素对脂肪代谢和蛋白质代谢也有一定的影响，可以促进脂肪和蛋白质的合成，抑制其分解。正常人胰腺组织的胰岛细胞可以分泌足量的胰岛素来参与执行上述功能的完成，体内糖、脂肪和蛋白质的代谢过程正常，就不容易发生“多饮、多尿、多食易饥、消瘦”的临床表现。

当因各种原因导致胰岛细胞分泌胰岛素的功能受损之后，人体会出现糖、脂肪和蛋白质的代谢紊乱，临床上就容易出现“三多一少”的症状。

多饮

人体内缺乏胰岛素，葡萄糖不容易进入细胞内、细胞对血糖的利用度降低，导致葡萄糖在血液中堆积而使血糖升高，血液的渗透压增大，周围组织和细胞中的水分就会“被吸入”到血液中去，造成组织和细胞的缺水而萎缩；由于水分过多进入血液而使得血容量增大，又会产生利尿作用，使尿液增多，尿液中也会带出去一部分的糖分，也就是“尿糖”，这样会进一步加重机体的缺水。机体细胞严重缺水，就会刺激人体“口渴中枢”而产生口渴要喝很多水的冲动，临床上就表现为“多饮”。

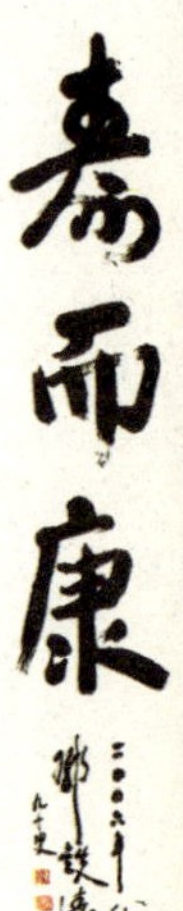

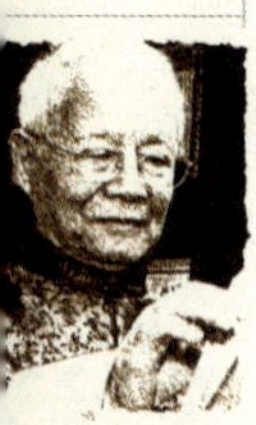

多尿

糖尿病时血糖很高，喝进去的水又都留在了血液中，不能被组织和细胞所吸收，最后又被尿了出来，表现在临床上就是“多尿”。有些严重缺乏胰岛素的病人，全天不断地猛喝水却依然口渴严重，此时必须给予胰岛素治疗才能缓解症状。

多食易饥

糖尿病人的高血糖是一种假象，看似体内葡萄糖太多、用不完的样子，其实，只是血液中的血糖浓度升高，人体的组织和细胞却由于不能够摄取和利用到足够的葡萄糖而处于“缺糖”的状态。一方面，血液中堆积了太多的葡萄糖而无法利用和消耗，使血液浓度升高而产生一系列不良后果；另一方面，组织细胞却由于缺少葡萄糖，就会对机体发出“缺糖”的信号，人体感知到这种“饥饿”的信号，就会采取进食的方式来摄取糖分，机体也会通过增加糖异生的方式释放更多的葡萄糖入血，又使得血糖进一步升高而加重不良影响，表现在临床上就是“多食易饥”。可是由于缺乏胰岛素，吃进去的食物又不能很好地被细胞利用，反而会进一步升高血糖，加重症状，导致恶性循环。

消瘦

体内胰岛素缺乏时，还会影响到脂肪和蛋白质的代谢，使得脂肪和蛋白质的合成和利用减少，分解增加，长期如此，人体就会越来越消瘦。表现在临床上就是“消瘦”。

◆Ⅱ型糖尿病的早期临床表现

Ⅱ型糖尿病多发生于40岁以上的成年人和老年人，近年来发病也逐渐出现年轻化的趋势。

Ⅱ型糖尿病的患者一般体形都偏肥胖（腹型肥胖多见），起病比较缓慢，临床上多饮、多尿、多食易饥、消瘦的“三多一少”症状比较轻微或仅有其中的1～2项，多数人是在体检或出现慢性并发症时才被发现患有糖尿病。

因此，Ⅱ型糖尿病的早期发现，主要依赖于定期体检，尤其体形较肥胖人群

(腹型肥胖)，一旦发现血糖异常升高，则应及时加做相关检查，以明确有无糖尿病。

3. 正常血糖的波动范围

既然糖尿病的主要诊断指标是血糖的升高，超过正常范围上限的才能诊断为糖尿病。那么首先，我们先来对正常的血糖波动范围做一个大概的了解。

一般而言，正常人空腹血糖≤6.0mmol/L；餐后2小时血糖或葡萄糖耐量试验（OGTT试验)<7.8mmol/L。超过此标准的即称为血糖异常。

4. 糖尿病的诊断标准

了解糖尿病的诊断标准，对于识别和发现糖尿病也是很必要的。

根据1999年世界卫生组织（WHO）的标准：

（1）凡空腹血糖7.0mmol/L或随机血糖11.1mmol/L，即可诊断为糖尿病。(空腹的定义：采取血标本前至少8小时未进食水，一般选择早晨起床后未进食水时抽血测定。)(空腹血糖<6.1mmol/L为正常。)

（2）空腹血糖＞ 6.1mmol/L但<7.0mmol/L者，可诊断为空腹血糖受损，此时需进行OGTT（葡萄糖耐量试验），如果OGTT试验2小时血糖11.1mmol/L,也可诊断为糖尿病。

OGTT试验2小时血糖＞ 7.8mmol/L，但<11.1mmol/L者，称为糖耐量减退(也称糖耐量异常)。(OGTT试验2小时血糖<7.8mmol/L者为正常)。

符合上述(1)、(2)两项其中之一者，即可诊断为糖尿病，但应排除继发性糖尿病等特异性糖尿病。糖尿病的诊断标准大概介绍如上，但是，为了准确起见，最好还是到正规医院经专科医生看后方可诊断。

5. 糖尿病不及时治疗的危害

了解糖尿病不及时治疗的常见危害，可以帮助人们提高对糖尿病的重视，有助于早期发现糖尿病；另外，通过对这方面知识的认识，还可以加强人们的治疗意识，更好地配合医生控制血糖，减少糖尿病对身体的危害。

血糖升高长期得不到有效地控制，将会对人体造成很大伤害，引起一系列代谢紊乱，导致各种急性和慢性并发症的发生。

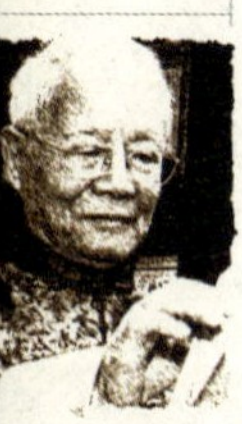

◆糖尿病常见急性并发症

糖尿病常见的急性并发症有三种：糖尿病酮症酸中毒、高渗性非酮症昏迷和乳酸酸中毒。

关于这三种急性并发症的发生机理，此处也简单描述一下：人体在糖利用障碍的情况下，会加速机体对脂肪的代谢，使脂肪分解增多，脂肪分解过程中会产生脂肪酸和酮体；胰岛素严重缺乏时，细胞利用葡萄糖的能力严重下降，为了提供能量，会燃烧大量的脂肪，这样大量的酮体和脂肪酸积聚体内，就容易导致“酮症酸中毒”的发生。有些病人，由于各种原因导致血糖升高过快，血液高渗，组织和细胞缺水发生休克，就会出现“非酮症高渗性昏迷”的急性并发症。由于糖利用降低，体内无氧酵解代谢增加，则容易引起“乳酸酸中毒”的发生。

通常情况下，这三种疾病好发于未经治疗的Ⅰ型糖尿病或未按规律使用药物的糖尿病，多因血糖急遽升高而发病。Ⅰ型糖尿病患者由于胰岛细胞分泌胰岛功能严重受损，很容易因体内胰岛素缺乏而导致血糖急遽升高，引起水、电解质和酸碱失衡而发病。已经诊断为糖尿病的患者，如果未能规律使用降糖药物，比如原本接受胰岛素注射治疗或口服降糖药物的病人，突然停药后也容易引起血糖骤然升高而发病。这三种糖尿病急性并发症临床病情都比较凶险，需要尽快抢救治疗。

◆糖尿病常见慢性并发症

糖尿病的常见慢性并发症主要表现为大血管病变、微血管病变、神经病变和皮肤感染等。

糖尿病大血管病变，容易引起动脉粥样硬化，导致冠心病、脑血管病变等疾病，临床表现为冠心病、心绞痛、心肌梗塞、脑梗塞、脑出血等，严重危害健康。

糖尿病微血管病变容易损害到眼睛、肾脏等部位的微小血管而引起糖尿病视网膜病变或糖尿病肾病等疾病，临床表现为患者出现视力下降、蛋白尿、全身浮肿、血压升高等。

糖尿病还会损害到外周神经和自主神经病变。常见的有糖尿病性周围神经病变的疾病，临床表现为手脚麻木、肌肉活动无力等；或影响到自主神经病变，如影响到泌尿系统，膀胱肌收缩无力而出现尿失禁和尿潴留，影响到患者的日常活动和生活。

糖尿病皮肤感染最严重的是糖尿病足，临床上也很常见，多由于长期慢性血糖控制不佳而引起，表现为足部远端皮肤、肌肉的坏死，治疗上比较困难，很多人不得不被截趾、截足甚至截肢。

所以总体来讲，一旦确诊为糖尿病，需要尽快治疗，通过饮食、运动、药物及血糖监测等多种手段相结合的综合治疗方式，将血糖控制在比较理想的范围内，减少各种并发症的发生。

看完了上面的介绍，我们了解到，除了急遽的血糖升高会有典型的临床症状之外，多数已经确诊的Ⅱ型糖尿病人群，临床上并没有很明显的不适症状。一些人会因此而产生麻痹大意的心理，甚至有很多人由于对糖尿病的不了解而认为“不吃药不治疗也没什么影响嘛，得了糖尿病一点也不会影响到自己的生活”。其实这种想法是非常错误的，也是很危险的，要知道血糖升高对血管壁和神经的损害是缓慢的、不易觉察的，如果拖延不加治疗，长期慢性的高血糖就会对血管和神经等造成很严重的损害，而且血糖对身体的这种损害是不可逆的，等到发现有心绞痛、脑梗塞、大量蛋白尿等症状的时候就已经太晚了，会错失最佳治疗时机。

因此，在此提醒大家，一旦发现患有糖尿病，无论有无明显的临床症状，都不能轻视，不要掉以轻心，最好积极到医院开始正规治疗，听取医生对该病的看法和日常注意事项；不要因为暂时没有什么不舒服就不治疗，不然等到各种并发症已经出现、对身体的损害已经造成的时候才开始治疗，就为时晚矣。

6. 糖尿病的治疗

多种糖尿病并发症的防治，均依赖于正规的糖尿病治疗。规范的糖尿病治疗属综合治疗，一般来讲包括5个部分的内容：药物治疗、饮食治疗、运动疗法、糖尿病教育和血糖监测。这5个部分的内容，在糖尿病的综合治疗中都很重要，缺少任何一种，都会影响整体的治疗效果，因此，都需要给予

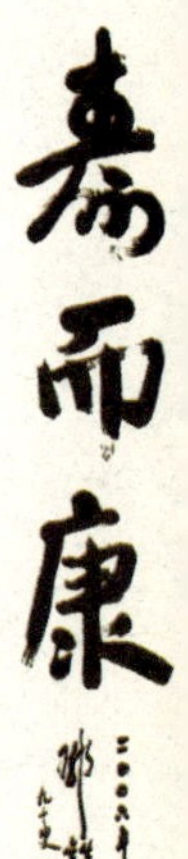

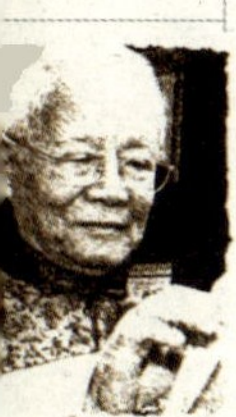

必要的重视。

下面，就逐一对这5种治疗方法进行相关的介绍。

◆药物治疗

糖尿病的药物治疗主要有西医药物治疗和中医中药治疗。

(1)西医药物治疗

西医药物治疗主要是口服降糖药物和胰岛素的使用。根据发病机理的不同，Ⅰ型糖尿病、Ⅱ型糖尿病的治疗在具体药物的选择上也有所相同。

一般来讲，Ⅰ型糖尿病必须终身接受胰岛素治疗；Ⅱ型糖尿病根据病情不同，可以口服降糖药物控制血糖，或者采取口服降糖药物和注射胰岛素配合使用来控制血糖。

Ⅰ型糖尿病的治疗

我们先来谈一谈Ⅰ型糖尿病的治疗。为什么Ⅰ型糖尿病患者必须要接受注射胰岛素治疗？胰岛素和糖尿病治疗之间究竟有什么关系呢？

大家都知道，我们日常的呼吸、心跳、站立、行走、说话、吃饭、睡觉、读书学习、工作等自觉或不自觉的生命活动都需要消耗一定的能量才能完成。人体利用能量最主要的方式是通过对血中葡萄糖（即血糖）的利用，而血糖的主要来源是食物。我们每天需要从食物中摄取碳水化合物、蛋白质、脂肪等物质，其中碳水化合物占食物全部的50%～60%，碳水化合物经消化吸收后主要转化为葡萄糖被吸收入血，使血糖升高；而只有通过胰岛素的参与，才能完成对血中葡萄糖的利用和转化。

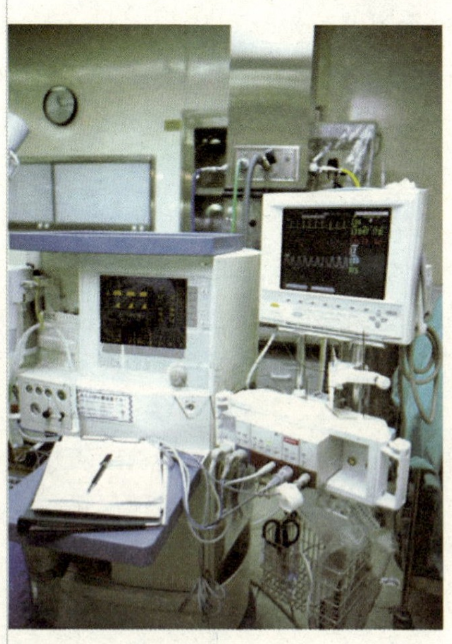

Ⅰ型糖尿病因为胰岛细胞严重受损，基本上不能分泌胰岛素，需要补充外源性的胰岛素以满足机体所需，这是此类病人维持生命所必需的治疗措施。胰岛素的使用，一般是根据机体所需，计算好用量，每日注射胰岛素，并根

据血糖监测、饮食、运动等其他情况随时加以调整。

我们每天都要进食，所以每天也都需要胰岛素。但是临床上有些病人对这一点并不怎么了解，他们会告诉医生："我不想持续使用胰岛素治疗，这太痛苦了，每天都要打针,而且时间长了，我就会对注射胰岛素产生依赖而停不了，我可不想这样。"其实，有这种担心是因为对Ⅰ型糖尿病的发病机理和使用胰岛素治疗的机理还不太了解的缘故。我们在这里要告诉你的是：Ⅰ型糖尿病患者需要补充外源性胰岛素就像我们每天需要喝水一样，生命离不开水分，而人体的正常生理代谢也离不开胰岛素。当你体内缺乏水分时，就会感到口渴，补充足够的水分后口渴就会消除；同样当你体内缺乏胰岛素时，就会使血糖异常升高，正常的生理代谢就不能完成，当补充足量的胰岛素后，人体的正常生理代谢才能顺利完整进行。此次口渴喝水后，由于人体消耗，下次缺水时还会口渴，你还需要再次喝水；同样，此次注射的胰岛素被人体消耗后，下次还会缺乏，还需继续补充胰岛素。为什么Ⅰ型糖尿病患者需要持续补充外源性胰岛素？就是因为患者自身已经不能分泌胰岛素了。你能因害怕自己终身需要喝水而拒绝喝水吗？不能，因为这是生命的需要。同样，Ⅰ型糖尿病患者也不能拒绝补充外源性胰岛素，因为，这也是生命的需要。

既然了解了补充外源性胰岛素对Ⅰ型糖尿病患者的必要性，那么就不要在心理上介意使用胰岛素了，它是维护你生命的必需。但是，临床上也见到一些病人，由于不能规范、坚持使用胰岛素而造成严重急性并发症的发生。如有的病人随意停用胰岛素，结果引起急性的糖尿病酮症酸中毒而危及生命。Ⅰ型糖尿病患者及其家属应该知道，患者本身胰岛细胞由于严重受损，已经不能分泌胰岛素，也不能像正常人那样具备对血糖的调节功能。外源胰岛素的每一次变动，都会对机体的血糖产生影响，可以说，Ⅰ型糖尿病患者对外源性胰岛素的使用量是非常"敏感"的，用量稍大或稍小，都会引起血糖的波动。如果随意停用胰岛素的话，体内脂肪大量分解，血糖异常升高，血中酮体异常升高，引起体内水、电解质及酸碱平衡紊乱而发生诸如糖尿病酮症酸中毒等急性并发症，一旦救治不及时，会严重危及生命。

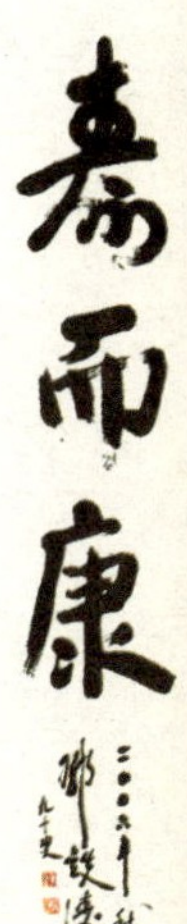

Ⅰ型糖尿病患者具体外源性胰岛素的使用量需要根据患者的综合情况由医生

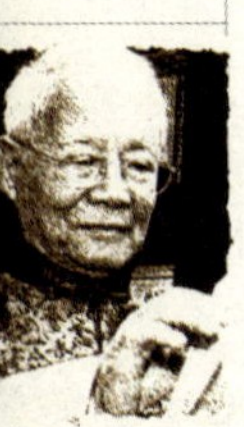

加以设定，并根据血糖波动情况合理调整。

看了以上的介绍，大家应该明白了一个道理：胰岛素是人体每日必需的，当体内缺乏时，我们就应该想办法补充，不然身体就会受到不良影响。I型糖尿病患者由于胰岛细胞分泌胰岛素功能严重缺失，所以必须补充足够的外源性胰岛素才能够满足机体日常所需，而且需要科学、规律地使用。

II型糖尿病的治疗

II型糖尿病患者的发病机理是由于体内胰腺细胞分泌胰岛素的功能部分受损，不能及时分泌足够的胰岛素，而引起体内胰岛素相对或绝对的不足，从而引起血糖升高；或由于一些病人对胰岛素存在抵抗现象，即使胰岛细胞已经分泌了足够的胰岛素，却由于机体细胞对胰岛素的使用率下降，造成人体相对缺乏胰岛素而引起血糖升高。

因此II型糖尿病患者的治疗，需要针对不同的发病机理，选用合适的口服降糖药物来治疗。例如，对于胰岛素分泌延迟或相对不足的患者，如果胰岛细胞功能尚可，可以选用促进胰岛细胞分泌胰岛素的药物来帮助降低血糖；对于机体存在胰岛素抵抗的患者，可以选择能增加机体细胞对胰岛素的敏感性和利用度的胰岛素增敏剂或相应药物来治疗。另外，还可以选择延缓小肠对食物中糖分吸收速度的葡萄糖苷酶抑制剂来减少餐后高血糖的发生等。为提高疗效、减少不良反应和并发症的发生，口服降糖药物的具体选择，最好交由专科医生来确定。治疗中，当降糖药物效果不好或无效时，还需要联合使用胰岛素或改用胰岛素来控制血糖。

另外，对于一些新发的II型糖尿病患者，开始时可以使用胰岛素替代治疗，以便让自身已经开始出现损伤的胰腺胰岛细胞得到充分的休息，从而帮助机体胰岛β细胞功能的恢复。临床上确实有些新发较轻的糖尿病患者在经过数月的胰岛素替代治疗后，甚至可以使胰岛细胞功能完全恢复到正常，从而治愈糖尿病，无需再使用口服降糖药物。通过类似的例子我们可以看出：对于糖尿病这个世界范围内的疑难病症来讲，虽然不能保证所有新发II型糖尿病患者都可以获得彻底治愈。但是，早期发现并积极给予治疗毕竟还是存在治愈希望的。

同上面介绍的Ⅰ型糖尿病一样，Ⅱ型糖尿病患者在使用胰岛素治疗的时，也需要对血糖进行监测，以便将血糖控制在比较理想的范围之内。

最后，无论Ⅰ型糖尿病或Ⅱ型糖尿病，都需要积极配合医生建议，将血糖控制在比较理想的范围内，因为长期血糖不达标，容易导致各种慢性并发症的发生，对此一定不要轻视。最好能将血糖控制在正常范围内，但对于一些容易出现低血糖的人群，此标准可适量放宽，具体可咨询专科医生建议。

(2)中医中药治疗

在谈糖尿病的中医中药治疗之前，我们先来了解一下中医对糖尿病及临床辨证分型的认识。

糖尿病在中医属“消渴”的范畴，中医认为本病的发生多是由于先天禀赋不足，素体阴虚，加上饮食失节、情志不遂或劳欲过度而发病。初起病时多以燥热伤津为主，逐渐出现阴精不足，病久则气阴两虚及阴阳两虚。病位主要在肺、脾（胃）、肾。根据多饮、多食、多尿的不同，消渴又可分为上消、中消和下消，上消以口渴多饮症状明显，中消以多食易饥症状明显，下消以多尿症状明显。临床一般将消渴分为肺热津伤型（上消）、胃热炽盛型（中消）、气阴两虚型（中消）、肾阴亏虚型（下消）、阴阳两虚型（下消）几种。

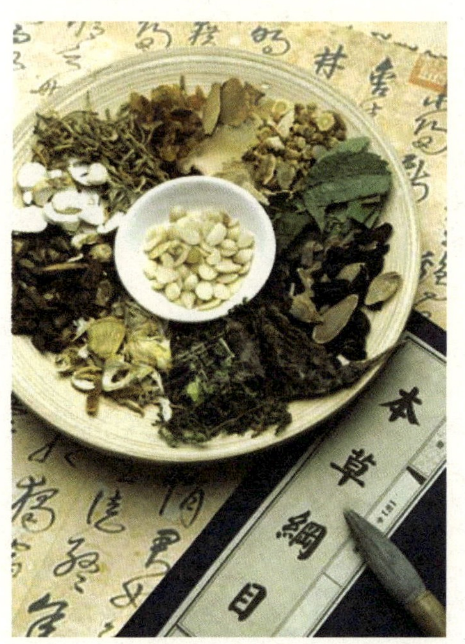

糖尿病的中医中药治疗，需要根据病人的不同情况，辨证用药治疗：

肺热津伤型（上消）

临床以烦渴多饮，口干舌燥，尿量频多，舌边及舌尖偏红，苔薄黄，脉洪数为表现者，多属肺热津伤（上消）。治疗上以清热润肺、生津止渴为主，方药

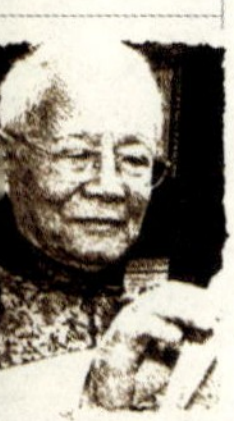

可选择消渴方（天花粉、黄连、生地、藕汁、乳汁、姜汁）加减或白虎加人参汤和玉液汤（生石膏、知母、粳米、甘草、黄芪、葛根、山药、天花粉、五味子、鸡内金）治疗。

此型消渴病人日常饮食中可适量多食具有滋补肺阴、生津止渴作用的食物或药膳，如梨子、桃子、柑橘、百合、银耳、天冬、生地、麦冬等。

胃热炽盛型（中消）

临床以多食易饥，口渴，尿多，形体消瘦，大便干燥，苔黄，脉滑实有利为表现者，多属胃热炽盛（中消）。治疗上以清胃泻火、养阴增液为主，方药可选玉女煎加减（生地或熟地、生石膏、知母、川牛膝、麦冬、黄连、栀子）治疗。

此型消渴病人日常饮食中应避免或少食辛辣温散之品，以免加重津液耗伤，另外，可适当多食些具有滋阴清热作用的食物或药膳，如梨子、桃子、苹果、柑橘、大枣、五谷粥类、麦冬、天冬、生地等。

气阴两虚型（中消）

临床以口渴，多食、大便溏薄并见，或饮食减少，精神不振，四肢乏力，形体消瘦，舌质淡红，苔白而干，脉弱为表现者，多属气阴两虚（中消）。治疗上以益气健脾、生津止渴为主。方药可选择七味白术散（人参、茯苓、白术、甘草、藿香、木香、葛根）加减或生脉散合六味地黄汤（人参、麦冬、五味子、熟地、茯苓、淮山、泽泻、丹皮、山萸肉）加减治疗。

此型消渴病人日常饮食中应注意多食具有健脾益气作用的食物或药膳，如大枣、五谷粥类、茯苓、淮山、白术、党参、太子参等。

肾阴亏虚型（下消）

临床以尿频尿多，小便混浊如膏脂，或尿有甜味，伴有腰膝酸软，头晕耳鸣，口干舌燥，舌红苔少，脉沉细数为表现者，多属肾阴亏虚（下消）。治疗上以滋阴补肾为主。方药可选六味地黄汤（熟地、山萸肉、淮山、茯苓、泽泻、丹皮）加减治疗。

此型消渴病人日常应注意顾护肾精，避免或减少容易耗伤肾精的行为，饮食中可适当多食具有滋补肾阴作用的食物或药膳，如核桃、熟地、淮山、玉米须、山萸肉等。

阴阳两虚型（下消）

临床以小便频数，混浊如膏脂，甚至饮一溲一，腰膝酸软，四肢欠温，耳轮干枯，畏寒怕冷，阳痿或月经不调，舌淡苔白，脉沉细无力为表现者。治疗上以滋阴温阳、补肾固摄为主。方药可选金匮肾气丸（附子、肉桂、熟地、山萸肉、淮山、茯苓、泽泻、丹皮）加减治疗。

此型消渴病人日常应注意顾护阴阳，补肾固摄，避免或减少有损肾中阴阳的行为，饮食上可适当多食具有补肾固摄作用的食物或药膳，如核桃、冬虫夏草、熟地、龙眼、首乌、动物肾脏等。

◆饮食治疗

除去合适的药物治疗以外，合理的饮食治疗对于控制血糖也是必不可少的，尤其对于一些因为饮食不当原因而发病者。

对于所有糖尿病患者，饮食疗法应成为所有治疗的基础，制定出符合自己需要的糖尿病饮食是治疗中很重要的一部分，应该严格执行和长期坚持。一般而言，医生会根据病人的实际情况（理想体重、每日活动量等），计算出每日进食总热量，然后进行合理的三餐分配，即"糖尿病饮食方案"，遵照此方案安排每日饮食，可以有效控制血糖，提高治疗效果。

Ⅰ型糖尿病病人，在合理饮食的基础上配合胰岛素治疗，可以有效控制高血糖和防止低血糖的发生。Ⅱ型糖尿病病人，尤其是体重超重者，更应该注意饮食治疗，可以有效减轻体重、改善高血糖、脂肪代谢紊乱和胰岛素抵抗状态，减少降糖药物的用量。

除去严格按照糖尿病饮食方案来安排每日饮食外，糖尿病患者生活中还应注意少食含糖较多食品，少食碳水化合物及油腻之物。平时可以用生地、知母、沙参、麦冬、天花粉、石斛、玉竹、生甘草等药物用水煎煮后服用。另外，糖尿病患者，适当加些淮山、玉米须、仙鹤草煲汤食疗，对于稳定血糖、减少糖尿病并发症的发生，也有很好的疗效。

◆运动疗法

运动疗法可以有效改善机体对胰岛素的利用，减轻胰岛素抵抗状况，促进糖

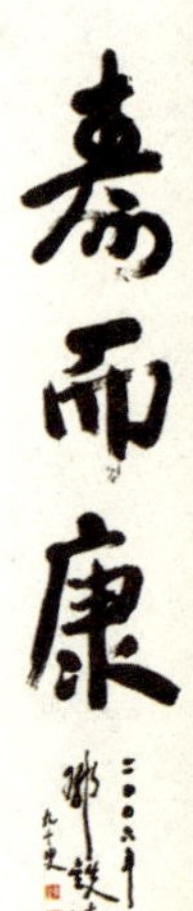

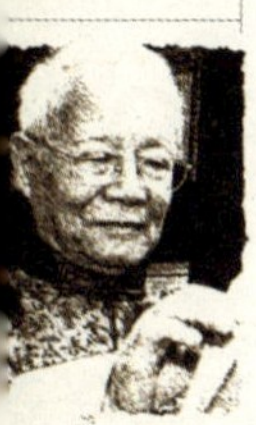

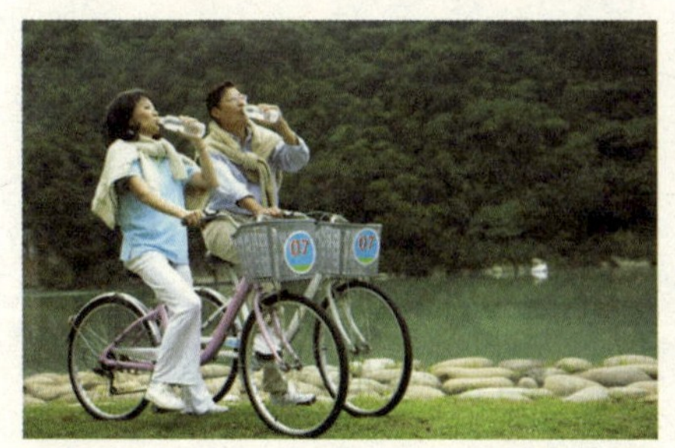

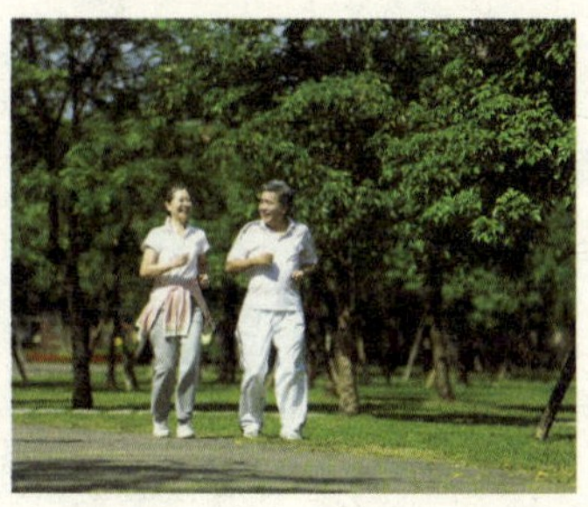

的利用，减少糖在体内的堆积，帮助稳定血糖，从而减少降糖药物的使用，尤其对于肥胖的II型糖尿病病人更为适宜。

糖尿病病人的运动选择以有氧运动为主，运动量不宜过大，运动前后还有一些相关的注意事项，比如不要在空腹饥饿的状态下进行激烈运动等，总之，最好在医生的指导下制定适合自己的运动方案。

◆糖尿病教育和血糖监测

糖尿病病人的基础知识教育和血糖监测对于积极治疗和控制血糖水平是很重要的。

对于已经确诊为糖尿病的患者，应该从思想上正确认识该疾病。一般来讲，糖尿病是一种顽固性疾病，需要终生治疗；治疗效果的好坏在很大程度上取决于患者及其家属的主动性，了解前面所介绍的有关糖尿病的必要相关医学知识、治疗的必要性以及不及时治疗或治疗不达标的危害，对于积极防治糖尿病是很有意义的。

无论I型糖尿病或II型糖尿病患者，血糖的监测（血糖仪图）都是治疗中必不可少的工作。根据治疗需要定时监测血糖，可以了解血糖波动的情况，以便更好地调整治疗方案、更好地控制血糖，减少并发症的发生，改善长期预后。

三、血脂异常症

血脂异常症是西医病名，中医没有此病名。近年来随着生活水平的提高，该病的发病正呈逐渐增高的趋势，对大众健康造成了越来越严重的影响。除了少数由于先天遗传因素所造成的血脂异常之外，多数该类病人都是由于后天不良的生活方式所引起的，对此，我们需要给予足够的重视。

血脂异常症本身虽然没有对人体造成直接的不良影响，但是，该病容易引发一些继发病症，如冠心病、中风等心脑血管疾病，给身体造成很大危害。通过增加对本病发病原因、常见危害及治疗等多方面的认识，可以使人们提高警惕，减少该病的发生，以及更好地配合治疗、减轻对身体的不良危害。

所谓“血脂异常症”，就是指人体血脂水平发生异常。人体血脂包括胆固醇、甘油三酯、脂肪酸和磷脂，通常我们所说的血脂主要是指总胆固醇、甘油三酯、高密度脂蛋白胆固醇和低密度脂蛋白胆固醇四种，后两种常简称为高密度脂蛋白、低密度脂蛋白。

这四种血脂成分对人体的作用是不同的，简单来说，高密度脂蛋白胆固醇是一种对人体具有保护作用、可以减少不良心血管事件发生率的“好”胆固醇，而其余三种如果异常升高，则容易产生脂质沉着，对血管壁造成损害，是三种“坏”胆固醇。临床上，“好”胆固醇减低、“坏”胆固醇升高都是血脂异常。

常见的血脂异常症根据具体血脂水平的异同，又可分为高胆固醇血症、高甘油三酯血症、高低密度脂蛋白血症和低高密度脂蛋白血症四种。

1. 血脂异常症的起病原因

血脂异常症的发生与多种因素有关，任何原因引起的血脂生成过多或清除减少均可引起血浆中血脂组分的紊乱而发生血脂异常症。

本病常见的起病因素有三种，即获得性因素、先天性因素和某些原发疾病。根据起病原因的不同，血脂异常症通常又划分为原发性血脂异常症和继发性血脂异常症两类。

由于某些遗传缺陷等先天性因素所致者称为原发性血脂异常症，又称为原发性家族性血脂异常症；由于后天获得性因素及某些原发疾病所致者可划入继发性血脂异常症的范围。

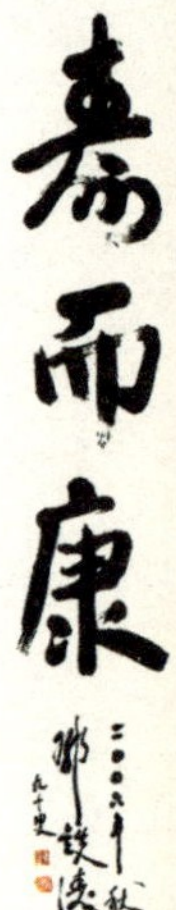

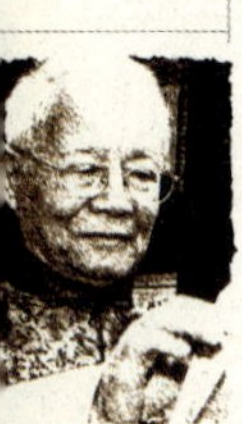

常见的致病因素有：

◆后天获得性因素

许多血脂异常症病人都是由于获得性因素即后天因素的影响而致病的，这部分病人在所有血脂异常症病人中占有很大的比例，成为发病的主要因素。

生活中常见的容易引起血脂异常的不良因素有：高脂饮食、体重增加、年龄增长、雌激素缺乏（女性绝经后）、不良生活习惯（摄糖过多、吸烟、饮酒、缺少运动锻炼等）以及某些药物（长期应用糖皮质激素、使用噻嗪类利尿剂、使用β受体阻滞剂等）的影响等。

现代社会中，吸烟、饮酒、高脂饮食、缺乏运动锻炼等不良生活习惯已成为普遍现象，这些不良因素的影响，很容易导致血脂异常症的发生，已逐渐成为近年来血脂异常症疾病的发生率逐年增加的主要原因。

◆先天遗传因素

还有些人，平时生活习惯都很健康，不吸烟，喝酒也很少，而且平时还定期坚持运动锻炼，饮食习惯也很健康，体重也在正常范围，但是，一去医院体检却发现血脂异常升高。

这部分病人，多是由于先天性因素影响的缘故，主要见于有类似疾病家族史者，如有家族性高胆固醇血症、家族性高甘油三酯血症等，此种病人的血脂升高往往超过正常人高值上限的许多倍。

◆继发于某些疾病

另外还有一部分人，原来并没有血脂异常，但是由于患了某些疾病之后，再检查就发现血脂异常了。

常见的容易引起血脂异常的原发疾病有：糖尿病、胆道阻塞性疾病、肾病综合征、肾衰透析患者、慢性乙醇中毒、长期雌激素治疗、甲状腺功能减退、系统性红斑狼疮、多发性骨髓瘤等。

2. 血脂异常症的早期临床表现

血脂异常患者，多数人没有明显的临床表现，主要是通过血生化血脂检查发现。多数本病患者有体重超重的表现，即肥胖症，但有些家族遗传病者并无此表现；有些人会在身体不同部位出现黄色瘤，或有角膜混浊、视网膜脂质症等眼底改变。

对具有易感因素者，如有血脂异常家族史者、患有上述容易导致血脂异常的原发疾病者、长期高脂饮食、肥胖人群、年龄增加、女性绝经后，有不良生活习惯如抽烟、嗜酒，缺乏良好运动习惯等人群，最好能定期体检，以便尽早发现血脂异常，早期治疗干预，减少危害。

3. 血脂异常症的诊断标准

超过正常范围的血脂异常才能被诊断为血脂异常症。关于血脂异常的诊断标准，由于各个医院所采用的检测方法不同，诊断标准也略有差异。

一般认为：血浆总胆固醇>5.2mmol/L（200mg/dl），即可诊断为高胆固醇血症；血浆甘油三酯浓度>1.7mmol/L（150mg/dl），可诊断为高甘油三酯血症；高密度脂蛋白水平<0.91mmol/L（35mg/dl）时，可诊断为低高密度脂蛋白血症；低密度脂蛋白水平>3.64mmol/L（140mg/dl）时，可诊断为高低密度蛋白血症。

4. 血脂异常症不及时治疗的危害

血脂异常对人体的危害缓慢而严重，长期血脂异常得不到有效的控制，容易引发多种严重疾病，如冠心病、中风等心脑血管疾病。

人体血浆中总胆固醇、甘油三酯、低密度脂蛋白这三种“坏”胆固醇的升高和（或）高密度脂蛋白这种“好”胆固醇的降低，都会对人体产生不良影响，主要表现在使脂肪细胞增大、变性，脂质沉积于内脏器官或动脉管壁，而发生诸如脂肪肝、动脉粥样硬化等疾病。

目前认为，血脂异常已经成为冠心病的独立危险因素，因此一旦发现患有血脂异常症，尤其“坏”胆固醇升高较明显者，最好早日开始治疗，加以控制，将血脂调整到比较安全的水平，减少心脑血管事件的发生。

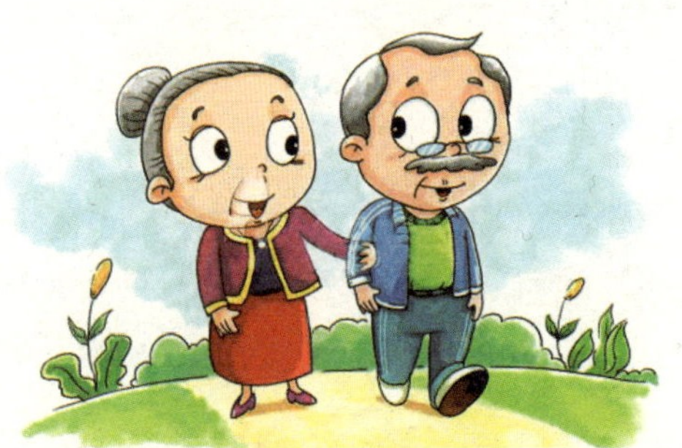

5. 血脂异常症的治疗

血脂异常症的治疗措施有饮食运动调理等一般治疗和药物调脂治疗。对于少数血脂异常患者如较严重的家族性血脂异常症，有时还需

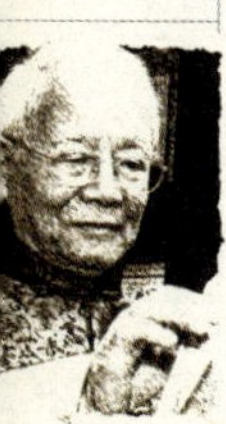

采用血浆置换疗法或手术的治疗方法。

将饮食运动等一般治疗和药物调脂治疗相结合，较之单一方法治疗，有着更好的治疗效果。

◆饮食运动等一般调理

除存在严重合并症或血脂异常较甚者需要接受药物调脂治疗之外，对于新发现的血脂异常人群及轻微的血脂异常患者可以先采取饮食运动等一般调理方法，争取将血脂控制在较理想的范围内。

常用的日常调脂方法

减肥

肥胖人群尤其是腹型肥胖（中心型肥胖）者常伴见血脂的异常，因此，这类人群适宜进行减肥，减肥不单纯是为了美观，减肥后大部分患者的血脂异常都可获得很好的纠正。

饮食调整

人体血脂主要来源于食物。饮食调整主要是少食高热量高胆固醇饮食，而改以低热量低糖低胆固醇的清淡饮食，通过标准体重计算每日所需卡路里量限制总热量的摄入，控制糖分、食物中饱和脂肪酸的摄入量，多食蔬菜、水果等富含纤维素食品，可有效减低血中脂蛋白的水平。

通过一定时期的饮食调整常可使血浆中总胆固醇水平明显降低，不仅有利于减肥，还有助于配合药物调脂治疗，获得更佳的治疗效果。

运动锻炼

增加运动锻炼也是很好的调理措施，不仅可增强心肺功能，还有助于减轻体重，改善胰岛素抵抗，调节血脂代谢。临床研究表明，体育运动可以有效降低“坏”胆固醇水平、升高“好”胆固醇水平。

戒烟限酒

不良生活习惯如抽烟嗜酒都是容易导致血脂紊乱的危险因素，引起血浆“坏”胆固醇的升高和“好”胆固醇的降低。而戒烟、限酒有助于血脂异常的恢复，可以有效调节血脂紊乱情况，降低冠心病、脑血管事件的发病率。

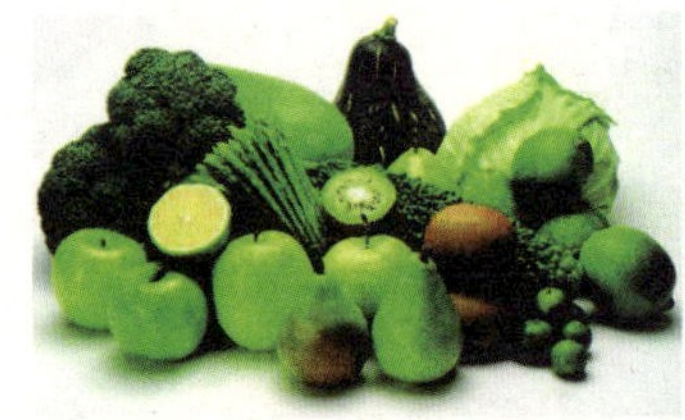
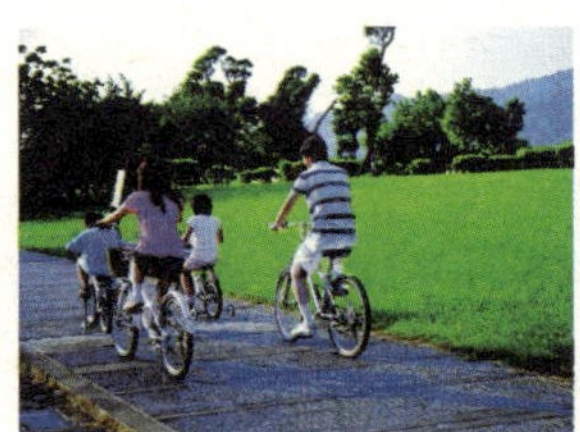
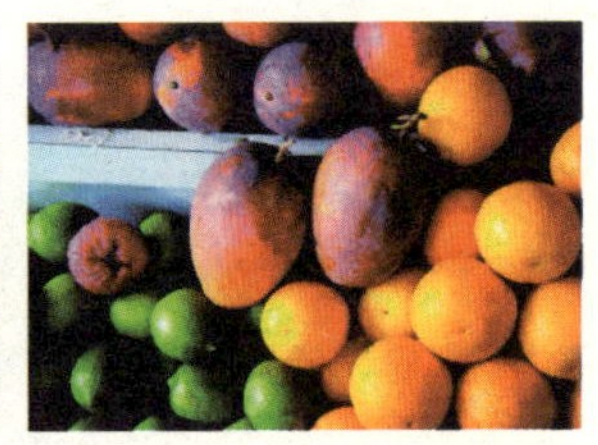

◆药物调脂治疗

药物治疗主要有西医调脂药物治疗和中药调脂治疗。

西药调脂治疗

西药调脂治疗的目的主要是降低过高的“坏”胆固醇、升高“好”胆固醇，将血浆中的血脂组分调整到比较好的比例。常用的调脂药物有他汀类调脂药、贝特类调脂药、胆酸赘合剂、烟酸及其衍生物等。

并非所有血脂异常患者都需立刻开始接受药物调脂治疗，那么，按照西医的调脂治疗原则，哪些人群需要接受药物调脂治疗呢？

当发现自己血脂升高，但并没有患有冠心病时，可以在最初的3～6个月内先从调整生活方式入手，体重过重者开始减肥，抽烟者戒烟，嗜酒者戒酒，并增加运动量及配合饮食控制，半年后复查血脂。如果本来升高的血脂有明显下降或恢复到正常，那就可以不用服用调脂药物治疗，只要保持良好的生活方式预防血脂再升高即可。如果已经患有冠心病，除特别严重者需要立即进行调脂治疗甚至强化调脂治疗，一般而言，可以先进行1～2个月的非药物基础治疗，然后复查血脂，如果血脂水平仍未达到控制目标，则应开始接受调脂药物治疗。

调脂治疗的最终目的是为了将血脂控制在目标水平范围内，以最大程度上减少血脂异常对身体的损害。目标血脂水平的制定受到多种因素的影响，如不同的血脂情况、起病原因、是否合并冠心病等其他危险因素等等。调脂治疗之初，医生会根据病人的综合情况对病人情况进行危险分层，并据此制定一个合适的目标血脂水平，调脂治疗的目的就是将血脂调整到这个水平。不同危险分层的病人，

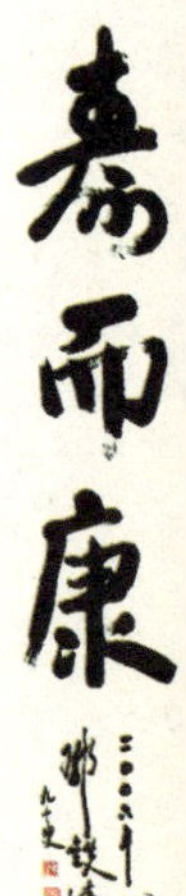

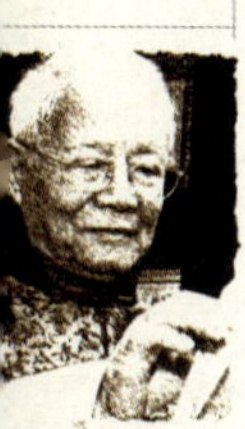

调脂治疗的目标血脂水平各不相同。一般来讲，危险因素越多，对调脂的要求越高，对于已患有冠心病的血脂异常高危患者，还需进行强化降脂治疗，将血脂控制在一个更为安全的范围内。

常见调脂治疗中注意事项：

(1)由遗传缺陷所致的家族性血脂异常症是一种终身代谢性血脂紊乱，调脂治疗一般也需终生持续。

(2)根据病因选择合适的治疗方案，如因高脂饮食、肥胖人群、年龄增加、女性绝经后、不良生活习惯等后天获得性因素所致者，应根据不同病因选择合适的治疗方案，可在减肥、增加运动、改善生活方式等的基础上配合药物调脂治疗；如因某些疾病引起的血脂紊乱，应在尽力祛除这些疾病的基础上配合调脂治疗，如此才能取得良好的调脂效果。了解此点，有助于配合治疗，获得更好的治疗效果。

(3)健康的生活方式、合理的饮食搭配、增加运动量等日常生活方式的综合调理是最经济、最安全的调脂方法，也是药物调脂治疗的基础，需要给予足够的重视。

(4)在使用调脂药物治疗时，应定期监测肝、肾功能，定期监测血脂变化情况，治疗过程中，如有不舒服症状，应尽早告知医生，并由医生决定是否需要调整调脂药物的使用方案。

中药调脂治疗

中药中有很多药物对于调节人体血脂、排除体内代谢废物有着很好的效果，常见的如山楂、荷叶、布渣叶、薏米、茯苓、泽泻、陈皮、橘红、川朴等，将这些药物水煮后代茶饮服，对于血脂异常症的病人有着很好的调脂效果。另外，日常清淡饮食，多食燕麦、芹菜、冬瓜、丝瓜、黄瓜、玉米和豆类、新鲜蔬菜水果等食品，少食肉类，也有助于血脂的调整。

邓老在临床中对于许多血脂异常患者都喜欢采用中药调理的方法，效果都很好，经过一段时间的调理之后，血脂水平一般都有明显的下降。

将中药调脂治疗和西药调脂治疗二者配合进行，可以大大减少西药调脂药物的使用量和副作用，有些病人单纯依靠中药调整就可获得较满意的调脂效果；尤其对于使用西药调脂治疗出现不良反应者，使用中药调脂治疗将是更适宜的选择。

四、冠心病

冠心病是人群中很常见、对健康危害很大的一类心血管疾病，根据本病的临床表现，可划属于中医学“胸痹”、“心痛”、“真心痛”的范畴。本病在古代就已经存在，也已被人们认识。古代医学典籍对于本病从发病、临床表现、分型、治疗等各方面都有很详细的记载，其中的某些资料很有价值，至今仍指导着临床实践。

西医临床所称的冠心病，是冠状动脉性心脏病的简称，其中又包括两种疾病，即冠状动脉粥样硬化性心脏病和冠状动脉痉挛性疾病。前者是指冠状动脉硬化使得管腔狭窄或阻塞，导致心肌缺血、缺氧而引起的心脏病；后者是指冠状动脉发生功能性改变即冠状动脉发生痉挛，引起的心肌缺血、缺氧而引起的心脏病，统称为冠心病，又称缺血性心脏病。

本病临床发病率高、死亡率高，是严重威胁人们健康的一类疾病。据世界卫生组织统计，冠心病是世界上最常见的死亡原因之一。男性发病多在40～60岁之间，女性多在绝经期后开始发病，总体来讲，男性发病多于女性。

1. 冠心病的起病原因

中医认为本病的发病是由于各种原因导致的气机运行不畅，瘀血痰浊等实邪瘀阻冠脉，造成血行受阻，脉络闭塞而发病。常见病因有平素体弱或年老体衰，气虚而运行无力，血流不畅，则脉络闭阻，不通则痛，而发本病；或因饮食不节，恣食肥甘厚味，或肆意酗酒，损伤脾胃，运化失常，水湿内停，痰浊内生，痰阻脉络导致脉络闭阻而发病；或因素体阳虚、长期喜静少动，气机运行不畅，以致血行受阻，脉络闭塞而发病。

邓老认为，冠心病的发病多是由于各种不良生活习惯，如劳逸不当、七情内伤、过食膏粱厚味等，导致人体正气内虚，影响心脏的正常功能，引起心阴心阳亏虚，从而使气血运行失畅，最终形成痰浊或瘀血闭阻心脉而发病。在整个发病过程中，心阴心阳受损是发病之本，痰浊瘀血闭阻心脉是发病之标，冠心病是本虚标实的疾病。

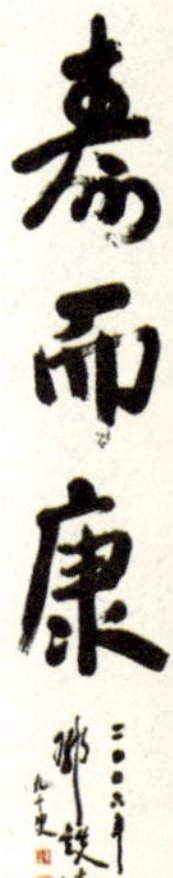

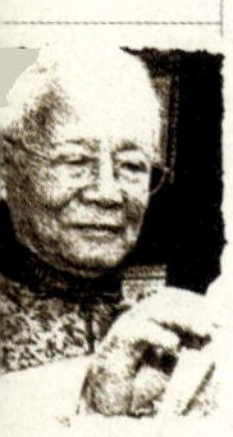

西医认为冠心病的发生是由于多种危险因素作用而引起的，常见的容易引起冠心病的危险因素有：血脂异常、高血压、糖尿病、吸烟、遗传因素、体力活动减少、年龄大于60岁的老人及绝经后妇女、酒精摄入过多及其他因素。

上述各种危险因素都可对冠状动脉的血管壁造成一定程度的刺激和损害，在各种复杂的病理作用下，最终导致动脉管壁的粥样斑块形成，造成血管腔狭窄或闭塞而发病。

2. 冠心病的早期临床表现

冠心病主要包括心绞痛和心肌梗塞两种疾病，冠心病的早期临床表现较典型的症状是胸痛（心痛），西医称之为心绞痛，病情严重者发生心肌梗塞，表现为持续、严重的心绞痛，休息及含服药物均不能缓解。

要早期识别心绞痛，需要对心绞痛发作时的特点有一定了解，下面是典型心绞痛发作时的临床表现：

疼痛部位主要集中在胸骨后，可波及心前区、手掌大小范围，疼痛可向周围部位放射。疼痛的性质常为压迫、发闷或紧缩性，也可伴有烧灼感，但不尖锐，不像针刺或刀扎样疼痛，有些人发作时会伴有濒临死亡的恐惧感。疼痛发作时，病人会不自觉的停止原来的活动，直至症状缓解。心绞痛疼痛的发作常有一定的诱因，如体力劳动或情绪激动（如紧张、愤怒、焦虑、过度兴奋等），饱食、寒冷、吸烟、心动过速、休克等。休息或舌下含服硝酸甘油等药物可使疼痛在数分钟内缓解。每次发作疼痛持续时间多在3～5分钟，很少超过15分钟，如疼痛较严重且持续时间超过30分钟，休息或含服硝酸甘油等药物也不能使疼痛缓解，应考虑到发生心肌梗塞的可能，尽快将患者送到医院救治。

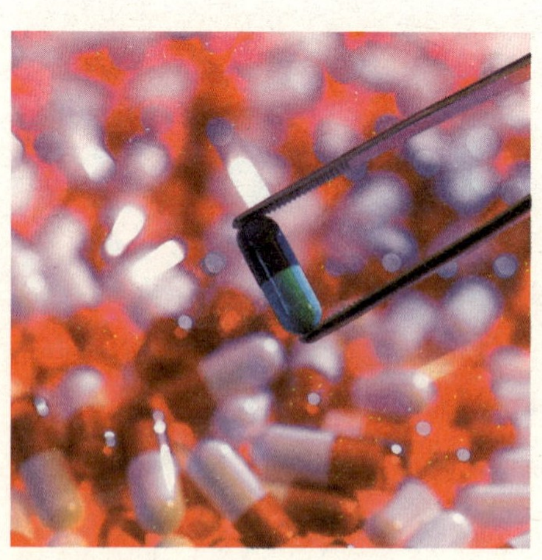

对于存在血脂异常、高血压、糖尿病、吸烟、冠心病家族史、体力活动较

少、老年人、绝经后女性、酒精摄入过多等冠心病发病危险因素的人群，本人及家属平时需要增加对本病的学习和了解，一旦出现上述症状或发现家人中有人出现上述症状，做到及时发现并想到心绞痛的可能，尽快将病人送到医院检查治疗，为治疗争取时机。

3. 冠心病的诊断

虽然冠心病的诊断需由专科医生进行，病人不能单纯依靠自身感觉轻易为自己定下冠心病的诊断，但对于存在上述一项或多项冠心病发病危险因素者或已经高度怀疑患有冠心病而接受医生各项检查的病人及病人家属，了解和掌握必要的诊疗相关知识有助于更好地与医生沟通、理解和接受医生所要进行的各项检查，积极配合治疗；尤其对于急性发病的冠心病患者或心肌梗塞患者，家属的理解配合与支持，可以为抢救病人争取宝贵的治疗时机。

诊断冠心病，需要经过一系列严格的检查证实后方可做出，一般是由专科医生进行。除了发作时的临床表现外，医生还要根据心电图、心脏负荷试验、动态心电图监测、超声心动图检查、实验室心肌损伤标志物测定、心肌放射性核素检查及左心导管检查等一项或多项检查结果方可确定。

一般来讲，冠心病最初起病时，由于病情较轻、临床症状不典型，早期诊断会稍困难，当病情发展到一定程度，出现典型临床症状时，比较容易诊断出本病。

4. 冠心病不及时治疗的危害

冠心病如不能得到及时有效的治疗对人体危害很大，不仅会影响到病人的正常生活工作和学习，使生活和生存质量下降。危险因素长期不去除，导致病情进一步发展，心肌细胞发生急性而广泛的缺血缺氧和坏死（心肌梗塞），很容易致人突然死亡。

总之，冠心病是对人体危害极大，致残率、致死率都很高的一类疾病，我们应该对其给予必要的了解和重视，正确面对、积极配合医生治疗，延缓疾病的进展和恶化，提高生活和生存质量。

5. 冠心病的治疗

冠心病的治疗属于综合治疗。冠心病治疗的目的首先是预防心肌梗塞和猝死

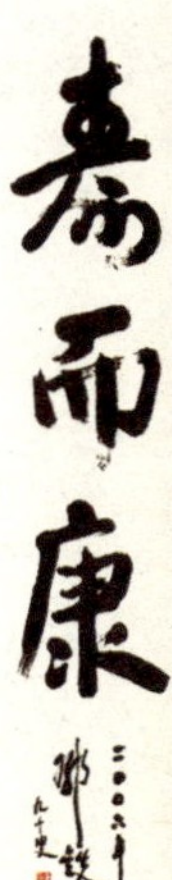

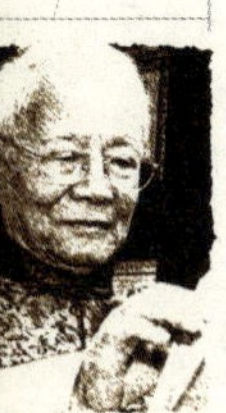

的发生，其次是缓解心绞痛症状、减轻心肌缺血、改善生活质量。

邓老在诊疗冠心病方面积累了非常丰富的经验，一般会根据病人实际情况，采取综合的治疗方法。冠心病的综合治疗包括对发病危险因素的控制（主要通过改善生活方式和治疗相关疾病）和针对冠心病疾病本身的治疗。目前冠心病的临床治疗主要可分为西医治疗和中医中药治疗两种，中、西医治疗冠心病各有优势，也均有不足，临床上将二者相互配合，才能获得更好的治疗效果。

◆控制危险因素

养生保健讲究“未病先防、已病防变”，积极控制发病危险因素，可以有效预防和减缓疾病的发生与发展。如早期识别容易引发冠心病的各种危险因素，通过对危险因素的控制，可以有效减少疾病的发生；对于已诊冠心病的病人，从“已病防变”的角度出发，通过对引起发病的危险因素的控制，可以有效控制疾病的发展，减轻疾病对人体的损害。因而，积极控制冠心病发病的危险因素，是“未病先防、已病防变”的工作重点所在。

常见容易引发冠心病的危险因素：现代社会随着生活水平的提高，人们的膳食结构发生了很大的变化，肥甘厚味之品（高脂高蛋白高糖食品）在食物中的比重不断增加，引起脾胃负担加重；脾胃运化功能失调则容易生痰，日久痰阻脉络、痰瘀互阻而致冠脉阻塞而发心痛。现代人普遍缺乏运动，加之饮食不健康，很容易导致肥胖症的发生。脂类容易沉积于血管壁，然后会逐渐衍变为动脉粥样硬化，导致冠心病的发生。现代人抽烟、嗜酒等不良习惯以及长期过重的精神压力，都容易导致血管壁弹性下降、血管内皮细胞受到损伤，最终发展为冠脉痉挛或引起动脉粥样硬化而发生冠心病。另外，由于各种不良生活方式所引起的诸如高血压、血脂异常、糖尿病等疾病，也成为冠心病发病的继发危险因素，防治冠心病也包括对此类疾病的积极治疗。

对于存在高血压、糖尿病、血脂异常、吸烟、酗酒、缺少运动、不良饮食习惯等冠心病发病危险因素（后天不良生活习惯等可调控因素）的人群，应注意对高血压、糖尿病、血脂异常等疾病的积极预防和治疗；同时尽量做到戒烟、限酒、增加运动量、改掉不良饮食习惯等，养成良好的生活习惯。对于存在冠心病家族史、老年人及绝经后妇女（不可调控因素）的人群，平时也要加强对高血压、糖尿病、血脂紊乱等疾病的预防，同时增加运动量、养成健康的生活习惯，增加身体的抗病能力，减少疾病的发生。

以上对冠心病发病危险因素的积极预防和控制，是预防和减少冠心病发生的很重要的工作，健康人群通过对此部分的调理，可以有效减少冠心病的发生。对于已经确诊的冠心病病人，通过对以上发病危险因素的控制，可以更好的配合治疗，改善病情和预后，达到更好的治疗效果。

◆中医药治疗

结合岭南地区地域、气候及人群体质特点，邓老对冠心病提出了“痰瘀相关”论，治疗上着重“调脾护心、益气除痰”，注重顾护人体正气，尤其是脾胃之气。其经验方“邓氏冠心方”（党参、五爪龙、白术、法半夏、云苓、橘红、竹茹、枳壳、甘草、三七、川芎）随证加减治疗冠心病，取得了很好的临床效果。

邓老临床治疗冠心病人，习惯上将冠心病分为以下几种中医证型：心阳虚型、心阴虚型，阴阳两虚型，痰瘀闭阻型。在辨证分型中，舌诊和脉诊很重要。证型不同，治疗也各有差异，夹有兼证者，在此基础上配合其他药物加减治疗。

心阳虚型

此型病人临床多表现为胸闷，心痛，心悸，气短，面色苍白或黯滞少华，畏寒，肢冷，睡眠不宁，自汗，小便清长，大便稀薄，舌质淡嫩，苔白润，脉虚或缓滑或结代。严重者可出现四肢逆冷，脉微细或脉微欲绝。

此型病人治疗上可用温胆汤加党参加减治疗。对于阳气虚衰较甚者，可选独参汤、参附汤或四逆加人参汤治疗。

心阴虚型

此型病人临床上多表现为心悸，心痛憋气，或夜间情况较显著：口干，耳鸣，眩晕，夜睡不宁，盗汗，夜尿多，腰酸腿软，舌质嫩红，苔薄白或无苔，脉细数而促，或细涩而结。

此型病人治疗上可选用生脉散为主方加减治疗。

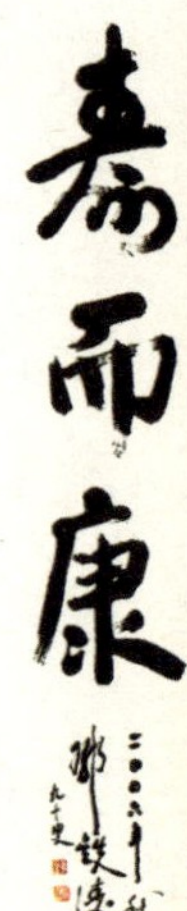

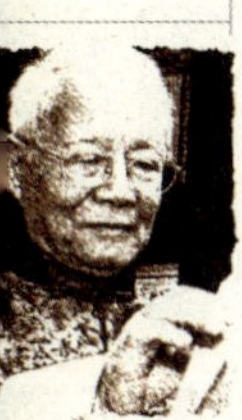

阴阳两虚型

此型病人临床上既有上述心阴虚的表现又有心阳虚的表现。

此型病人治疗上可选温胆汤合生脉散，或四君子汤合生脉散，或用炙甘草汤加减治疗。

痰瘀闭阻型

此型病人临床上多表现为胸闷痛为主，胸中憋闷不舒；舌苔厚浊或腻，脉弦滑或兼结代者，为痰阻；舌有瘀斑或全舌紫红而润，少苔，脉涩或促、结、代者，为瘀闭；若两者兼有则为痰瘀闭阻。临床凡疼痛严重者，都可考虑到"痰"、"瘀"的问题。

此型病人治疗上一般可选择失笑散加冰片，结合阴阳虚实辨证再加减治疗。

◆西医治疗

冠心病的西医治疗主要有药物治疗、介入治疗和手术治疗。

(1)药物治疗

冠心病的药物治疗主要有两个目的：第一是预防心肌梗塞和猝死的发生，第二是缓解心绞痛症状、减轻心肌缺血，改善生活质量。药物治疗对于多数病人效果都很好，已成为大多数冠心病人治疗的基础治疗措施。

预防心肌梗塞和猝死的发生，抗心绞痛和抗缺血治疗。

(2)经皮冠状动脉介入治疗

经皮冠状动脉介入治疗是指一组通过经皮介入技术，通过将狭窄处的冠脉扩开并置入支架，迅速解决病变处血管的狭窄或闭塞问题，改善心肌供血，减轻或治愈心绞痛症状，抢救生命。

冠脉介入治疗效果神奇，可于瞬间抢救生命，但毕竟是手术治疗，因而也存在一定的手术风险，而且治疗价格昂贵，因此，医生会根据病人的综合情况判断是否可以做介入手术治疗。

通常哪些人群需要做冠脉介入治疗呢？简单来讲，对于血管病变较严重、已经严重危及到生命，如突发心肌梗塞病人，或长期使用药物治疗、病情仍得不到有效控制、冠脉病变继续进展、病人心绞痛频发且症状较重而致使生活质量严重下降者，除了基础药物治疗之外，医生会建议你做经皮冠状动脉介入治疗。

近年来，随着新技术的不断出现，操作技术的不断成熟，已经有越来越多的人开始接受经皮冠状动脉介入治疗并享受到治疗所带来的好处。

关于冠脉介入手术以后常出现的术后再狭窄问题，可于术后配合中医中药调理治疗，效果更为良好。

(3)冠状动脉旁路手术(心脏搭桥术)

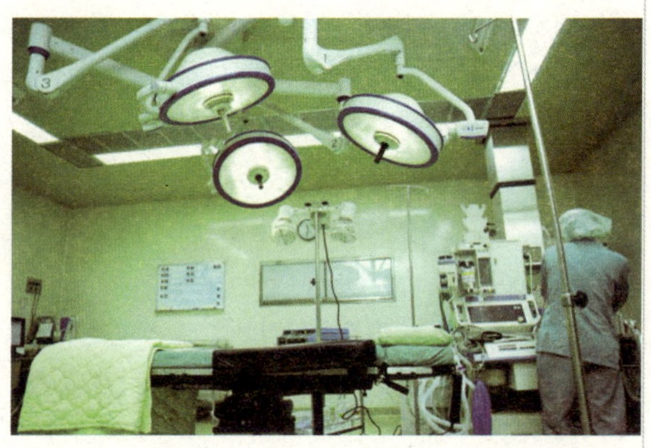

什么是心脏搭桥术？所谓的冠状动脉旁路手术（心脏搭桥术），是心脏常见外科手术的一种，手术一般取用病人自身的大隐静脉或游离内乳动脉或桡动脉，在冠状动脉病变血管旁搭起一座一端起自主动脉另一端连于病变血管远端的桥。通过这根血管桥，可以有效改善病变血管需供应心肌部分的血供，减轻心肌缺血情况、改善心绞痛症状、提高病人生活质量和长期生存率。

对于具有手术适应证的病人，医生会在手术前为病人做一次冠脉造影，了解冠脉病变血管的情况，决定具体的手术时间和手术事宜。

冠状动脉旁路手术目前总体来说已经非常成熟，已成为冠心病高发国家最普通的心脏择期外科手术。在我国，这项手术也已经开展很多年，技术上也已经比较成熟，对于缓解心绞痛、改善生活质量发挥了很好的效果。

6. 日常调理

正如冠心病的发病是在多种因素的综合作用下形成的，冠心病的治疗也不能单纯仅依赖药物治疗，还需要日常生活中多方面的、总体的综合调理，才能起到较佳的治疗效果。

总体而言，冠心病同高血压、血脂异常、糖尿病类似，多数均属不良生活方式病，因而，这些疾病的日常调理，改善和建立良好的生活模式非常重要。

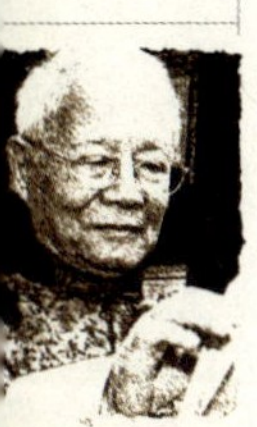

改善生活方式包括针对前面所介绍的各种容易引发冠心病的危险因素的调理，如调养情志、七情适宜不过度；饮食清淡、健康，少食肥甘厚味；增加运动量、锻炼身体、增强体质；戒烟、限酒等等。

除了一般生活方式上的调理，日常调理还可根据不同中医发病证型，选择相应的调理措施：如属心阳虚的病人，日常生活中应注意顾护心肾之阳气，防寒保暖；饮食中可适量进食具有温补心肾之阳的食物或药膳，如用生姜、当归、羊肉、杜仲、菟丝子、淮山、茯苓等做成的药膳。属心阴虚的病人，日常生活中应注意避免有损心肾阴精的行为，如熬夜、过度劳累、房室过劳、情志不畅等；同时可适量服用具有滋阴活络作用的药膳，如用麦冬、天冬、大枣、莲子、熟地、生地、茯苓、玄参、酸枣仁等做成的药膳。属阴阳两虚的病人，日常生活中心肾阴阳两个方面均应顾护，防寒保暖、饮食滋补，食物或药膳调理可综合选择上面两方面的内容。属痰瘀闭阻的病人，日常生活中饮食宜清淡，少食肥甘厚腻难消化之物，多食蔬菜、水果。另外，可适量进食具有温阳散结、化痰开窍作用的食物或药膳，如多食韭菜，或食用薤白、桂枝、瓜蒌、韭菜、茯苓、陈皮、橘红、党参、生姜、川厚朴、石菖蒲、远志、白酒等做成的药膳；心血瘀阻的病人，日常生活中可适量进食具有行气活血作用的药物或食物，如用当归、田七、人参、丹参、川芎、黄芪、桃仁、陈皮等做成的药膳；适当坚持体育运动锻炼，增强心肺功能、改善体质，帮助机体气血运行。

除去上述依据辨证分型调理，邓老还喜欢运用经验方“健心方”为底煲药膳食用，“健心方”（人参10克、田七5～10克、陈皮1克），此方有理气活血的功用，对于各种证型的冠心病病人，都有着很好的调理作用。

五、中风

中风是中医病名，又名“卒中”，一般认为是由于阴阳失调，气血逆乱，上犯于脑所引起，临床以半身不遂，口舌歪斜，言语不利，偏身麻木，甚至突然昏仆，不省人事为主要表现。

根据临床表现，中风相当于西医的脑血管疾病，常见的如脑缺血、脑梗塞等。本病多发生于中老年人，尤其多见于冬春两季，是一种发病率、致残率、死亡率都很高的疾病，严重危害着人们的健康。

1. 中风的发病原因

中医认为中风的发病与年老体衰、积劳内伤、情志过极、饮食不节、劳欲过度等有关，年老者由于脏腑功能失调、正气虚弱，在情志过极、劳倦内伤、饮食不节、用力过度、气候骤变的诱发下，容易导致瘀血阻滞、痰热内生、心火亢盛、肝阳暴亢、风火相煽，从而引起气血逆乱、上冲犯脑而发病。

邓老认为本病的发生主要是以内因为主，内虚为本，加上七情失宜、饮食不当、劳倦内伤等原因，以致肝风、肝火内动，或湿痰瘀血内阻，或虚阳浮越而发病。

西医认为脑血管病的发病与一些危险因素有关，常见的容易引起中风的危险因素有年龄、性别、遗传因素、高血压、糖尿病、血脂异常、心脏病、嗜好烟酒、饮食肥甘、肥胖、情绪易激动、服用某些药物等，存在上述危险因素者，容易发生脑血管疾病。

一般来讲，本病好发于40岁以上人群，有烟酒嗜好的老年男性较其他人群更易发生本病；有脑血管疾病家族史者其后代发生相同疾病的几率较一般人高；饮食肥甘、缺乏运动的肥胖人群及情绪易激动者也容易发生本病；另外，患有高血压、糖尿病、血脂异常、心脏病等疾病的人群也较容易发生中风。

了解上述中风常见的发病原因，是为了提高大家对危险因素的重视，并通过积极控制发病危险因素，减少中风发作的几率。

针对上述容易诱发中风的各项危险因素，对凡存在上述中风发病危险因素者，最好在未发疾病时就尽早开始对危险因素进行控制或者根据医生建议使用预防性药物治疗，以防止中风的发生，防病于未然。

2. 中风的早期临床表现

中风急性发作时常有很典型的临床表现，如半身不遂，口舌歪斜，言语不利，局部肢体麻木，行走困难，严重者甚至有神志恍惚、昏迷不省人事等

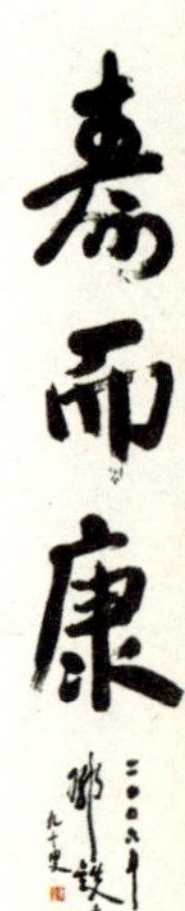

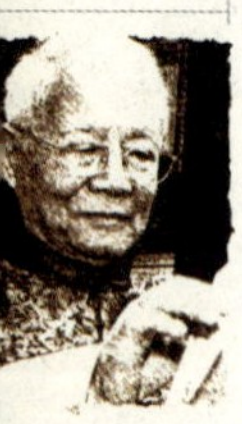

表现。

一般来讲，中风病属急性病范畴，通常发病较急，短时间内即可出现上述临床症状。但有些病人并非在发病初期就表现出上述典型症状，而是有一个渐进发展的过程，发病前常有反复多次的先兆症状发作史，如头晕头痛、局部肢体麻木或肌肉不自主细颤抖动等。

鉴于中风对人体的巨大危害和不良预后，对于凡存在上面所述中风发病危险因素者，本人及家属应该加强对可干涉危险因素的控制，一旦发现家中有人出现上述先兆症状或较典型的发作表现，应怀疑到有发生中风的可能，最好赶快送到医院治疗。

3. 中风的诊断

中风的诊断主要是依据起病情况、演变经过及必要实验室检查结果综合判断后得出的。

起病情况及演变过程：有半身不遂，口舌歪斜，言语不利，偏身麻木，甚至神志恍惚、昏迷不省人事等典型临床表现，或先有头晕头痛、肢体麻木或肌肉不自主细颤抖动等症状，随后逐渐出现上述典型中风临床表现。

实验室检查：头颅CT、磁共振（MRI）、血管造影等检查手段能发现明确脑部病灶。

此外，中风的发病者多为中老年人，发病时间多在冬春季节，病人具有前面所述一项或多项发病危险因素；这些因素也多参考在中风病的诊断过程中。

4. 中风不及时治疗的危害

中风是一类致残率、致死率都很高的常见危重病，临床发病凶险，一旦治疗不及时或治疗不当，患者容易遗留偏瘫、肢体丧失活动能力、行动受限、口舌歪斜、记忆语言听说理解等能力均明显下降等后遗症，病情严重者如不及时救治，很容易于短时间内发生死亡，严重影响病人生活和生存。因此，一旦发现应及时救治，减少疾病对人体的危害。

5. 中风的治疗

中风病由于临床分型与分期均比较繁琐，治疗也各有不同，此处不做详谈，仅简单介绍一些治疗原则。

◆**中风的分期**

一般来讲，中风病的病程一般常分为急性期、恢复期、后遗症期三个阶段，急性期是指发病后2周或1个月以内，恢复期是指发病2周或1个月至半年以内，后遗症期是指发病半年以上。

◆**治疗原则**

中风不同阶段的治疗原则和治疗措施各有不同，简单介绍如下：

急性期的治疗

主要是针对病情，采取相应的治疗措施，抢救生命、保护脑功能、减少并发症和后遗症的发生。中风急性期的治疗，结合中、西医两种治疗方法，有助于获得更佳的治疗效果。

邓老对于中风急性期出现脏腑证候的昏迷病人，常用“点舌”给药的方法帮助病人清醒，效果多良好。

方法：将紫雪丹、安宫牛黄丸、苏合香丸或含有冰片、麝香、牛黄的丸散点放于舌面上或将药丸用水溶解后用棉签反复多次蘸点舌上，通过舌面吸收药物。

经临床证实，邓老的这种点舌给药法对于中风昏迷病人的治疗很有帮助，临床简便易行，而且多能起到很好的醒神作用。

恢复期的治疗

恢复期多以一般治疗和康复治疗结合进行，一般以康复治疗为主；中风康复治疗的目的是减轻脑卒中引起的功能缺损，提高患者的生活质量。

中医药治疗及针灸等技术的应用，在中风恢复期的治疗中占有很大的比重，可以有效减少后遗症的发生，改善患者生存质量。

康复治疗宜尽早进行，只要病人生命体征平稳，病情不再进展，发病48小时后即可进行；康复治疗一般需要在专业康复科医生的指导下制定合适的康复锻炼计划。此外，中风恢复期的治疗还包括对发病危险因素的控制，以减少中风再次发作的几率。

后遗症期的治疗

中风后遗症期的治疗仍是继续康复治疗，同时配合日常调理，减少中风的再

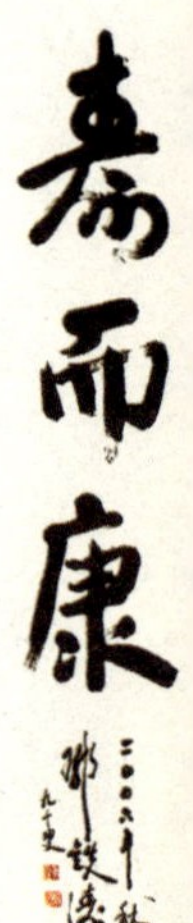

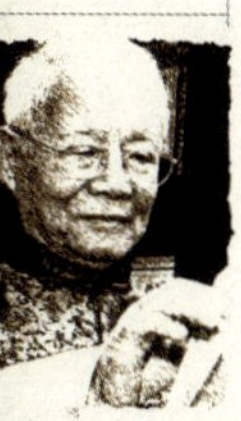

次发作。

中医药调理、针灸及体育运动锻炼在中风后期治疗中占有非常重要的作用，可以有效改善病情，提高生存质量。

一般来讲，后遗症期的康复治疗效果不如恢复期明显，但仍应继续坚持不放弃，以改善中风后遗症引起的功能缺损，提高生活质量。此外，中风后遗症期的治疗也包括对发病危险因素的控制，减少中风再次发生的几率。

6. 中风的预防和病后调理

做好预防工作，减少发病危险因素，可以有效预防中风的发生。对于已患中风病人，做好日常生活调理工作，对于后期的康复治疗和预防中风再发作都很有意义。

◆预防

对于好发中风的中老年人群，应做好中风的预防工作。如重视日常的体育锻炼，经常进行太极拳、气功、八段锦、散步等运动，保持人体气机的宣畅和血脉的流通；注意情志的调摄，保持心情的舒畅和情绪的稳定，避免各种不良情绪的刺激；饮食以清淡为好，多食蔬菜瓜果类，保持大便通畅，少食肥甘厚味、戒烟限酒。这些对于增强体质、预防中风的发作都很有帮助。

对于已经患有高血压病、糖尿病、血脂异常等容易引发中风的疾病，应积极治疗并做好日常的调理工作，以预防中风的发生。

◆病后调理

对于处于康复期的病人，其家属及陪护应做好病人的日常护理和康复工作。

护理工作应耐心细致，如躯体瘫痪卧床的病人，做到勤翻身，保持衣物、床单的干燥和平整，经常按摩受压的皮肤，改善局部血液循环，防止发生褥疮；对于中风后存在语言障碍的病人，家属及陪护应多与病人交谈沟通，促进病人语言功能的恢复。

总之，康复工作应遵照医生的建议，耐心、细致、循序渐进、长期坚持。

◆预防再次发作

鉴于中风疾病有很强的复发倾向，而且复发时病情往往比原来更加严重，因此，做好日常的调护和预防工作，意义非常重大。

针对中风的发病原因，日常生活调理中应注意尽力控制危险因素，减少对人体的危害，预防中风的再次发作。

一般预防，如清淡饮食，多食蔬菜、瓜果，保持大便通畅；如果可能，进行一定的体育运动锻炼；戒烟、限酒；保持情绪舒畅，避免情志刺激等，做好这些日常生活调理工作，可减少中风再发的几率。

对于合并危险因素的病人，应积极治疗和控制危险因素，减少中风再次发作的几率。如防治高血压，防治心脏病（心房纤颤、瓣膜性心脏病、冠心病、充血性心力衰竭、扩张型心肌病、先天性心脏病等），防治糖尿病（糖尿病患者中动脉粥样硬化、肥胖、高血压及血脂异常等疾病的发病率均高于相应的非糖尿病患者群），治疗颈动脉狭窄，防治高同型半胱氨酸血症，降低纤维蛋白原水平，适度的体育活动和合理的膳食，抗血小板药物的使用等措施。

通过以上措施的实施，也有利于减少脑血管病的再次发作。

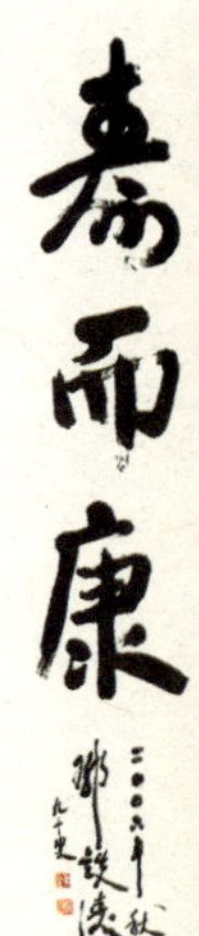

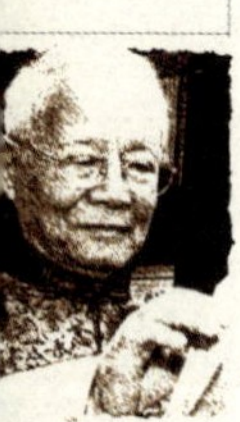

第三章 邓老治病小窍门

邓老在数十年的行医生涯中，积累了非常丰富的治病经验，其中不乏简、廉、验的治病小窍门，现选取其中几种，作一简要介绍。

“开天门”法治小儿头痛、发烧

头痛、发烧类疾病在生活中经常会遇到，虽不是什么大病，但是也让人很痛苦。“开天门”按摩手法在生活中很常用，常用于治疗儿童的头痛、发烧。邓老治疗儿童因外感引起的头痛、发烧，喜欢运用此法，效果多良好。

举例：邓老的小孙子6岁的时候，曾经有一次因外感发烧引起头痛，在床上翻滚哭闹不停，邓老便用“开天门”的按摩手法为小孙子治疗，刚开始时小家伙还有点意见，不太愿意配合，后来感到舒服了，便渐渐安静下来，不再哭闹，又服了几剂中药后，病就好了。以后小孙子只要一觉得头痛不舒服，就主动要求爷爷给他“开天门”，即使手法重些，也愿意接受了。

“开天门”的按摩手法不但能治疗头痛，而且还能帮助退热，既简便易施，且效果良好，尤其适合于治疗一些高烧而又不能及时到医院就医的患儿。邓老就曾用此法治愈过列车上的高烧患儿。

那是在20世纪80年代初期的事情，有一次邓老去外地开会，傍晚时分火车广播寻找医生，请求帮助诊治一名发高烧的女孩。邓老去看时，便看到一个因发高烧迷迷糊糊地躺在妈妈怀里的10岁左右的小女孩。家长告诉邓老说孩子是因为上午把头伸出车窗外看风景，迎头吹了风后开始发烧的，当时车厢内环境酷热（气温达30摄氏度以上），列车医务室的退热药已经全部用过（阿司匹林、十滴水等），孩子还是一直高热难退，病情反而越来越重。邓老察看后认为患儿属外感风热，风火相煽，便给她做“开天门”的手法按摩，外加曲池、合谷点穴按摩，施行约20分钟后，患儿已经出汗，便停止“开天门”手法，告诉患儿父母给孩子穿好衣服注意保暖，静卧休息，避免吹风受凉。晚上9点钟左右邓老前去探望时，女孩的高烧已经渐渐退去，能坐起跟父母说话了，还要求喝水吃东西。

晚上10点钟左右邓老再次去探视时，女孩已经安睡，额头也不再烫手。第二天早上到达终点站时，女孩父亲前来致谢，并说他女儿的体温和精神已经完全恢复正常。

“开天门”的按摩手法动作只有三个部分，简单易学。

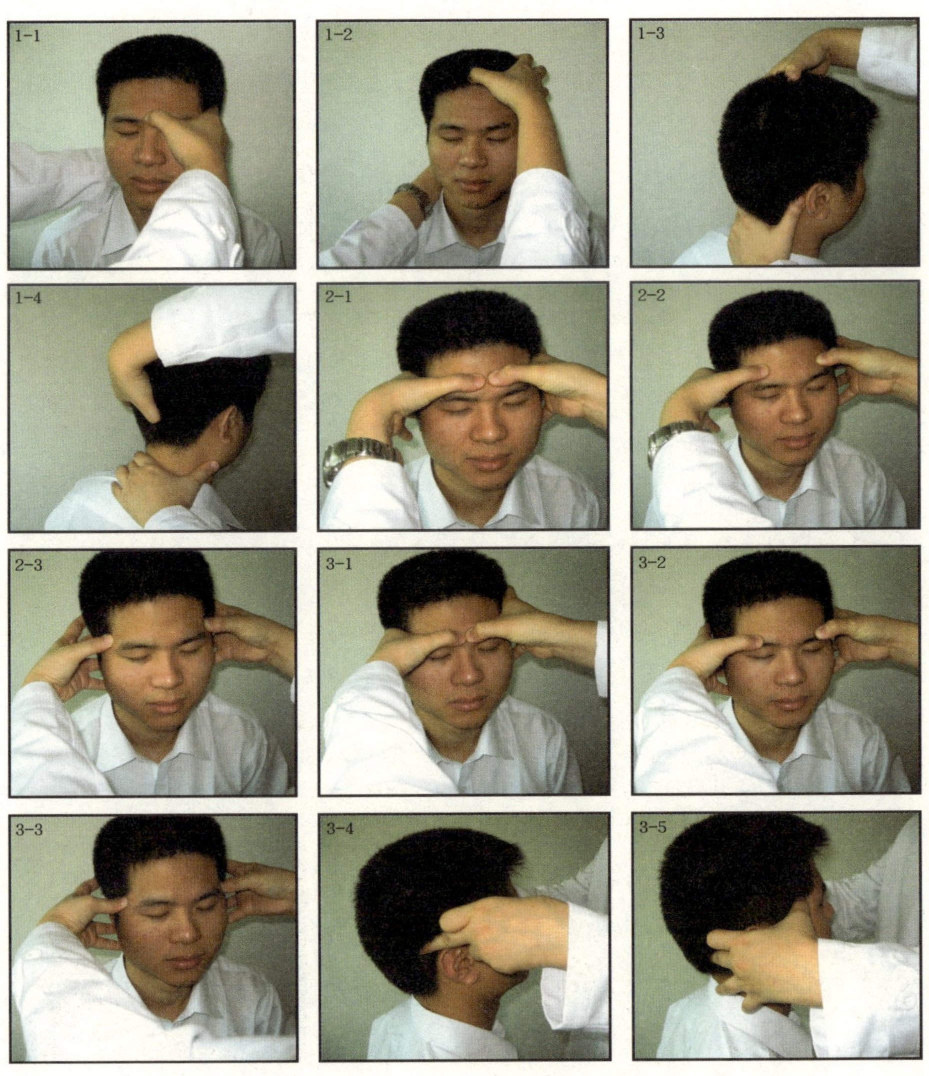

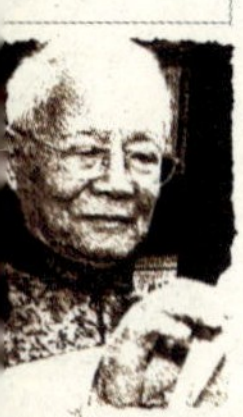

第一步，取坐姿，自然放松，医者站于病者前方，一手扶托患者头部后枕，另一手用拇指在病者眉心印堂穴点揉4～5下，然后沿督脉路线，向上向后逆督脉推按至后脑之风府穴，反复点揉推按7次。

第二步，双手拇指同时并按在病者前额中央，其余4指贴按在左右颞侧，然后用拇指分左右横抹患者前额至发际。反复7次。

第三步，双拇指并按印堂穴，沿双侧眉棱骨之上缘，分左右横抹至太阳穴，在太阳穴点揉4～5下，然后转换中指从鬓角入发际经颞部绕耳背向后推至风池穴，在风池穴点揉4～5下，反复7次。

邓老告诉我们，临床上无论外感或杂病头痛，经此手法治疗后，头痛症状都能不同程度地获得缓解，读者朋友在需要时不妨一试。

捏脊疗法治小儿腹痛腹泻、疳积消瘦

捏脊疗法对小儿多种疾病都有疗效，尤其对于消化系统疾病。对于因消化不良引起的小儿食滞腹痛、疳积消瘦等症，邓老常喜欢采用捏脊疗法治疗，这种方法既可治病，又能强身，效果很好。

捏脊方法介绍：

小儿俯卧于母亲腿膝之上或床铺之上，掀开衣物露出后背，操作者两手食指相对，弯曲按于患儿尾骶部（后臀沟上方），以脊突为中线，一边往上推，一边用两拇指提捏患儿脊柱上方皮肤，两拇指轮番按向脊椎棘突并捏起皮肤一步一步向颈椎方向捏行，至大椎穴（颈后部中央，低头时，脖后方骨头最隆起处的下方凹陷处）为止，可重复数次。

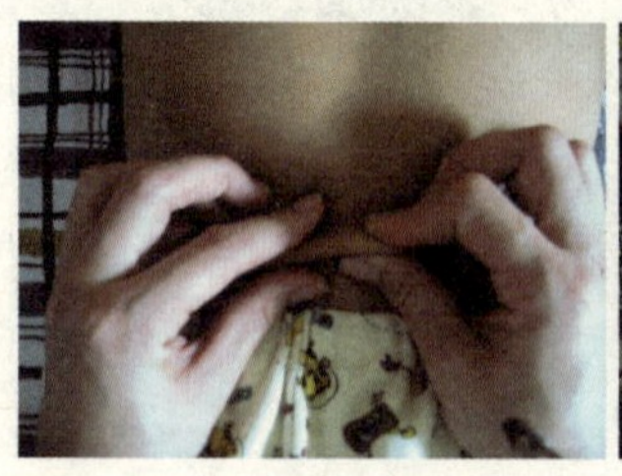

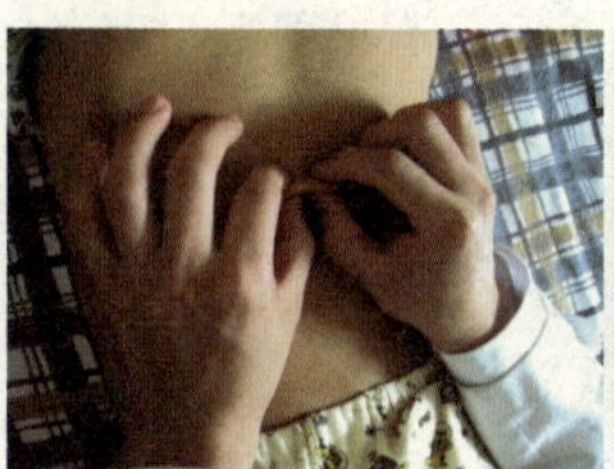

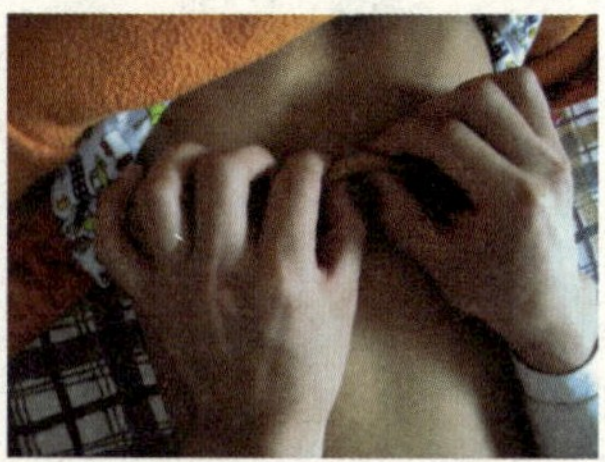

邓老临床运用捏脊法治疗婴幼儿营养不良（疳积），多数患儿的精神、食欲、低热、大便均有明显好转（腹泻者止泻，便秘者通便），体重也有不同程度的增加。

中医理论认为，捏脊疗法所捏过之处包括督脉及其左右之足太阳膀胱经，可调五脏六腑而补脾胃；脾胃为气血生化之源，捏脊可使小儿之脾胃健旺，饮食增加，运化正常；“四季脾旺不受邪”，捏脊疗法不仅能治疗小儿消化系统疾病，还有助于提高免疫力，对于多种小儿常患疾病都有一定的预防作用，如对小儿感冒发烧就有很好的退烧作用。

举例：邓老有一个西医学中医的学员，其子半夜发高烧，当时没有条件立即送医院治疗，急促之间想起了邓老曾经教过他的捏脊疗法，便对其子依法施行，并在胸脊段加强力量，前后共七八次，捏脊后患儿微微汗出，渐能安睡，第二天体温便降至正常。从此后，该学员便对捏脊疗法情有独钟，此后多次临床试用，均效果良好。

因此，对于小儿免疫功能低下或消化系统功能低下，如常患食滞腹痛、腹泻，或者婴幼儿营养不良（疳积）、消瘦等，都可以运用捏脊疗法来治疗，增强小儿免疫力和对疾病的抵抗力，家长朋友不妨试用。

指压肩井穴止急性胃痛

对于一些因胃溃疡、胃痉挛而致的急症胃痛病人，邓老喜欢指压肩井穴的方法为患者缓解疼痛。

方法介绍：一手点按肩井穴，一手在胃脘部轻按推揉，一般约半小时后胃痛可缓解。

肩井穴定位：取正坐、俯伏或俯卧位，在肩上，当大椎穴与肩峰端连线的中点上（大椎：低头，脖后方脊椎骨最隆起处下方凹陷处。肩峰：肩上方，中部骨头突起处。二者连续中点处即肩井穴）。

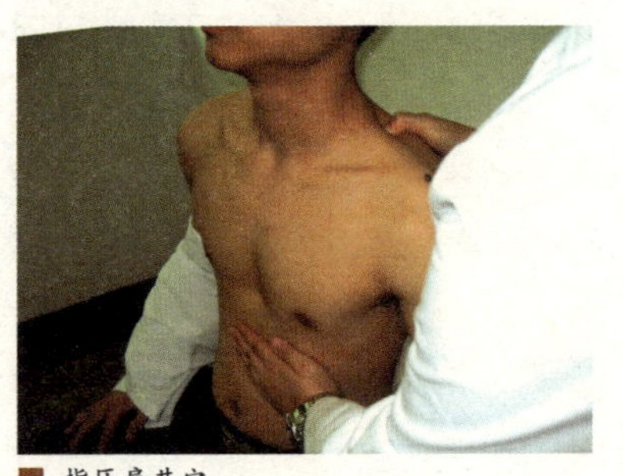

指压肩井穴

举例：邓老曾会诊一有着10多年胃溃疡

寿而康

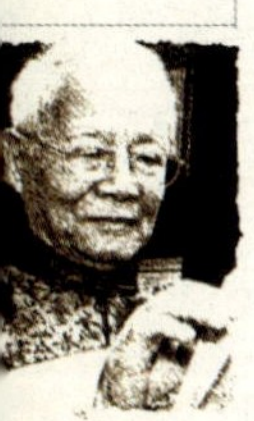

病史的病人，病人因胃痛到医院就诊，经X线钡透拍片检查发现胃小弯近贲门处有一溃疡，似穿透至浆膜下层，与旧片对比，溃疡病有所发展。医院主张及时行手术治疗。但病人不愿做手术，要求中医治疗，遂请邓老前去诊治。邓老到诊时发现病人胃痛较剧烈，卧床呻吟，情绪低落，且对治疗失去信心，便采用按摩按肩井穴的方法来为病人止痛，一手点按肩井穴，另一手在胃脘部轻按推揉，约半小时后病人胃痛减轻，然后按中医辨证选方用药治疗，病人胃痛缓解。其后坚持服用中药数年，追踪5年，每年定期作X线拍片检查，溃疡未见复发。

指压肩井穴止胃痛的方法，邓老临床上曾多次使用，效果多数很好。因此，对于此类急性胃腹痛的病人，不妨试用。但还要注意一点，此法仅作为对胃痛较剧烈者临时缓解疼痛之用，并不能最终治愈疾病，还需配合有效的药物治疗方可。

拨正、放血法治闪挫腰痛

腰部闪扭导致腰痛在生活中也很多见，一般好发于长期伏案工作者、重体力劳动者及中老年人。对于此类腰痛，邓老比较推荐采用中医的拨正疗法或针灸放血疗法治疗。

拨正疗法源于中医的推拿复位术，是骨伤科医生常用治疗手法之一；针灸放血疗法，是采用针刺的方法，通过对某些穴位采取少量放血的办法来获得治疗效果。

例1：邓老本人曾因不慎扭伤腰部出现腰腿痛，卧床数天，经服中药、推拿、外洗、敷贴等处理后，腰痛有所缓解，但腿痛不能缓解，下地行走困难，后经别人施用拨正疗法，一次即治愈。

例2：邓老有一学生曾因不慎扭伤了腰部，接受反复多次封闭加按摩法治疗后，腰痛仍不见缓解，反而加重，卧床不起，转侧翻身都困难，严重影响了生活和学习。后来请针灸学院的一位老教授前来诊治，采用针灸放血疗法，前后治疗两次后，腰痛便逐渐缓解、疼痛消失。

邓老认为，中医传统的拨正疗法及针灸疗法对于治疗急性腰扭伤患者，临床效果非常神奇。这两种方法专业性都比较强，必须操作得当，才能获得较满意的治疗效果，如果有人遇到了急性闪挫腰扭伤的问题，不妨向骨科、按摩科的专科医生或针灸科的专科医生寻求帮助，试用上面的方法来治疗。

颈肩按摩疗落枕

落枕，也是日常生活很常见的"恼人疾患"，表现为颈肩脖项处的肌肉酸楚疼痛，转头及活动颈项时症状加剧。落枕多是由于睡眠姿势不当或睡卧感受风寒之邪而发病，严重时头部不能活动，给患者造成很大的痛苦。在治疗落枕时，邓老喜欢采用中医按摩推拿的方法来治疗，效果很好。

按摩方法介绍：

(1)先在病者的颈肩部患侧用拇指指肚或大小鱼际部作上下来回做较大面积的推按摩擦。手法宜轻，动作要柔和，务使患侧肩颈部的皮肤潮红有热感，此为第一步，意在促进患部的血液循环，活跃经气。

(2) 在患部寻找痛点。落枕之人，在患处必有1个或数个痛点，痛点之下多有筋结，是由于风寒湿热瘀等诸因素痹阻经脉，使肌肉痉挛收缩而致，筋结形成，必产生痛点，出现疼痛。寻找到痛点后，便对痛点下的筋结用手指进行提拉

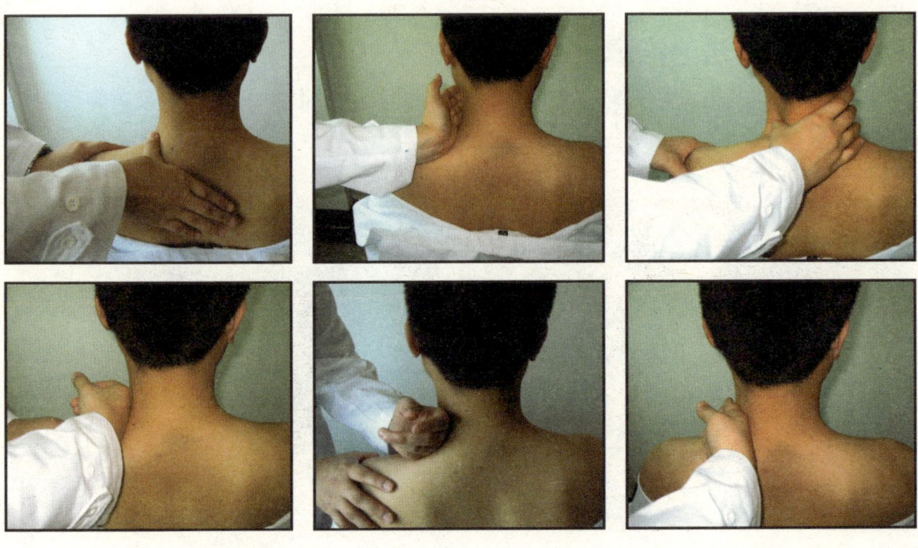

寿而康

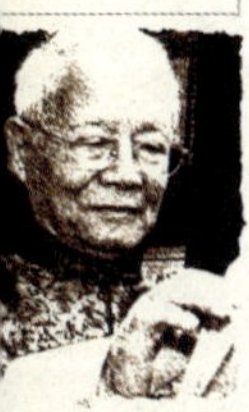

弹拨，点揉推按，各种手法可交替进行，由轻渐重，再由重转轻，施行手法时间视病情轻重而定，务使其筋结变软松解，疼痛消失。

（3）收功手法。用掌背抽拍患侧肩颈背部，此法可与第一步的手法相结合，交替各做2～3次便可收功。

举例：曾有一中年教师因晚上休息不好患落枕，第二天起床后便觉右侧肩颈部疼痛不适，前往卫生所诊治，服用去痛片、消炎痛及注射维生素 B_1、维生素 B_{12} 等处理后，症状不仅没有缓解反而加重，头颈部活动受限、疼痛明显，便上门请邓老治疗。到诊时，邓老发现病人头颈向右侧歪，左手搭肩扶颈，颈肩上贴满镇痛膏，神情十分痛苦。邓老便一边安慰患者一边给他施行按摩手法，用力由轻至重，大约半小时后，患者疼痛缓解，头颈部转动自如，追踪1周，无复发。

推拿按摩手法对于治疗落枕很有优势，可以疏松局部纠结、紧张的肌肉组织，改善气血流通，缓解疼痛；也可在推拿按摩的同时配合中医针灸治疗，临床疗效每多神奇。

落枕时采用推拿按摩的方法治疗，宜尽早进行，一旦发现有落枕表现即开始治疗，以获得更好的治疗效果。

灯火醮疗法治痄腮

灯火醮的方法，现多流行于乡村民间，医院已经很少使用。邓老认为灯火醮

■ “灯火醮疗法治痄腮”——角孙穴定位（1）

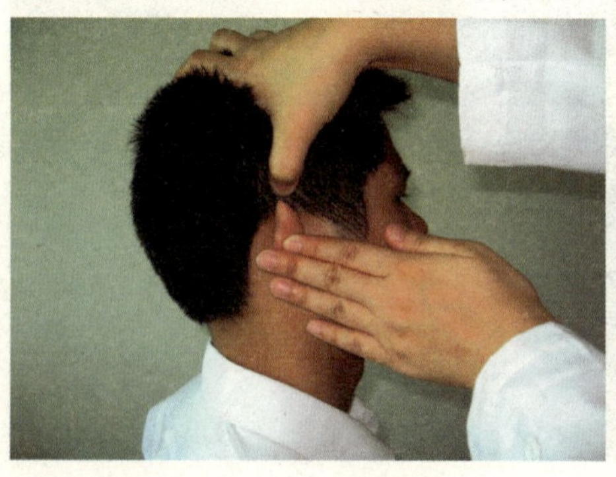

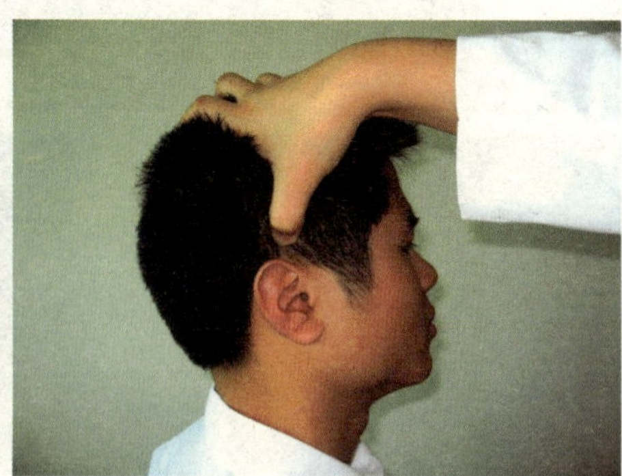

疗法其实是一种效果很好且又非常简便易行的治病方法，治疗痄腮即“腮腺炎”效果非常神奇，不应丢弃。

灯火蘸疗法介绍：

选用一根灯芯，蘸食油后在纸上轻轻一搓，使含油适量，点燃之后，对准角孙穴位一点，灯火爆开，发出“啪”的响声而火灭，此为一蘸。

角孙穴取穴法：平耳尖，直上入发际处。取穴时可将耳郭按垂直方向为轴线向前屈摺，上耳尖平对的颞颥部入发际处便是角孙穴。为了火蘸方便，可将该穴位上的头发剪剃干净，做上记号，用灯火一蘸即可。

邓老曾多次用此法治疗痄腮（腮腺炎），效果都很满意。临床上治疗痄腮时，用内服药兼外敷或外搽药，虽能治愈，但时日较长，也不能很快缓解疼痛。若采用灯火蘸疗法，则疗效既快且好，还可有效阻止疾病进展、减少并发症的发生。

临床使用灯火蘸疗法，宜尽早进行。当一侧痄腮初起，即于患侧之角孙穴用灯火一蘸，只一蘸便够（亦可加服中药，不用其他外治法），往往另一侧便不发病，而且疼痛缓解较快。若两侧均发病，则每侧角孙穴各一蘸，并加服中药，也可很快治愈。灯火蘸疗法由于疗效很快，故继发睾丸炎者极少，邓老言使用此法多年，还从来没有失败的。

灯火蘸疗法是一种很好的民间传统治病方法，主要适宜治疗的疾病是急性感染性疾病，特别是病毒感染性疾病。不仅可以治疗痄腮，还可治疗多种其他疾病，如邓老曾用灯火蘸疗法治愈过一“脐风”（新生儿破伤风）患儿，最终救治成功。此外，民间还多用灯火蘸的方法来治疗缠腰火丹（带状疱疹）、火疔疮等，疗效也都很神奇。

中药浴足降血压

高血压及其心脑血管并发症是当前危害我国人民健康的重要疾病，邓老总结自身经验创制成中药“浴足方”，用以治疗高血压，经临床验证，疗效良好，可有效降低血压并稳定血压水平。

邓老浴足方主要成分：

怀牛膝、川芎各30克，天麻、钩藤（后下）、夏枯草、吴茱萸、肉桂各

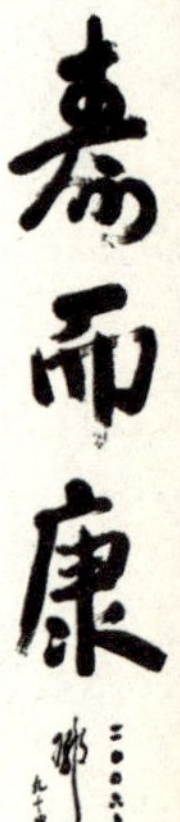

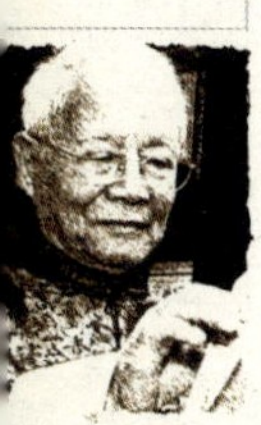

10克。

上方加水2000毫升煎煮，水开后再煎煮20分钟，取汁温热（夏季38～41℃，冬季41～43℃）倒进恒温浴足盆内，浴足30分钟，上、下午各一次，2～3次为一疗程。天气寒冷时，应注意保暖，最好使用恒温浴足盆，并启动浴足盆的按摩功能，按摩足底的涌泉穴，使人体感觉舒适。

邓老浴足方是他多年临证自创经验方，具有清热熄风、平肝潜阳、活血行气通脉、补益肝肾、疏肝解郁、引肝气下降等功效，可以从整体上调整人体气血阴阳，疏通经络气血，使高血压病人重新恢复阴平阳秘、气血调畅的正常生理状态。全方合用，含滋水涵木、“釜底抽薪”之义，对高血压患者有着很好的降压、缓解头痛的功效。

针刺太冲穴降血压

除了经常使用中药浴足的方法来稳定血压之外，对于突然急剧的血压升高，邓老常用针刺太冲穴（双）的方法来降低血压，多可起到很好的降压效果。

方法：针刺双侧太冲穴，重用泻法，并留针30～40分钟，根据情况每天给予1～3次针刺治疗，并加服中药。

太冲穴定位：在足背侧，当第一跖骨间隙的后方凹陷处。

针刺太冲穴，可以疏通经脉，平调气血阴阳，起到迅速调整血压的功效，也是邓老临床很常用的一种治病小方法。

药罐并用排尿路结石

尿路结石是临床常见病，多由于饮食结构不合理或继发于某些疾病形成，一旦结石活动频繁或堵塞于泌尿系统某一部位时容易诱发疼痛，结石堵塞于肾脏时还会造成肾脏绞痛，临床发病较痛苦。

目前临床治疗尿路结石，多采用碎石治疗或药物排石的方法。对于药物治疗尿路结石，邓老不太赞成服用太多清利湿热的药物，认为这样会导致结石未下反先伤正气。邓老治疗尿路结石，一般喜欢选用导赤散加减配合拔火罐的方法来治疗。

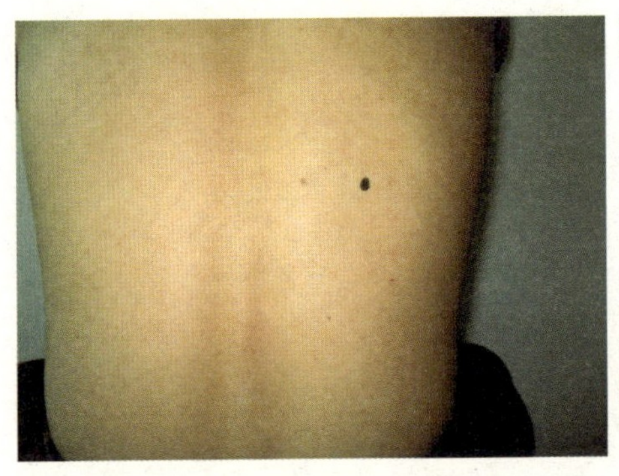

■ 药罐并用排结石（1）——寻找痛点(图中黑点处)

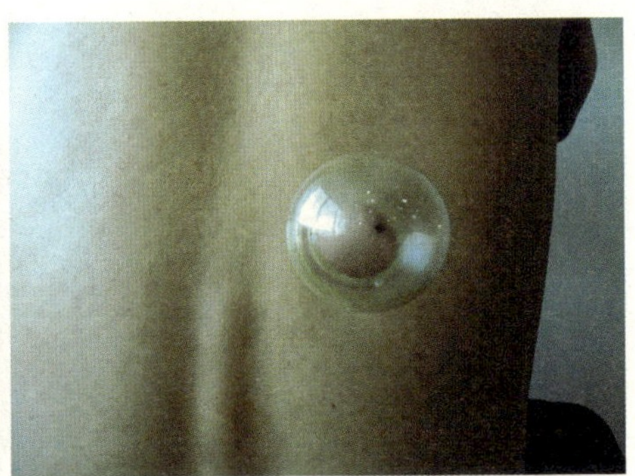

■ 药罐并用排结石（2）——拔火罐

方药：金钱草30克，生地15克，广木香6克（后下），海金砂3克，（冲服），小甘草3克，木通9克。

上方加水煎煮，温取汁服。

证型千变万化，临证亦不可执于一方，临床治疗尿路结石时，可参考上方，但须根据临床辨证合理加减。如若小便刺痛，可加小叶凤尾草24克。此外，琥珀末或砂牛末可与海金砂交替使用；鸡内金亦有化石的作用，宜研末冲服。

对于肾绞痛或腹痛较甚者，配合使用拔火罐的方法来治疗，效果更好。

方法：痛在腰背者罐口放在腰背部痛点处（罐口余部偏于下方）；痛在腹部者，罐放于腹部。

拔火罐的方法不仅能止痛，还能促使结石往下滑、帮助排石，临床效果神奇。如邓老曾诊治过因肾脏结石发生肾绞痛的病人，经拔火罐几次后，多顺利排出结石而止痛。

临床上，将药物治疗和拔火罐的方法结合使用，效果更佳。

疏肝利胆疗胆石

胆石症即胆结石，也是临床常见症。对于小结石，治疗一般以内科药物治疗为主；结石较大者，可采用碎石疗法治疗。

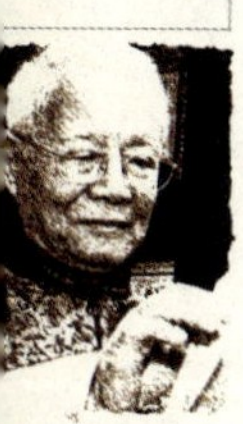

对于药物治疗胆结石，邓老认为不宜多用苦寒药，否则容易损伤脾胃，有碍人体健康。特别是在胆结石的慢性炎症期，过于苦寒攻下则有虚虚之弊。对于胆结石疾病，邓老喜欢使用舒肝利胆排石、健脾活血的方法来治疗。

方药：柴胡9克，太子参15克，金钱草30克，郁金10克，白芍15克，蒲黄6克，五灵脂6克，甘草3克。

上方加水煎煮，温取汁服。

临床运用上方时，应根据辨证合理加减，如热盛者去太子参加黄芩、栀子；湿盛者去太子参加茵陈、木通；大便秘结者去太子参加玄明粉、枳壳或大黄；脾虚者加云苓、白术。

上方可多次服用，病人脾得健运，疼痛减少，饮食增加，身体自然易趋康复；病情好转后可以每月连服5～7剂或每半月内连服4～5剂，以防胆石停留引起疾病复发。

邓老已运用上述疏肝利胆的方法治愈许多胆石症病人，其中有些是病情顽固、手术后疼痛一再复发，拟再进行手术治疗者，服药后疼痛多能较好缓解，而且排石效果良好。

胆蛔汤驱蛔虫

蛔虫病是儿童常见的肠道寄生虫疾病，多由于饮食不卫生、食入虫卵所致。根据病情轻重的不同，有些患儿并没有明显的临床症状，有些则有不同程度的食欲不振、营养不良、消瘦、腹痛甚至吐蛔等表现，严重者蛔虫钻入胆道，称为胆道蛔虫症，是蛔虫症中比较急性的一种，可引起突然、剧烈的上腹部钻顶样绞痛，患儿多表现为哭闹不安，甚则伴有寒战发热或身目发黄。

根据多年临床诊治经验，邓老总结了一剂治疗此类疾病比较有效的方药——“胆蛔汤”，此方曾被收入《方剂学》教材（第三版）中，现介绍于下：

胆蛔汤方药组成：

炒榧子肉、苦楝根白皮各15克，使君子（打碎）、枣子槟榔（切片）各12克，乌梅10克。

上方加水煎取汁液后，空腹温服，每日1剂。

上方为10岁左右儿童剂量，临床治疗中可根据年龄体质及病情加减。病势重而体质一般尚好者可以每日2剂。

胆道蛔虫症的发生，是因寄生在肠道内的蛔虫上行钻入胆道而发病，治疗的重点在于驱蛔、安蛔、止痛。邓老“胆蛔汤”一方具有很好的驱虫安蛔、行气通便的功效，可以有效驱除胆道蛔虫，帮助虫体排出体外而治愈疾病。临床具体运用时，应随证加减，如腹痛甚者，可加木香、枳壳以行气止痛；兼有发热者，可加黄连或黄柏以清热；大便秘结者，可加枳实、玄明粉以攻下通便。

邓老认为，临床运用胆蛔汤治疗蛔虫病，疗效的好坏与否，与药材的质量关系密切。根据邓老的经验，苦楝根白皮杀虫药力专著，一定要鲜用，且不能夹杂红皮，因为红皮毒性较大，轻则伤及人体正气，重则可致中毒；使君子须打烂再煎用，整个使用则无效，此药亦不宜重用，过量会引起呃逆；槟榔凡经加工切片者效果多不佳，最好临时切片或打烂用。邓老喜欢用枣子槟榔，因容易加工，切开即可使用。

临床上胆蛔汤不仅能有效治胆道蛔虫症，对于一般蛔虫病也有着很好的疗效。

蛔虫是一种喜欢在无氧环境中生存的寄生虫，若遇蛔虫甚多者，还可配合氧气驱虫。

举例：邓老曾在157医院诊治一名2岁患儿，患者骨瘦如柴而腹大，其蛔虫之多，使人咋舌，不但肛门有虫爬出，口鼻亦出蛔虫，用鼻饲管插入胃内给氧并服用中药后排出很多蛔虫，疾病治愈。

对于蛔虫较多、存在蛔虫团肠梗阻症状的患者，可以配合采用针刺“四缝穴”的办法来治疗。

“四缝穴”为脾经之“奇穴”，部位在两手除拇指之外，其他四指之第二节下之横纹正中间。针刺“四缝穴”时宜选用最粗的针灸针，逐穴施针，每穴捻转1～2分钟，共针8穴，针完即可。如一时无针灸针，也可以用缝衣针代替，针刺后服用胆蛔汤，如此针刺加服药内外结合，方法简便，而且临床效果良好。

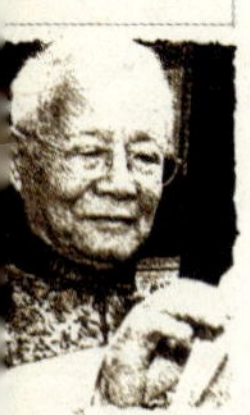

有人曾在针刺“四缝穴”的同时，对肠道梗阻部分进行X线观察，结果发现：针刺后半小时，梗阻之肠段先扩张，虫团即向上下伸开，然后肠管收缩，梗阻解除。另也有研究发现：针刺“四缝穴”，能缩短胃排空时间，提高胃液酸度与酶的活性，增加胆汁和胰液的分泌，并能提高白细胞数及吞噬能力。可见，针刺“四缝穴”，可促进肠道的蠕动、增强患儿的抵抗能力，形成不利于寄生虫生存的环境，而有利于虫体的排出。

邓老强调，治疗蛔虫病，除驱虫之外，还应顾护到脾胃的功能。如有些病例，不但一般中药无效，西药也屡用无效，屡服驱虫药大便虫卵仍不能根除。临床上这类患儿，多数体质较差，想要根治，除了作针对性驱虫的治疗之外，还需要健旺脾胃，这也是治疗中很重要的一环。可以先用健脾药调理脾胃1周，然后再将驱虫药与健脾药同用，如此便易收到较好的疗效。驱虫之后，最好用四君子汤或参苓白术散之类调理脾胃的方药调养善后；或在给予健脾药的同时加服一两味驱虫药服用1～2周，这些对于病后调养、减少再发均大有好处。

珍凤汤治女性慢性肾盂肾炎

慢性肾盂肾炎多发于女性。由于女性泌尿系统的生理结构特点与男性不同，加上女性一生中有经、带、胎、产的特殊生理时期，因此，相对而言，女性更容易罹患如急性肾盂肾炎等泌尿系统感染性疾病，而且女性感染此类疾病后由于特殊生理特点，疾病往往反复发作、迁延难愈，最终容易发展为慢性肾盂肾炎，因此慢性肾盂肾炎成为女性常见病。

西医目前对此病的治疗主要使用抗生素，但往往疗效欠佳，难以彻底治愈，易反复发作。而且长期使用抗生素，容易使细菌产生耐药性，故慢性肾盂肾炎是一种比较难治的疾病。慢性肾盂肾炎长期不能治愈，还容易引发高血压、肾功能不全甚至尿毒症等疾病，对人体危害很大。

邓老认为本病属中医淋证中气淋、劳淋一类，乃邪少虚多之证，多因急性时期疾病未彻底治愈，邪气深藏伏匿于内，正不胜邪，一遇劳累或伤精神或感外邪病而复发。发作之时可急可缓，急则邪热盛实，治疗应以清热为主；缓则缠绵不已，治疗应扶正祛邪，攻补兼施。

邓老在数十年年临床诊疗生涯中，曾见到许多女性患者深为此病困扰，因此便根据多年治疗经验，特拟“珍凤汤”一方专治此类疾病。经临床验证表明，此方对于反复难愈的妇女肾盂肾炎效果良好。

珍凤汤药物组成：

珍珠草、小叶凤尾草、太子参各15克，云苓12克，白术、百部各9克，桑寄生18克，小甘草5克。

上方加水，煎取汁液，温服，每日1剂。

邓老组此方是根据脾胃学说而立。如张仲景有“四季脾旺不受邪”之说，李东垣有“内伤脾胃百病由生”之说。邓老认为本病既是邪少虚多之证，要使正气充足以逐邪气，健脾就是重要的一着，故用四君子汤健旺脾胃，调动人体的抗病能力；用珍珠草、小叶凤尾草清热利湿、消肿解毒以祛邪，配四君子共成内外夹击之势。百部佐“珍、凤”以逐邪。现代研究证明，百部有抗菌（包括大肠杆菌）的作用。桑寄生，《本草经》云：“主腰痛”；《本经再新》言，“补气温中，治阴虚壮阳道”；现代研究认为，其可“治动脉硬化性高血压”及“治郁血性肾炎”。邓老此处用桑寄生，意其既能扶正，又可入肝肾经，为本方之使药。

临床用珍凤汤治妇女慢性肾盂肾炎时可作为基础方使用，并根据病人不同情况随证加减，效果多数较良好。

举例：邓老在1973年时曾诊治过一妇人，患泌尿系感染、肾性高血压已1年多。经肾盂造影，诊断为两肾盏先天性畸形，肾图检查为左肾已失去功能，小便检查有红、白细胞，尿蛋白（++），小便培养有大肠杆菌生长，曾用各种抗生素治疗，均不敏感，血压130/110毫米汞柱（17.3/14.3千帕）。症见：头晕，神疲，胃纳不好，小便频少，不能工作。人消瘦，面色少华，舌淡嫩边红、苔白，脉细稍弦而寸弱，邓老便予珍凤汤加味治疗。处方：小叶凤尾草、珍珠草、桑寄生、云苓各12克，鸡内金6克，茅根18克，小甘草5克。服上方半年多，胃纳转佳，精神振作，已恢复全天工作，小便检查尚余蛋白微量，白细胞几个，多次尿培养已无大肠杆菌生长，血压稳定在

寿而康

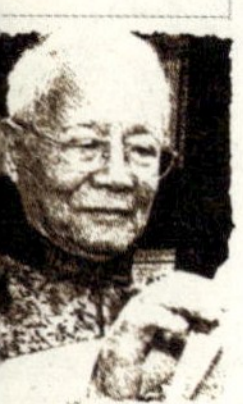

110/90毫米汞柱～120/100毫米汞柱（14.6/12千帕～15.9/13.3千帕）。至此，邓老认为患者体内邪已近净，于是转用补脾肾以收功。追踪数年未见复发。

邓老在临证时告知身边弟子，尽管临床用珍凤汤治女性慢性肾盂肾炎时效果良好，但在具体治疗时，仍需辨证用药，不可执于一方，效果才好；否则一旦药证不符，反伤正气。

砂糖外敷治溃疡

长期卧床者，容易发生褥疮的疾患。由于各种疾病造成需长期卧床者人数的不断增多，褥疮的发病率也随之上升，如治疗不当，容易发生感染等多种并发症，甚至危及生命。

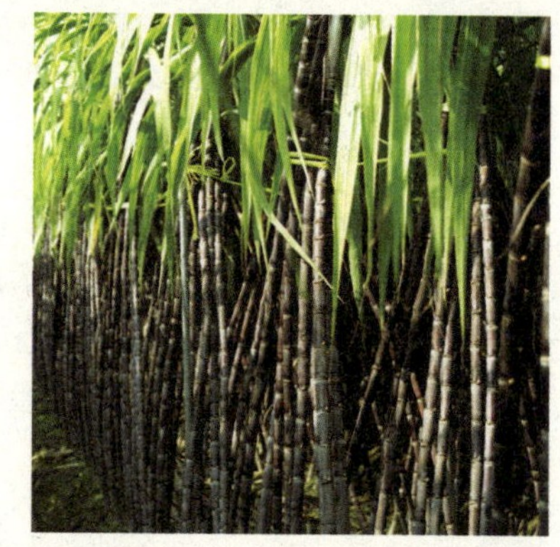

目前临床治疗褥疮有很多方法，其中砂糖外敷的方法，是邓老较推荐的既简又验的一种方法，临床治疗效果良好，很值得推广学习。

白糖（又称砂糖、绵白糖）作为药物外敷治疗溃疡，在我国有悠久的历史。首见于1000多年前的《唐本草》，明朝李时珍《本草纲目》亦将其收载于果部沙糖下，称“以蔗汁过樟木槽，取而煎成。清者为蔗饮，凝结有沙者为沙糖”即为本文所指之白糖。《本草纲目》详尽记载其气味、主治和功效，载有外用白糖治疗“虎伤人疮”。清代名医王清任《医林改错》就有用砂糖做药的方剂。该方名为“木耳散”，“治溃烂诸疮，效不可言，不可轻视此方，木耳一两（焙干研末），白砂糖一两（和匀），以温水浸如糊，敷之缚之”。

方法：把砂糖铺填满溃疡面，并使之稍堆隆起，然后用胶布条叠瓦式封贴好；3～5天后，待砂糖溶化，封贴之胶布表面按之出现波动感即可换药，再用砂糖如法敷之，直至溃疡面愈合。

举例：早在20世纪70年代初期，邓老在广东新会县巡回医疗时就有使用砂糖治愈慢性溃疡成功的经历。患者为生产队长，数月前因高热住院，滴注肾上腺素渗漏以致下肢慢性溃疡，溃疡在右膝内侧之下，面积约2cm×2cm，形如漏斗，已看见大隐静脉，数月未愈。取砂糖满盖溃疡面，外用叠瓦式胶布贴紧，3日后溃疡已变小变浅，再敷1次白砂糖遂愈，前后不过10天。后来，邓老又在临床中多次试用此法，效果都很好，因而在此推荐给大家。

砂糖外敷的方法，除了可以治疗褥疮溃疡之外，邓老对于糖尿病足辨证为气血亏虚证型且局部处于生肌长肉阶段者，也可采用白糖外敷的方法治疗，可以有效促进局部组织生长，使创面更快的愈合。

举例：邓老曾治疗一老年女性糖尿病患者，因Ⅱ型糖尿病合并右下肢烫伤2周入院治疗。入院时全身症见：恶寒发热，体温39℃，无汗，心悸气促，神疲乏力，纳呆，口苦，咽中生疮，夜尿多，4～5次/晚，大便3日未行，舌淡红苔薄白，脉左寸关浮，右尺浮大，右寸无力；局部症见右下肢踝部6cm×20cm疮口，流恶臭脓液，质较清稀，周围皮肤暗红，发热。清创时见一条肌腱已变黑，止血钳可深探及骨；X片显示未见骨膜感染征象。局部分泌物培养为金黄色葡萄球菌，口腔分泌物培养为白色念珠菌。中医诊断：糖尿病坏疽；西医诊断：糖尿病足，3级。邓老根据中医辨证施治予以中药治疗，同时配合白糖外敷以生肌长肉，持续用药至出院。前后共治疗112天，局部伤口完全愈合出院。随访1年未见复发。

关于白砂糖外敷治疗溃疡的机理，现代医学认为：白糖呈酸性，吸水性强，有高渗作用，能减轻局部水肿，使细菌在高渗的环境中脱水，菌体蛋白质变性，致细菌停止生长而死亡；白糖酸化后降低局部环境的pH值，不利于一般化脓性细菌的生长；改善创面细胞的营养及新陈代谢，促进肉芽组织生长。以白糖外敷治疗伤口感染，不同于其他局部消毒剂和抗生素的作用，

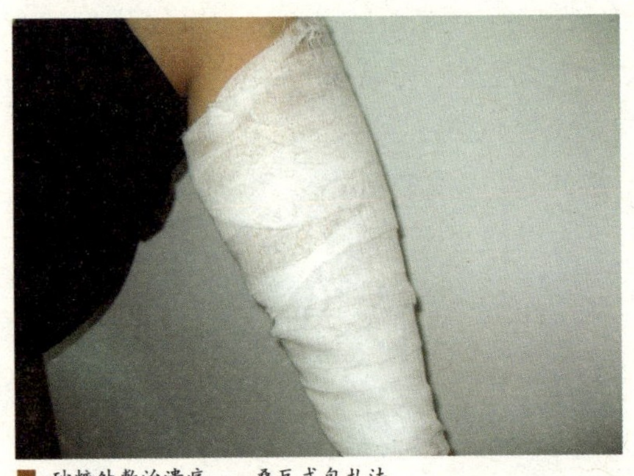
■ 砂糖外敷治溃疡——叠瓦式包扎法

寿而康

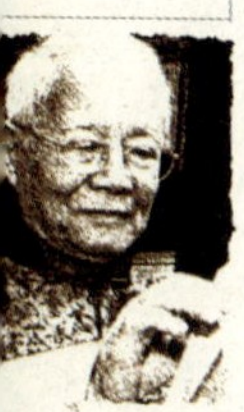

不会因局部消毒剂破坏正常组织细胞，也不会因局部使用抗生素而产生耐药性菌株。

由于糖尿病足病程进展并非一成不变，临床证型常相互转化、并发症较多，所以治疗原则也应治随证变，治疗方法更宜因人而异。

拂痛外洗方治糖尿病足

糖尿病足是指与下肢远端神经异常和（或）不同程度的周围血管病变相关的足部感染、溃疡和（或）深层组织破坏的严重糖尿病并发症。有调查显示，糖尿病足占住院糖尿病人的12.4%，其中截肢率为7.3%，其高致残率严重地危害着患者的健康。积极治疗糖尿病足，对于减少致残率，提高患者生活和生存质量，具有重要意义。

邓老使用家传的“拂痛外洗方”煎水外洗及外敷治疗糖尿病足，临床效果良好，在此也一并奉献给大家。

拂痛外洗方药物组成：

生川乌12克，吴茱萸、艾叶、海桐皮各15克，细辛5克，川红花、当归尾、荆芥各6克，续断、独活、羌活、防风各10克，生葱4条（连根须洗净、切碎），米酒、米醋各30毫升。

方法：将药煎取2000毫升，分2次外洗，每次1000毫升，药液不重复使用。

用法：糖尿病足，0级，无开放性创口者，可将患肢放入约40℃的药液中浸洗，据病情可浸洗至踝关节或膝关节以上。浸洗时如温度下降，可随时加温，使药液保持适宜温度。有开放性创口者，应避开创口，用7～8层消毒纱布或数层干净软布，蘸药液趁热摊放在患处湿敷，注意水温避免烫伤。同时，取一块消毒纱布不断地蘸药液淋渍患处，使湿敷纱布保持湿度及温度。每天1次，持续淋渍热敷20分钟。30天为1疗程。

注意：在应用拂痛外洗方治疗糖尿病足的同时，应配合内科综合治疗。如配合使用胰岛素，将血糖控制在相对理想的范围；血脂异常者，使用降脂药控制血脂水平；血压高者，应用降压药物将血压控制在正常范围。

举例：邓老曾治疗一糖尿病足患者，男，50岁。发现Ⅱ型糖尿病1月，双下肢麻木疼痛1月。每晚疼痛如火燎，不能入睡，经服曲马朵、安定、阿司匹林等均不能止痛，下肢动脉彩超显示：双足动脉供血正常。踝肱动脉指数0.8，下肢皮温较身体其他部位低0.1～0.2℃，皮肤无开放性创口。诊断：糖尿病足0级。经用拂痛外洗方药液浸泡治疗，当晚皮温即恢复正常，疼痛略减轻，可入睡2小时。连续治疗30天，配合口服益气化瘀祛湿中药，疼痛消失，行走自如。遂后以中西医结合治疗，控制血糖、血脂在正常范围，随访2年未复发。

分析：糖尿病足溃疡与坏疽的起因主要是在神经病变和血管病变基础上合并感染。根据糖尿病足临床表现，应属中医学消渴病脱疽范畴。邓老认为糖尿病足病机是因机体内气血失和致生痈疽，病位在血脉。因此，治疗关键在于改善下肢局部血液循环，既要重视内治，又要结合外治。外洗方中以大量温经散寒、养血通经之品，配合少量祛风药，活血通络止痛。方中以附子、吴茱萸温经通络；生葱、艾叶、细辛芳香走窜通络；当归尾、红花活血化瘀；并以祛风药荆芥、独活、羌活、防风、海桐皮，驱除血络之邪；生葱、米酒、米醋辛散酸收，走窜渗透，载诸药加强活血散结通经的功效，助药效直达病灶。此法独特，操作简便，疗效显著，值得临床推广应用，但方中药物温行之力虽大，却有燥性，不宜内服，以免伤阴耗血。

止血散、梅花针止吐血、咯血

吐血、咯血是临床急重症，好发于上消化道出血及某些肺部疾患，虽非常见症，但当病人突然大量出血而又没有条件及时就医时，有很大的生命危险。中医讲“急则治其标”，此时身边如果有人能掌握一定的救治方法并及时有效地为病人止血治疗很关键，常可救人于顷刻之间。此处介绍邓老对于急性吐血、咯血的病人临床常采用的救治方法。

方法：（1）最好用童便送服止血散1～3克，也可用凉开水送服。

（止血散：血余炭、煅花蕊石、白及末、炒三七末等份，共为极细粉末）

（2）用梅花针叩击人迎穴（人迎穴：在颈部，夹结喉，两旁1寸5分处，

寿而康

二〇〇九年秋 邓铁涛

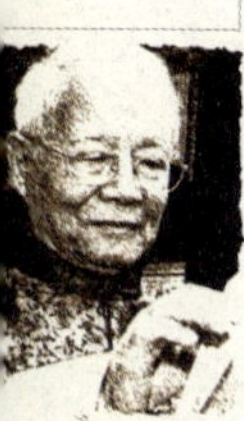

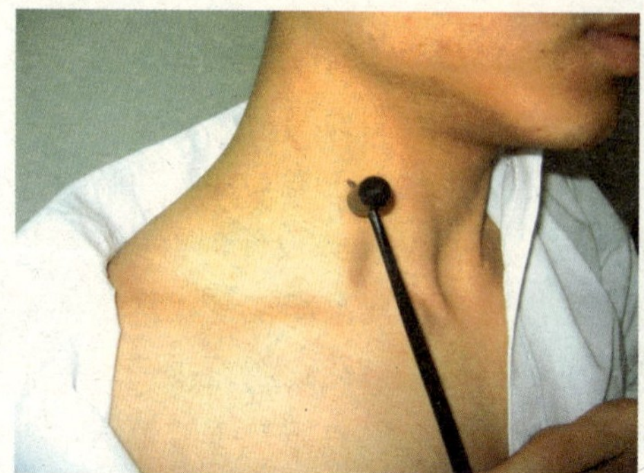

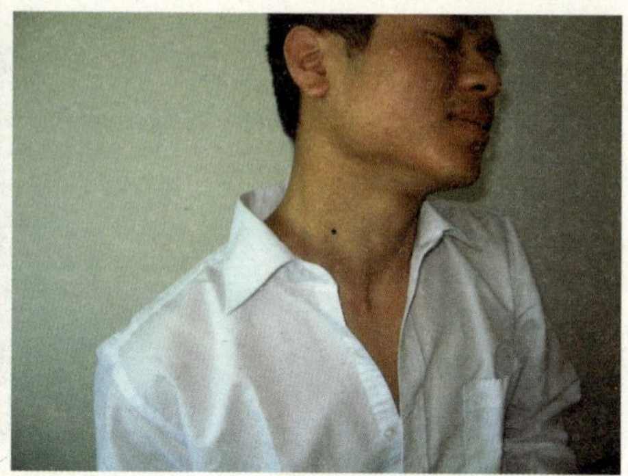

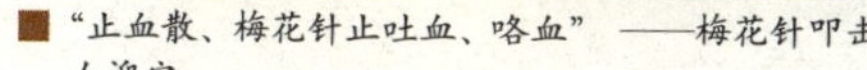

■“止血散、梅花针止吐血、咯血”——梅花针叩击人迎穴

■“止血散、梅花针止吐血、咯血”——人迎穴定位

当胸锁乳突肌前缘，颈总动脉搏动处），以人迎穴为中心，叩击周围直径1寸至1寸半（同身寸计），从中心开始圆周扩大；左右各叩击1～3分钟，每天1～3次。

（3）辨证用药以治本。

备注：“童便”一般是指10岁以下健康男童的尿液，以5岁左右为佳，去头去尾，取中段。中医认为，童便能引火归原，引浊气下行，气火得下则血归其位。《本草纲目》指出：“凡人精气清者为血，浊者为气，浊之清者为津液，清之浊者为小便，小便与血同类也。故其味咸而走血，治诸血病也……”又吴球《诸证辨疑》云：“诸虚吐衄咯血，须用童子小便，其效甚速。盖溲溺滋阴降火，消瘀血，止吐衄诸血，每用一盏，入姜汁或韭汁二三滴，徐徐服之，日进二三服，寒天则重汤温服，久自有效也。”另据有关临床报道：治疗肺结核病咯血，取12岁以下无病男孩或病者本人的新鲜中段尿加糖调味，趁热服，每次150～300毫升，日服2次，血止后连服2～3天以巩固疗效，效果多很好。

止血散为邓老自拟经验方，方中数味药皆是收涩止血的佳品，具有止血而不留瘀的特点，临床内外出血均可使用。其中，三七末能走能守，炒至深黄色后则守多于走，故止血宜炒用。若三七末临时单味独用，须注意“去火气”，去火气之法，可将炒过之三七末放置冰箱24小时后即可用。邓老曾用单味三七末治疗鼻出血多日、反复发作不止，以及胃溃疡少量出血日久不止的患者，临床均有很好的疗效。

此外，止血散的药物在研末时要注意一定要研成极细的粉末，这是因为，极细的粉末不仅可以增加对药物的较快吸收、增强止血效力，还可以避免胃溃疡者服后因粗糙粉末摩擦刺激胃壁而引起溃疡症状加剧。

邓老曾用上述方法救治过肺病大咯血及胃病大吐血的病人，临床疗效很好。

举例1：邓老于20世纪70年代在农村带教巡回医疗期间，遇到一位因空洞型肺结核而出现大咯血的老翁，到诊时见病人被家人搀扶撑卧在床边，不时大口地咯血，伴见面色蜡黄，气息微弱精神差，便急取其孙子童便（干净中段尿）1杯，冲服止血散并让其家人赶紧到镇上买小缝衣针1包，制成梅花针叩击人迎穴，双侧穴位轮流叩击，1日4次，后病人咯血量逐渐减少并最终停止，中间配合煎取中药八珍汤加阿胶烊化服用，最终病人抢救成功。

举例2：一名70岁左右老人，有胃溃疡病史，因赴宴饱餐，半夜出现呕吐泄泻症状，痛苦不堪。邓老急前往查看，发现病人扶坐在厕所边地上，头无力低垂，脚前有一摊咖啡样的呕吐物，大便色黑如柏油，得知病人是因为饱餐伤胃，引发胃溃疡而致大量出血。由于当时身边没有梅花针，邓老便用手指代替叩击病人双侧人迎穴，约10分钟后，病人感觉舒缓并要求继续叩击，吐血症状也逐渐缓解，随后赶快将病人送到医院。邓老根据临床辨证给予病人清热和胃降逆之品加白及煎服治疗，整个治疗过程没有给病人输血，后患者症状逐渐好转而痊愈。

邓老认为，病人在吐血咯血时，往往会血随气脱，气随血虚，严重者可发生虚脱而危及生命。人迎穴属足阳明胃经之要穴，具有通经络、调气血、清热平喘降逆的作用，叩击该穴救治，能候五脏之气防止病人虚脱；且足阳明胃经为多气多血之经，叩击人迎穴旨在振奋阳明，焕发气血，使气机充和，血脉固守而有利止血；此外，人迎穴又是足阳明、少阳之会，梅花针叩刺，能清泄火热，调和气机，通畅经络，平降逆乱，故能治疗吐血咯血的病症。因人迎穴位于颈总动脉旁，不能深刺，以免引起大量出血，故多采用梅花针浅叩的方法来治疗。

上述介绍的方法仅适用于无条件立即送医救治的临床救急之用。生活中如果

寿而康

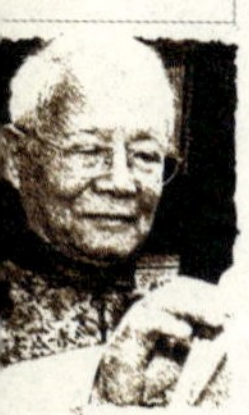

遇到此类病人，紧急之时不妨先试用此法。但是咯血、吐血毕竟属于临床凶险症状，而且临床病情变化万千，不能死守一法，否则很容易在短时间内夺人性命，因此最好在采取上述救急的同时，赶快想办法将病人送到医院治疗，方为安全之策。

血余炭、艾灸疗血崩

血崩症属中医“崩漏”的范畴，“崩”者是言在行经期间出血量较大。邓老对于急性且较严重的血崩病人，常采用血余炭冲服和（或）艾灸的方法来治疗，多数可以取得较好的临床效果。

方法一： 单味血余炭 3～9 克，每日 3 次冲服。

（血余炭：收集人发，清洗干净后经火煅炭而成。）

举例：邓老在20世纪50年代末的时候曾治疗过一位48岁的血崩症的妇人。患者每于月经来潮的头几天，血下如崩，随后即感头晕卧床，10 多天后月经方渐止，需炖服人参等补品才能起床作轻微劳动。服中西药近5年仍未曾治愈，曾用价值 200 多元 1 副的人参、鹿茸、肉桂等峻补之品制成蜜丸服用，服完后不但无效，而且流血更严重了。邓老到诊时，患者正值月经过后，精神不振，体倦乏力，面色萎黄少华，舌质淡嫩，苔少，脉细弱，呈一派虚象。邓老通过辨

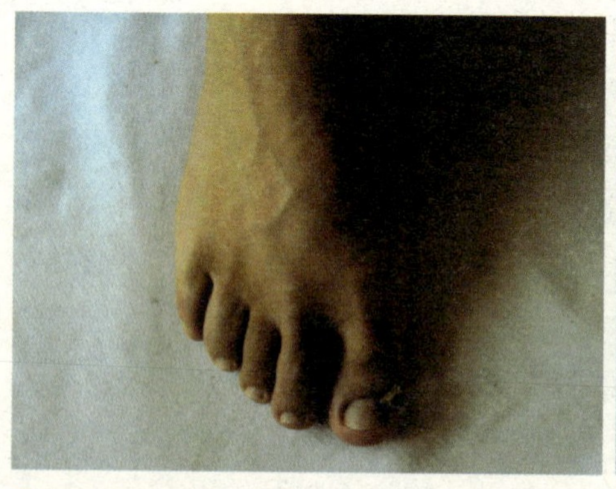

“血余炭、艾灸疗血崩”——切肤灸 右侧隐白穴

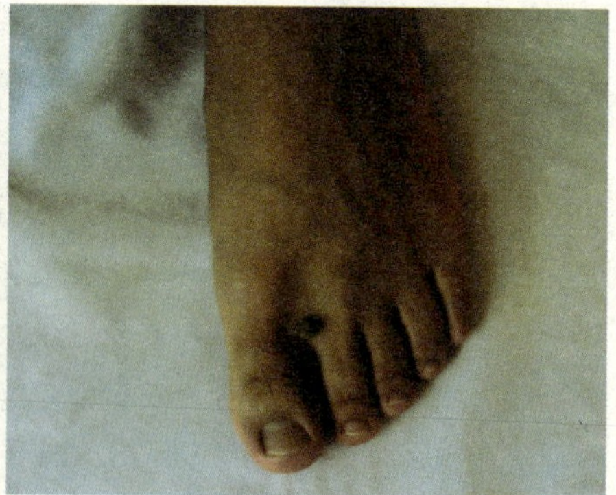

“血余炭、艾灸疗血崩”——切肤灸 左侧大敦穴

证后认为，病人致虚之由，是因为冲任不固而月经失常、失血过多，这是病的根本，血虚乃病之标。病人在以往所接受的治疗中，曾多次、大量服用补气药物甚至大补气血阴阳之品却仍未见良效，就是因为仅“补”其血，而忘“塞”其流。如果能塞其失血之流，使病人赖以濡养的血液不致崩耗，则病可渐愈而身体也可日渐强壮。在具体止血药物的选择上，邓老根据多年经验，认为宜首选血余炭治疗。考虑到市场上出售的血余炭多杂而不纯，而且如果能纯用血气旺盛的青年人的头发制成，则效果会更好。于是便广为收集青年学生理发时所积存的头发约数斤，洗净分3次煅成血余炭120克，研为极细末，嘱病人每次服用1.5～3克，每日服用3次，于月经来潮第2天开始服，连服3～5天，血来多则多服，血止则停服。每次月经来时依法服用（并嘱其停服一切补品、补药及其他药物）。第1个月患者服药第三、四天血崩渐止，第2个月即无血崩现象，且月经5天干净，但经量仍多于正常，之后月经逐月减少，服药半年，共用血余炭120多克而收效，身体也日渐健壮，5年之后，病人虽年过五十，体力尚较一般年轻妇女好而有余。

分析：血余炭性平和，药力温和，是人发经煅炭而成，具有止血、散瘀的功效；且中医讲发为血之余，又为肾之荣，肾主藏精、生髓，故煅炭存性之血余炭又有固阴之效，十分适用于妇科失血证，故而本品既能止血，又不留瘀；既能活血，又可固阴，寓开源于塞流之中，治失血证之妙，非他药可比。邓老临床在治疗妇科失血的方药中，每每配伍此药，多能收到较满意的疗效，因而此例患者也不例外，且血余炭单味使用，更有药力至专的功效。

方法二：艾灸法。

用切肤灸法，即将艾绒搓揉成绿豆大小，置于右侧隐白、左侧大敦，行直接灼灸，1～3壮便可。

[隐白穴：在足大趾末节内侧，距趾甲角0.1寸（指寸）处；大敦穴：在足内侧缘，当足大趾本节前下方赤白肉际凹陷处。]

邓老言，对于月经来潮量多于平常几倍者，可采用艾灸法，也可服用胶艾四物汤。

寿而康

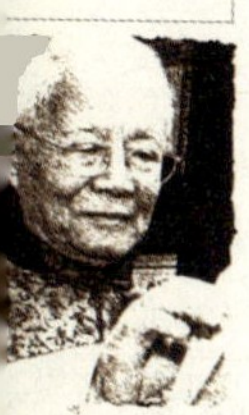

举例：邓老曾治疗一妇人，突然月经来临而且量较多，一时手头没有艾绒，邓老便借用香烟代艾直接灸其隐白与大敦两穴，中午施灸，下午血便止住了。

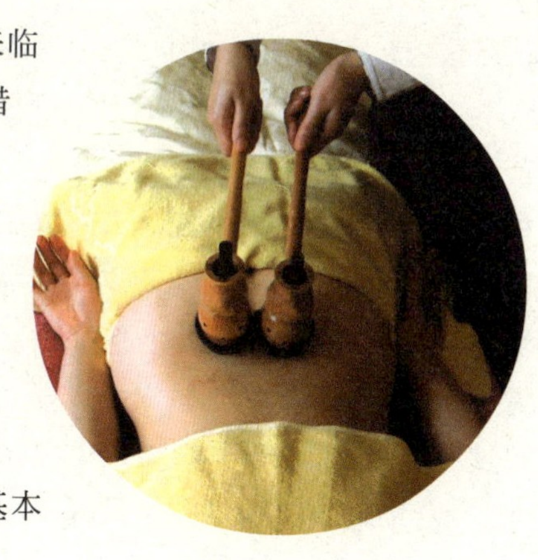

不少妇女因月经量多或月经时间过长，会引起头晕、心慌、精神不振等多种症候，可于月经来后第2或第3日服用胶艾四物汤，月经止后再服1～2剂，下次月经来潮又再照方服，如此行之3～4个月基本便可治愈。

胶艾四物汤药物组成：

阿胶9克（烊化服），艾叶9克，川芎6克，当归9克，白芍12克，熟地15克，甘草6克。

上方除阿胶外用水煎煮取汁液，另将阿胶烊化后温热兑服或以药汁烊化阿胶后温热服用，每日1剂，早晚服用，严重者可每日3服。

点舌疗法治昏迷

对于出现昏迷、吞咽反射消失的危重病人，邓老喜欢采用药物点舌的方法来救治患者，临床效果多良好。

方法：用紫雪丹、安宫牛黄丸、苏合香丸，或含有冰片、麝香、牛黄的丸散点放舌上，使药物从舌上吸收。

此法对于重症昏迷、吞咽反射消失的病人，常能起到很好的醒脑、恢复吞咽功能的作用。用时须将药丸水溶后用棉签蘸点舌上，不停地点。当丸药厚铺舌面，则用开水点化之，化薄后继续点药。

举例1：邓老曾会诊1例心肌梗塞合并心律失常、心衰、感染的患者，会诊时病人已昏迷，吞咽反射消失，邓老诊断其为真心痛合并暑入心包之证，急用至宝丹1枚按上述方法点舌。约半小时，病人已有吞咽反射，可以进服药物，第2天病人即清醒，后患者抢救成功，步行出院。

举例2：另有一例严重昏迷（一氧化碳中毒）患者，经用西医常规方法抢救一昼夜，病情继续恶化，高热神昏，痰涎壅盛，四肢抽搐，戴眼反折（瞳仁瞧下瞧内，仅见瞳仁之边沿）面目及全身浮肿，喘促，张口，口臭难闻，二便不通，舌瘀黯、苔厚浊，脉洪大而数。急用安宫牛黄丸1枚冷开水10毫升，化开不停点舌于上。另用大黄、崩大碗各30克，苏叶15克，煎水取汁再溶化紫金锭3片，保留灌肠1日2次。3天内共用安宫牛黄丸5枚，再加上前后6次灌肠之后，病者体温降至37.5℃，痰涎明显减少，解除心电监护。病者由深昏迷转为浅昏迷，改用牛黄粉1克点舌，灌肠同前。前后共治疗9天，患者体温降至正常，并从昏迷中苏醒过来。

邓老认为，点舌法是以中医“心主神明”、“舌为心之苗”、“心为君主之官，神明出焉”的理论作指导的，属于中医的脏象学说在临床中的应用。点舌疗法，对于治疗昏迷病人，临床每多效验，因而推荐使用。

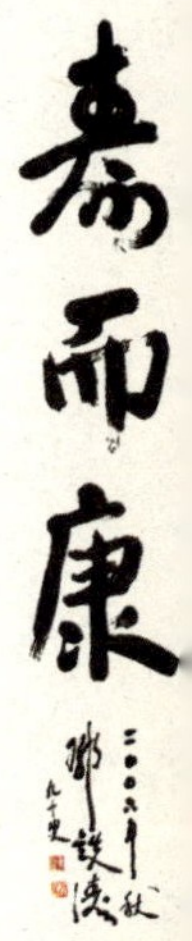

后 记

《寿而康——邓铁涛谈养生》一书的编写，得到了邓中光教授、邱士君教授和刘小斌教授等多位邓老弟子的大力支持和帮助；书中大部分邓铁涛教授照片由陈安琳女士提供；此外，本书的部分配图拍摄工作也得到了广州中医药大学多位心血管内科研究生的大力协助，在此一并向他们表示谢意！

本书在编写过程中，还参考了部分国内外养生保健类书籍，由于书目众多，此处不一一列出，谨向各位作者表示感谢！

编　者

2007年10月